何/裕/民/教/授
饮/食/抗/癌/新/视/点

生了癌，怎么吃

（第二版）

孙丽红　编著

何裕民　主审

上海科学技术出版社

图书在版编目（CIP）数据

生了癌，怎么吃：何裕民教授饮食抗癌新视点／孙丽红编著.—2版.—上海：上海科学技术出版社，2016.1（2024.4重印）

ISBN 978-7-5478-2833-5

Ⅰ.①生… Ⅱ.①孙… Ⅲ.①癌—食物疗法—食谱 Ⅳ.①R247.1②TS972.161

中国版本图书馆 CIP 数据核字（2015）第 244628 号

生了癌，怎么吃——何裕民教授饮食抗癌新视点（第二版）

孙丽红　编著

何裕民　主审

上海世纪出版（集团）有限公司
上海 科 学 技 术 出 版 社　出版、发行

（上海市闵行区号景路159弄 A座 9F–10F）

邮政编码 201101　www.sstp.cn

常熟市华顺印刷有限公司印刷

开本 700×1000　1/16　印张 17.5

字数 220 千字

2012 年 6 月第 1 版

2016 年 1 月第 2 版　2024 年 4 月第 15 次印刷

ISBN 978-7-5478-2833-5/R·1007

定价：29.80 元

前　言

　　"生了癌,怎么吃",这是很多癌症患者都非常关心的问题,但由于缺乏科学的饮食指导,因此很多患者在饮食上往往很盲目,或听信传言,或病急乱食,由此而引发的悲剧不在少数!因此,广大癌症患者及其家属急需科学、权威和实用的抗癌饮食指导策略。

　　我读博期间,在上海中医药大学博士生导师何裕民教授(即本书的主审)的指导下,进行了数千例癌症与饮食关系的研究,得出了很多有意义的结论;何裕民教授30多年的临床饮食抗癌实践,疗效甚好;近年来我及导师进行了200多场"生了癌,怎么吃"的饮食抗癌讲座,场场爆满;并先后在全国多家电视台讲解肿瘤的科学饮食,收视率一直领先,在如此坚实的研究背景之下,应广大患者的积极要求,于2012年6月出版本书第一版。

　　本书自第一版发行以来,广受好评,发行量屡创新高。此书先后被中国书刊发行业协会评定为"2012—2013年度全行业优秀畅销书",被《中国图书商报》评定为2012年度生活科技类畅销书,荣获《出版商务周报》评定的2012年度风云生活图书提名奖,等等。所受欢迎程度远远超出了笔者的想象和预估,也确立了本书在中国民众饮食防控癌症中的历史性地位。

　　本书第一版2012年6月上市,至今已经有3年多了。这3年多里,国内外饮食抗癌形势变化很大,新观点、新研究不断涌现。在出版社及广大读者朋友的要求和建议下,我也觉得要顺应这些变化做些充实或删减,故对第一版专门做了调整,增删工作涉及 1/3 的内容。

此次第二版,充实了许多新的观点、数据资料和实例。例如,"新观点"中增加"古希腊:'癌'的生动描述""防控癌,饮食需要踩刹车""食疗同样可以杜绝癌症"等;"新结论"部分则对具体抗癌食物进行了详述;"新方案"部分对癌症见白细胞低下、癌症见放射性肺炎等增加了对症食疗方;对不同的癌症,进一步充实了其饮食宜忌内容;"新参考"部分增加了很多病案实例。一个个故事,贴近生活,读者可深刻反思自己,自我教育,从而使饮食防控癌症的认识得到升华。因此,本书在传递新知的同时,纠正了一些过去的错误观点,深化了人们对癌症与饮食的全新认识,可读性和实用性大大增强!

全书贯穿介绍了不同癌症的食疗药膳方,体现了本书开篇提出的"以食为药"的宗旨。在临床中,有不少患者采纳对应的食疗方后,效果甚好,并致电或当面表示感谢;也有不少患者因为本书,改变了以往的不良饮食习惯和方式,病情得到了很好的控制。很多患者在受益的同时,会与其他人分享自己的心得与体会,以及食物运用操作的经验,很大程度上对推广中医食疗药膳文化,起到了积极的作用。

书中以通俗的语言表达,强调了在当今人们脂肪、蛋白质摄入过多,超重、肥胖、癌症等"富贵病"盛行的情况下,管住嘴,合理节制饮食对防控癌症的重要意义。

本书之所以能受到好评,很大程度上得益于广大读者的支持!因此,借这次第二版修订的机会,对广大读者表示感谢!衷心感谢何裕民教授在本书修订过程中给予的大力支持和细心指导!感谢中国药膳研究会副秘书长、清迈 The Spa Resort 食疗总顾问赵子鹤老师对本书的倾力支持!同时对所有给予本书支持和帮助的朋友,致以诚挚的谢意!

编　者

2015 年 9 月

目　录

新　方　案

新 参 考

新观点

癌因口生

"以食为药"：最聪明的对策

癌因口生

1. 生活越来越好，癌症却越来越多。癌症正在成为人类的第一杀手。

2. 癌症是人类近100多年来快速习得的新饮食和生活方式，与原有的遗传和生理特点等相互间严重不适应、不协调所致恶果！

3. 吃对癌症发生的贡献率（35%）最大。

4. 管好饮食减少癌症三四成。

癌症越来越多

进入21世纪以来，癌症已成为危害人类健康和生命的重大公共卫生问题。尽管在过去几十年中，人们在对抗癌症的斗争中投入了大量的人力和物力，但取得的成绩却是微乎其微，癌症的发病率和死亡率仍在快速攀升。可以说是：生活越来越好，癌症却越来越多。

国外的相关数据显示：2007年世界癌症确诊的病例高达1 230万例，而每年死于癌症的人数更高达750万，也就是说大约每天有2万人死于癌症。肺癌、胃癌、结肠癌、肝癌和乳腺癌是每年大多数癌症死亡的罪魁祸首。预计全球癌症死亡人数还将继续增加，2030年，估计将有1 200万人死于癌症。

国内的癌症发病现状也让人触目惊心，对于中国的癌症发病人数，可以用"滚雪球"一词来形容。

据全国肿瘤登记中心新近发布的《2012 中国肿瘤登记年报》披露：全国每年新发肿瘤病例估计为 312 万例,平均每天 8 550 人;全国每分钟有 6 人被诊断为恶性肿瘤。我国居民一生罹患癌症的概率为 22%。全国 35~39 岁年龄段恶性肿瘤发病率为 87.07/10 万;40~44 岁年龄段恶性肿瘤发病率几乎翻番,达到 154.53/10 万;50 岁以上人群发病占全部发病的 80% 以上;60 岁以上癌症发病率超过 1%;80 岁达到高峰。

从病种看,全国恶性肿瘤发病第一位的是肺癌,其次为胃癌、结直肠癌、肝癌和食管癌,前 10 位恶性肿瘤占全部恶性肿瘤的 76.39%。全国恶性肿瘤死亡第一位的仍是肺癌,其次为肝癌、胃癌、食管癌和结直肠癌,前 10 位恶性肿瘤占全部恶性肿瘤的 84.27%。死亡率最高者男女均为肺癌。男性其他死亡率较高的癌症包括肝癌、胃癌、食管癌和结直肠癌;女性其他死亡率较高的癌症包括胃癌、肝癌、结直肠癌和乳腺癌。

2000 年全国死亡人数 731 万人,有 600 万人是死于各种慢性病的。其中,140 万则因为癌症而死,占 19% 多一点。可以说,当时大概 5 个死亡的国人中就有 1 个是死于癌症。就年龄来看,50 岁以前癌症死亡率尚处于较低水平,但男性 45 岁开始、女性 50 岁开始癌症死亡率便快速升高,并随年龄增长而不断升高。60 岁以上癌症死亡占全部癌症死亡人数的 63% 以上。

《中国癌症预防与控制规划纲要(2004—2010)》如此描述:"癌症正在成为人类的第一杀手。"

那么,饮食与癌症的发生是什么关系?

或许,我们从中文"癌"的造字上可以窥见一斑。

吃 出 癌 症

古希腊:"癌"的生动描述

约公元前 400 年,西方医学之父希波克拉底(Hippocrates)时代,一个描述癌症的词语"karkinos"首先出现在了医学文献中。它来自于希腊语"螃蟹"一词，这个词语很形象、生动。后来的一些医生以及患者，为其加入了不少修饰。有些人觉得癌瘤向外扩散，横行霸道，如同张钳伸爪的螃蟹一样，张牙舞爪；也有些人认为，癌瘤硬化的表面，就好像螃蟹硬邦邦的躯壳。后来这个词演变成拉丁文"cancer"（癌症）的原型，形容癌肿的形态和生长方式。

其实，现在很多研究证明，癌症的发生、发展与过量摄入动物性食物（如螃蟹）有很大关系。如今经济发展了，人们的生活水平有了很大提高，动物性食物在人们饮食当中的比例越来越高，由此而引起的诸如癌症、高脂血症和肥胖等"富贵病"发病率也越来越高。

因此，虽然古希腊时代没有明示癌症的发生、发展与吃螃蟹（泛指一切动物性食物）等有太多的关联，但结合目前癌症高发的原因，却让后人得到启发：防控癌症，要少食动物性食物！

三个口,吃出癌来

中医学很早就有关于肿瘤等的记载，殷墟的甲骨文中就已出现"瘤"字。公元前10世纪的《周礼》记有专治肿瘤的医生。癌字，原通"嵒"，与"岩"意近，取坚硬之石造字，象形也。汉代医学家刘熙提出："嵒，肿也，凸凹起伏如山岩不平者，谓之嵒。"宋代的《卫济宝书》开始明确用"癌"描述肿瘤类疾病。

中国的造字很有讲究，祖先的智慧让我们感叹！"癌"字每个人都会写，但可能你就没有仔细研究过，其实"癌"的造字有很深的寓意。"癌"的上面是个"疒"字头，指出癌症是一种疾病，"疒"字头里面是三个口，三个口下面是"山"，说明什么？口太多，吃得过多，营养过剩了，吃出岩石样硬的块状物出来了。

从"癌"的造字中，我们就可以发现，古人很早就意识到癌症的发生与吃关系很大。从现在看来，城市里的人吃得过多，营养过剩，更容易生癌。

中国人是最讲究吃的民族。然而讲究吃,不等于会吃、会科学地吃、合理地吃。相反,我们吃的习俗,充满着饮食结构不合理、习惯不卫生和烹调加工不科学之处,这至少要对癌症发病率快速上升承担很大的"责任"。

癌症病因在哪里

众所周知,人类现在面对一些慢性病,诸如高血压、糖尿病等,已经比较镇定,有了几分把握。但面对癌症,却陷入了恐慌、害怕,甚至是"谈癌色变",再加上某些媒体动辄拿"癌症村""癌症县"来大肆炒作,更加重了人们的恐惧心理。很多人会问了:"既然癌症这么可怕,那癌症到底是由什么原因导致的呢?"

虽然癌症形成与发展的原因仍未完全清楚,但目前达成共识的是——内外因的综合影响是肯定无疑的。内因,就是遗传基因;外因,就是环境因素,癌症是内因和外因相互作用的结果。遗传在癌症中所占的作用不是主要的,只占10%～15%,85%～90%是不良的生活方式和环境因素等造成的。在诱发癌症的主要因素中,第一位的就是膳食不合理,约占35%;其次是吸烟占20%～30%,生育和性行为因素约占7%,职业因素约占4%,地理物理因素约占3%,酒精因素约占3%,污染因素约占2%,药物和医疗过程因素约占1%。由此可见,吃对癌症发生的"贡献率"(35%)最大。

目前,发病率占前10位的癌症(它们占全部癌症的76.39%),几乎都可以寻绎出饮食不当因素在其发病过程中作祟。或者说,饮食是诱发这些癌症的重要危险因素之一。

可见,癌从口入,并非虚语!

我在读博期间,跟随上海中医药大学何裕民教授从事癌症的临床治疗及其与饮食关系的研究工作。在门诊过程中,笔者对就诊的癌症患者采集病史，并询问其既往史和家族史，以及平时有无过量饮酒和吸烟等情况。我们发现：遗传因素对某些肿瘤的发生是有一定的影响，如乳腺癌、肝癌等，但多数肿瘤的发生往往与患者不良的生活方式和饮食习惯，如饮食不合理、经常熬夜、生活不规律和吸烟酗酒等的关系更密切。

英国著名的癌症专家格里夫斯（M. Greaves）也认为，不合理的饮食和生活方式是癌症的罪魁，并提出了一个观点：癌症是进化的遗产！他在同名著作中认为：癌症是人类近100多年来快速习得的新饮食和生活方式，与原有的遗传和生理特点等相互间严重不适应、不协调所致的恶果！可以说，癌症是一种"人类自我制造的疾病"，污染、饮食和生活方式的改变都是引发癌症的因素，中国今天癌症的高发病率和高死亡率就是典型的明证。

与遗传因素不同，饮食因素可随后天改变而增加或降低癌症的风险。因此，安排合理的膳食结构，养成良好的饮食习惯，进行合理的加工烹调是简单而易行的防癌措施。而在癌症患者的治疗和康复过程中，会不会吃，吃得是否合理，同样起着不可忽视的作用。

中国癌症的尴尬局面

癌有贫富之分

癌症和生活方式、生活水平密切相关，根据目前癌症发病的诱发因素，从营养学角度，习惯上把癌症分为"贫癌"和"富癌"。所谓"贫癌"，即生活水平低下、营养不足、卫生条件偏差等因素所导致的癌症（或者与之关系密切的），如阴道癌、食管癌、宫颈癌等，往往在发展中国家和贫困地区较多见；所谓"富癌"，则是与营养过剩、富营养化关系密切的癌症，如肺癌、乳腺癌、结直肠癌等，往往多见于发达国家和发展中国家的部分发达地区。

中国癌症的尴尬

在目前的中国，存在着发达国家和发展中国家高发癌谱并存的尴尬局面;一方面,肝癌、胃癌及食管癌等发展中国家常见癌症的病死率居高不下;另一方面,肺癌、结直肠癌及乳腺癌等发达国家高发癌症又呈现出显著上升趋势。

随着人们生活水平的不断提高,目前人们膳食中的高营养、高脂肪类食物越来越多,特别是城市地区的人群,因营养过剩而导致超重、肥胖的比例也越来越高。而科学研究证明,超重和肥胖是导致很多肿瘤发生的危险因素。在国内经济发达地区,最常见的癌症,特别是发病率持续攀升的癌症(如乳腺癌、结直肠癌、胰腺癌等),多为"富癌",往往是直接或间接缘于营养过剩,富营养化。

管好饮食减少癌症三四成

现代社会,很多患者所患肿瘤的发生与发展,与膳食结构不合理和摄食行为不当有关。大量的实验研究和临床观察资料显示,约有 1/3 恶性肿瘤的发生与膳食营养因素密切相关。

而讲究膳食结构的合理,膳食行为的科学,是防癌、抗癌、促进康复的重要举措之一。良好的饮食可以控制、终止,甚至逆转实验动物体内已经被诱发并且正在生长的肿瘤。良好的营养能够最大程度地发挥作用,而不管疾病是发展到了哪一个阶段。

1991 年 4 月召开的第一届国际营养与肿瘤学术会议上,著名的英国肿瘤流行病专家 R. Doll 提出,合理膳食可使胃癌和结肠癌的死亡率降低 90%,使子宫内膜癌、胆囊癌、胰腺癌、宫颈癌、口腔癌、咽癌和食管癌的死亡率降低 20%,并可使癌症总死亡率降低 10%。可以说,食物、营养与人类癌症的发生、发展有密切关系。

世界癌症研究基金会(WCRF)和美国癌症研究会(AICR)联合出版了《食物、营养与癌症预防》一书,也指出:选择适宜的、多样化的和营养平衡的膳食,加上适当的体力活动,且持之以恒,可减少 30% ~ 40% 癌症的发生。世界卫生组织(WHO)2002 年出版了 WHO/FAO(联合国粮农组织）关于膳食、营养与肿瘤等慢性病的预防报告中同样持类似观点。

因此，说得直白些，只要管好嘴，就能够减少 30% ~ 40% 的癌症发生！

防控癌，饮食需要踩刹车

要控制癌症的转移复发，需要关注很多因素。促使它发生发展的因素很多，其中，饮食肥甘就是重要因素之一。有效防范转移复发，必须扎紧所有可能的"篱笆"，把危险因素降低到最小。笔者导师何裕民教授，临床长期观察中早就注意到饮食可以促使癌症复发转移！饮食是把双刃剑，控制得好，利于恢复；不注意控制，常常犹如"踩油门"，加速复发转移！

临床经验更是证明：癌症患者饮食忽略不得！忽略了常常会酿成大祸！

2012 年 4 月美国癌症学会（ACS）发布指导手册，强调"健康饮食和锻炼可防癌症复发"，主张"癌症幸存者应重视饮食和锻炼"，并敦促医生必须指导患者注重饮食！

埃默里大学的肿瘤学家奥默·屈奇克研究了营养对前列腺癌的影响，他说，大多数医生都不给患者提这些建议，他们着重于对患者的手术、化疗或其他治疗。"通常他们最想不到的事就是告诉患者要注意饮食和锻炼。"这对大多数中国临床医生（特别是西医）和癌症患者来说，都是很有意义的！它至少强调了癌症与饮食及体能锻炼之间的密切关系。

我们在癌症防范与康复过程中也非常讲究饮食疗法，而且，临床效果的确不错，至少已有数千例癌症患者受益。我们认为世界癌症研究基金会等权威组织的有关结论是比较可信的。

其实，20 世纪 90 年代世界卫生组织所倡导的注重生活方式调整以防范包括癌症在内的各种慢性病，也隐喻着医学与生活方式休戚相关，药与食密切联系的核心思想。因此，是到了修正养生防病、防癌忽略饮食这一不恰当认识的时候了。

"以食为药"：最聪明的对策

1. 食物是最好的药物，而不要让药物成为您的食物。
2. 饮食"六字真言"：粗、淡、杂、少、烂、素。
3. 30%~40%的癌症可以通过合理饮食加以预防。

先贤的慧见

西方：要让食物成为药物

当机体处于失调、偏颇、病后虚弱或衰老状态时，人们总是对药物寄予了过多的健康期望，有更多的依赖。

曾经有位患者来咨询营养方面的问题，我问患者最近在吃什么药，他很细心，把每天要吃的药都列出来了，我一看，真有点被吓住了，他列了个长长的清单，足足有二十几种药，还亏得他有个好记性，他自豪地说，什么时候该吃什么药很清楚的，不会搞错。

由这个患者，我联想到临床常见的现象，很多肿瘤患者这样和我说："孙老师，我每天的主要任务就是吃药，每顿一大把药，有抗癌的、保肝的、升白细胞的，还有各种营养保健品……吃这么多药，影响了自己的食欲和胃口，也感受不到生活的乐趣。"有这样体会的患者很多很多，也反映出患者的种种无奈。

其实患者真有必要吃那么多药吗？药物真有那么大作用吗？每天吃这么多药物会带来多少副作用啊！药物的治疗作用其实并不像我们想像得那么神奇，甚至于药物的副作用还会大过疾病的危害。很多肿瘤患者因为接受过度的化疗，身体免疫力严重低下，出现不良后果的也是比比皆是。"是药三分毒"，据我国有关统计资料表明，每年因药物不良反应而住院的病患高达250万，而其中有大约20万人因此而死亡。伴随化学药物特别是抗生素的滥用，已造成了诸如白血病、再生障碍性贫血等许多难治性疾病不断涌现。

"要让食物成为您的药物，而不要让药物成为您的食物"，这句至理名言就是"西方医学之父"古希腊的医学家希波克拉底明确提出的。他强调：应该以食物为药，饮食是首选的医疗方式。"寓医于食"是聪明人首选的保健及医疗方式。

2001年7月，第17届国际营养学大会在维也纳召开，来自全世界的3 000余名营养学专家出席了这次会议。经过热烈讨论，与会代表达成了一致："食物是最好的药物！"这不仅仅是对古希腊贤哲天才认识的现代回应，也是一种最为科学的"守住健康"的选择。

戴维斯（D. Davis）是资深而又著名的美国肿瘤专家，是美国国家科学院环境与毒物研究委员会创始人及首任会长。她终身从事肿瘤研究，并一度被聘为美国国家抗癌相关机构的负责人。晚年时（2007年）写了《真相：一场错误的抗癌战争》（*The Secret History of the War on Cancer*）。书中强调：防范及抗击癌症领域"食物就是良药"，合理的食物可以防范癌症！这些结论与观点，出自一位资深的流行病学家，难能可贵！

所以说，合理的饮食就是医疗的手段，改善饮食营养，针对性地做出调整，可以消除许多疾病发生与发展的隐患，改变其可能的不利趋势。而且通过改变饮食来防治疾病与通过药物来防治，前者要更能让人们接受，副作用也小很多，而花很多的钱吃药，还要忍受药物的副作用和警惕其安全性,其中的利弊就不言而喻了。

东方:以"食医"为先

中医学自古就有"药食同源"的理论。在远古时代,人们为了生存,只是以采集野果和狩猎为生。随着人类社会的发展,生产力水平的提高,食物资源的丰富,饮食保健的作用逐渐被发现,人们在寻觅食物的过程中发现了食物的性味和功效,认识到某些食物既可食用又可药用,乃至把某些养生治病和副作用比较强的食物从人类食物群中分列出来,成为专门防治疾病用的药物。也就是说,某些食物除了具有滋养人体作用外,还有治疗疾病的作用,很多药物就是从食物中衍生出来的,于是就有了"药食同源"的理论。这既是饮食保健的萌芽,也是药物的起源过程。

这些特殊食物中有些是有毒的,古人对它们的使用就比较谨慎,常权衡再三方作使用。不管是用作一般充饥用的食物,还是这些特殊食物,它们的合理运用,都有可能成为协调机体,使之更好地与自然界保持和谐与顺应的重要因素。

人们在与自然界斗争的实践中,认识到许多食物具有药性,因为"凡药三分毒也,非止大毒、小毒谓之毒,虽甘草、人参不可不谓之毒,久服必有偏性,气增而久,失之由也"(《儒门事亲》,宋代张子和著)。就是说,只要是药物,不管毒性大小,多少都有些毒性,人参、甘草吃多了,也"必有偏性",也会对人体造成影响。

久而久之,中国人形成了一个带有规律性的共识:欲保持健康、无病,或有病之后要加以纠正,当从饮食调养做起。以无毒而有益于健康的食物为主,以饮食调养为本,饮食调养在先;药物治疗结束后,还当"食养尽之"。

战国时代名医扁鹊就有"君子有病,期先食以疗之,食疗不愈,然后用药"的经典阐述。

唐代医家孙思邈更是身体力行,他信奉"食养",以食为补,认为"如此乃可延年得养生之术耳"。他活了百余岁,显然与他善用以食为补有关。并指出:"安身之本,必资于食。救疾之速,必凭于药。不知食宜者,不足以存生也。"这些论述足以可见孙思邈对食疗养生的积极认可。孙思邈也高度肯定了"食治"的作用,指出:"夫为医者,当须先洞晓病源,知其所犯,以食治之,食疗不愈,然后命药。"主张医生治病,必须根据疾病的病因和所侵犯的脏腑,先用食物治疗,在食疗不愈的情况下,再用药物治疗,纠正脏腑功能的偏盛偏衰。因为"食能排邪而安脏腑,悦神爽志,以资血气",指出食物具有祛除病邪、安脏腑、愉悦人的精神情绪的作用,因而可以促进气血生成。孙思邈的食疗学说在继承前人成就的基础上,积累了更为丰富的经验,在理论和实践上都有许多新的阐述和提高,在千余年的发展过程中,一直为后世医家所接受和继承。

现在,美国《食品补充剂健康与教育法》以非常宽容的态度对待中草药,认识到了中医食疗的巨大科学价值,指出:适当使用以中草药为代表的食物补充剂,可以有效地预防慢性退行性疾病,如癌症、心脏病和骨质疏松等疾病的发生,大大降低医疗费用和不必要的手术费用。这是一件非常成功的"中为洋用"的生动实例。在欧洲"营养医学""营养药理学"等新学科纷纷出现,这些都反映了中国传统"食疗"思想被西方广泛接受的生动事实。

可以说,"食医"与"食疗"是中国对"食物是最好的药物"的最好体认。"食疗"的提出凝聚着中华民族的智慧,反映了中华民族对健康与疾病这一对矛盾的深刻认识和把握。今天,简便有效的食疗方法越来越受到人们的青睐,食疗让人们在享受中得到治疗的益处。

食疗同样可以杜绝癌症

作为食品的最大特点,就是适合机体需求,无毒无害,可大剂量重复使用。

但长期以来,在一些似是而非的观点指导下,人们只知"以毒攻毒",

遍寻毒药,希望借此能攻击癌毒。殊不知,这种简单的对抗性思维从起点上就犯了根本性的错误。人与自然界的矛盾(疾病也可看作是种"矛盾"),主要不应该靠对抗来解决,而更应主张调整与协调。即便是某些药物有一定的治疗作用,它的副作用也大大限制了它的应用。

《素问·五常政大论篇》中就已强调:"大毒治病,十去其六;常毒治病,十去其七;小毒治病,十去其八;无毒治病,十去其九;谷肉果菜,食养尽之;无使过之,伤其正也。"又云:"虚则补之,药以祛之,食以随之。"这既提出了食疗药膳的概念,同时又精辟地论述了药物疗法与食疗药膳的关系。

《周礼·天官》最早记载了中国的医师制度,指出当时宫廷医生已有食医、疾医、疡医、兽医之分。食医排在首位,"掌和王之六食、六饮、六膳、百羞、百酱、八珍之齐",重在以食防病疗病(包括防范癌症在内的各种疾病);次为疾医(治疗一般疾病的医生);再次为疡医(疡,包括癌症及外科疾病在内,日本受中国影响,不久前仍称治疗癌症的医生为疡医);最后是兽医。可见,杜绝癌症,始于饮食,这是中医学的一贯传统。

至少,我们近二十年的肿瘤治疗经验表明,通过中药辨证论治,同时加强食疗配合(绝大多数患者,也更愿意接受食疗),可在多种恶性肿瘤的治疗中取得非常满意的效果,有不少癌症患者受益。而这一切,均有力地印证了古今贤哲有关"让食物治病"的睿智论断。

癌症"以护胃为先"

中医学强调:饮食保健首先须注重脾胃功能的调理保护。只有脾胃运化健旺,才能接受饮食物并将其转化为精微物质,输送到周身百骸营养五脏六腑,从而发挥对机体的营养与保健作用。因此,古今医家都注重脾胃功能,称"脾胃为后天之本""气血生化之源",对健康发挥着决定性的作用。

如果饮食不当,首先伤害的也是脾胃,故有"脾胃一伤,百病由生"之经典名言。金元四大家之一的李东垣,在其所著的《脾胃论》中,就十分强调脾胃病饮食治疗的重要性，提出了"饮食保健，首重脾胃"的观点，为我们研究饮食保健提供了一定的理论依据。总之，若要养生防病，饮食要始终注意顾护脾胃，癌症患者尤需如此，尤需"以护胃为先"。

癌症患者的治疗和康复是个长期过程，治疗过程中，患者本来脾胃功能较差，还要承受放化疗之苦，脾胃功能更弱，很多患者出现吃饭没胃口、饮食不香等现象。若再妄行攻伐，身体弱、差之上更显衰败，"脾胃一败，死期即到"。因此，攻伐之"霸道"治法在癌症治疗中不足取。

导师何裕民教授临床上更主张用温和的"王道"之法，"王道"就是无毒或零毒，也就是说，对癌症患者，尽可能少用损伤脾胃或服用后让人不舒服的中药和食物。也就是说，在治疗慢性病，特别是癌症的同时，和胃护胃，以"护胃为先"，尤显重要。

在坚持"护胃为先"的原则基础上，清代名医叶天士的名言"胃以喜为补"，充分体现着中医学的护胃养生观。"胃以喜为补"是说要从自身的身体状况出发，要顺其自然，不能强求，身体里不需要的，不喜欢的，就不要硬吃。

现在很多患者家属，在患者一经治疗后，就给患者硬补，结果患者出现消化不良、腹胀等不适表现，甚至病情加重的也不在少数。因此，不要强求患者根据所谓道听途说的饮食方法进食。"想当然"往往会事与愿违，得不偿失，甚至弄巧成拙。现代人的一些慢性病是盲从社会习俗，硬"吃"出来的。在胃口不适的情况下，肥甘厚腻之类，或许就是胃所"恶"的；而粗茶淡饭、清淡饮食，或许就是胃所"喜"的。因此，癌症患者要顺应脾胃的喜好，适合自己的口味来选择食物，对脾胃才会起到保护作用。

当然，任何事，都要讲个度，"胃以喜为补"之"喜"并不意味着可以无节制过量食用。饮食尤其要讲究"度"，过量了，过度了，就会走向事物的反面，甚至酿成大祸。所以即使"喜为补"，也得适可而止。

当今社会，慢性病、富贵病越来越多，这种"胃以喜为补"的观点，显得更加有价值，同样在癌症防治中，也有着现实指导意义。

由此，导师何裕民教授给患者推荐了饮食"六字真言"：粗、淡、杂、少、烂、素。

"粗"指的是粗粮、杂粮、粗纤维类食物。

"淡"指少食高脂肪、动物蛋白类食品，以天然清淡果蔬为宜，适当控制盐的摄入量（每人每日摄入量不超过6克）。

"杂"是指食谱宜杂、广，只要没有明确的致癌性或不利于某种癌症的防范与康复，均可食用。

"少"指对食物摄入的总量及糖、蛋白质、脂肪的摄入量均应有所节制，消化功能差的癌症患者可每餐少食，适当加餐。

"烂"是除新鲜水果、蔬菜外，其他食物均应煮烂、煮熟，特别是老年癌症患者和放化疗治疗中及治疗后的患者，尤其要煮烂，以利消化。

"素"多指新鲜蔬菜和水果，这些食物富含各种维生素和矿物质等，对癌症的防范和康复益处多多。

总之，要保护脾胃的消化功能，才能促进饮食营养的正常消化吸收。在中医看来，人的所有生理功能，都有它内在的节律性和规律性，顺应这种规律和节律，则可促进机体与自然保持和谐，从而可促使各项生理功能的有序协调，进而增进健康。否则，饮酒无数、饥饱无度等，均可严重干扰正常的饮食营养和脾胃的生理功能，久之则酿生疾病。

国际研究共识

关于癌症发生、发展过程中饮食因素的作用，一直是国际癌症研究中的焦点问题之一。国外在这方面的研究，无论是行动，还是结论，都远远在我们之前。因此，我们要虚心学习，拿来为我们所用。

营养学史上最全面调查

T·柯林·坎贝尔是美国康奈尔大学的教授，国际知名的营养学家，曾荣获美国癌症研究终身成就奖,被誉为"21世纪营养学界的爱因斯坦"。他对膳食、营养与慢性病关系的研究成果引人瞩目。

坎贝尔教授很了不起,他为了研究合理膳食促进健康等问题,并和美国社会不合理的膳食所造成的健康灾难相比较,曾经在1981—1987年千里迢迢来中国做实地调查,得出了许多有意义的结论,并构建了当代东西方饮食结构、饮食谱跟疾病谱的关系图。"中国健康调查",是有史以来规模最庞大的关于膳食、生活方式和疾病的流行病学研究。在调查结束后,他撰写了《中国健康调查报告》《救命饮食》等影响较大的著作。

坎贝尔教授在其著作中有一个贯彻始终的明确观点就是:

以动物性食物为主的膳食,会导致很多慢性病的发生(如癌症、冠心病、肥胖病、糖尿病和自身免疫病等),以植物性食物为主的膳食最能有效预防和控制慢性疾病的发生。

坎贝尔教授不仅通过动物实验,而且通过对中国人膳食的长期追踪,从多方面有力地证明了这一研究成果,他的出版物《中国健康调查报告》被《纽约时报》评价为流行病学的扛鼎之作,值得我们阅读参考。

坎贝尔教授在中国选择了65个县,每个县选择100个人,共为6500个人做定期抽血检查,后来还有所追加,连续做了7年的追踪调查,研究的数据变量大概有367组,得到8000多组具有显著统计学意义的数据。而且他所做的这样大规模调查的数据,一直到现在有近30年了,人们还在做分析和研究。

这6000多人,一生中有94%都没有离开过自己的故乡,他们一生的饮食结构变化不大,饮食习惯和生活方式几乎没有变化,很有研究的价值。通过非常严格的科学验证之后,得到的调查结果和数据很多。他对这些结果、报告做了一系列的分析,这个分析在人们看来确实很复杂,但是我们用很简单的一个归纳来看,其实结论只有一个:

在中国膳食当中,肉吃得愈少、吃得愈素的地方,也就是植物性的膳食吃得愈多的地方,这些地方人体血液当中雌激素、胆固醇的水平就愈低,浓度就愈低,癌症、心脏病、骨质疏松症、肥胖症、糖尿病等慢性病的发病率也就愈低。

看起来很简单,可是,在其背后,我们看到传统膳食结构的合理性,这对我们今天来探究癌症等慢性病的发病率如此居高不下的社会现象,有相当的参考价值。

坎贝尔教授为什么选择中国大陆来做这样的饮食与健康关系的研究呢? 这里除了他自己的专业背景外,还有以下几个原因。

一是因为20世纪80年代的中国,经济还不富裕,人们的生活条件普遍较差,动物性食物摄入较少,而植物性食物吃得比较多。他认为当时中国人的膳食结构比较合理。

二是当时中国所呈现的疾病死亡率,特别是癌症,和区域性有非常大的关系,在相同的基因和种族背景下,坎贝尔教授希望去了解出现这种差异的原因,到底是由什么样的环境因素和饮食因素在起主导作用。

20世纪70年代,中国所呈现出来的肿瘤发病率状况很值得人们思考。例如鼻咽癌,在某些县没有一例鼻咽癌患者;而在另外某些县,每年10万人中居然可以有75个人死于鼻咽癌,这个差异确实很大。

还有就是食管癌,对于男性而言,有的县10万个人当中每年只有1人死于食管癌;可在某些县死于食管癌的居然可以高达435人。这个比例悬殊太大了,让人惊诧! 当时坎贝尔教授的研究组在寻找研究对象时,对这个现象有浓厚的兴趣,这是他到中国做膳食和健康调查的一个基本理由。

他观察到这些差异性之后,就开始深入思考一些问题。从我们中国人的角度来看这些问题,同样也有很大的启发。

首先,他们认为,中国人的基因背景基本相同,在这样的情况下,中国癌症的发病和死亡现象,不同地区差异悬殊,是否与各地环境及人们的生活方式不同有关? 遗传是不是主要的影响因素? 后来,人们对癌症有了更深入认识之后,证明了坎贝尔教授的猜想——癌症的发生发展、环境因素、人们生活方式等对其影响更大,而基因对癌症发病的影响,可能只发挥了2%~3%的作用。

其次,坎贝尔教授在他的著作里说,在美国,某个州跟另一个州,同一种癌症的罹患率哪怕是相差2%,他们都认为这是不得了的差异。但是在中国,居然同一种癌症在同一种遗传背景之下,死亡率可以有那么大的差异,这太不可思议了,应该认真探讨和研究,揭示造成如此巨大差异的原因。

最后,坎贝尔教授关注的一个重要方面是:在20世纪80年代,中国各种癌症的发病率虽然较高,可是和当时美国罹患癌症的数字相比,还是偏低的。慢性病当时在中国并没有呈现出高发状态,一般的人并未受到慢性病的折磨!而当时美国的癌症及其他慢性病发病率远高于中国。为什么当时中国人罹患癌症的发病率那么低?而美国的又为什么这么高呢?他迫切希望找到差异的原因。他意识到其中一大原因可能就是东西方的食物结构之差异!也就是说:食物谱跟疾病谱密切相关!

坎贝尔教授经过严格的交叉比对之后,在他的《中国健康调查报告》中,报道了一个很客观的现象,他告诉人们:

心脏病、癌症、自体免疫病、糖尿病,可能都跟血液当中的胆固醇含量有关,发现胆固醇的含量几乎跟所有的慢性病都有关系,都有非常强烈的关联性,它有一个正相关的关系。

坎贝尔教授在他的报告里,很清楚地指出,血液中胆固醇的水平是文明病(即各种慢性病)最强的预测因子。这是从大量的数据中客观研究出的结果,是不容否认的事实。

对于动物性蛋白质的摄取与体内胆固醇浓度的关系,坎贝尔教授也做了观察研究。食物中的成分如何影响血胆固醇的含量,他的研究告诉人们:

一般人会认为血胆固醇的含量可能来自于动物性产品的胆固醇。事实上不然,饱和脂肪酸跟膳食里的胆固醇对于血胆固醇的贡献,其实并不是最主要的,对血胆固醇贡献最强的是动物性蛋白质,超过食物当中的饱和脂肪酸与膳食当中的胆固醇。动物性蛋白质如果增加,就是我们吃的肉食愈多,血液胆固醇的比例就愈高;如果在食物当中摄取植物性的膳食,有助于把血胆固醇的浓度降低。如果限制动物性蛋白质,胆固醇的比例也会下降。甚至于植物性蛋白质摄取量不是那么多,再控制动物性蛋白质,血胆固醇也会下降。如果只是避免使用饱和脂肪酸和膳食里的胆固醇,并不能非常有效地移除我们血胆固醇的浓度,一定要把动物性蛋白质的量降低,才能够把血胆固醇的主要来源给切断。

这段话给人们很大的警示:就是一定要减少动物性蛋白质的摄入,因为它几乎是慢性病最主要的成因,而胆固醇含量几乎跟所有的慢性病都呈正相关。

还有就是肥胖与热量的问题。一般人可能会有这样的一个概念,好像吃进去的热量愈高就愈容易发胖,其实,这不一定正确。当时坎贝尔教授比较中国和美国两个地区人民每天所摄取的热量的状况。在中国 65 千克的人每天平均摄取的热量是 11 050 千焦(2 641 千卡);而在美国同样重量的人平均只摄取了 8 322 千焦(1 989 千卡)。看到这个数字,很多人肯定会很惊讶!因为我们一般认为,热量摄入过多,超过我们身体所需,热量供大于消耗,那么多余的热量就会以脂肪的形式在体内储存,人们就会出现超重或肥胖。美国人的体态明显比东方人肥胖,体重会比中国人高,但为什么他们摄取的热量反而比中国人低呢?而苗条的人群摄取的热量却较高?这个结论和我们一般的看法好像是矛盾的。但继续观察发现:虽然出现这样的矛盾,却是自有其科学依据的,两者膳食的内容差异很大。一方面,中美两国人民摄取的脂肪占总能量的比例,有很大差异,在中国当时只有 14.5%,而美国却高达 38%。同时,中国人饮食中动物蛋白质提供的热量占总热量的百分比比美国低很多;另一方面,中国人从食物里获得的膳食纤维比美国人高,几乎是美国人膳食纤维摄入量的

3 倍左右。最后一项是总铁的摄入量,中国虽然是以植物性食物为主,而美国以动物性膳食为主,可是从食物中摄入的总铁量来看并不比美国少,反而更多(表1)。

表1　中美居民膳食摄入比较*

营 养 素	中 国	美 国
热量(千卡/天)	2 641	1 989
总脂肪(%热量)	14.5	34~38
膳食纤维(克/天)	33	12
总蛋白(克/天)	64	91
动物来源蛋白质(%热量)	0.8	10~11
总铁(毫克/天)	34	18

*摘自《中国健康调查报告》,[美]T·柯林·坎贝尔博士、[美]托马斯·M·坎贝尔Ⅱ著,张宇晖译,吉林文史出版社,2006:71

从这些数据分析就可以知道,为什么当时中国人的慢性病发病率,与美国比起来这么低,显然和膳食结构有关。

世界癌症研究基金会的权威结论

在癌症研究方面,不得不提及世界癌症研究基金会(WCRF)的突出贡献。WCRF是一个历史悠久的国际性联盟组织,致力于癌症预防和控制。网络成员包括设于英国的总部及设于世界各国的成员组织,美国癌症研究所等重要机构都是她的成员。WCRF组织与协调各成员机构的策略性研究,以便在全世界推广防癌意识,并资助创新性的与癌症相关的科学研究,同时提倡新的调控和防癌措施。

在饮食控制方面,依据科研结果,该组织早就强调应该做到有选择、有节制。早在1997年,WCRF便与美国癌症研究会(AICR)共同发布了权威的《食物、营养与癌症预防》指南,指出:减少脂肪的摄入,是抗癌膳食的首选,应"控制膳食脂肪摄入在总热量的30%以下"。且有充分证据证明蔬菜和水果是多种癌症的防护因素,蔬菜和水果的摄入量越多,发生癌症(胃癌、肺癌等)的危险越小。2002 年世界卫生组织(WHO)也推出了类似的建议。

总之,癌症与饮食的关系十分密切,对此,人们必须予以充分重视。

新版指南：权威的声音

2007 年 10 月,WCRF 等全球权威组织在全球多个城市同时发布了《食物、营养、身体活动和癌症预防》指南第二版,此版是该权威机构组织全球数十名一流的肿瘤流行病学家、肿瘤生物学家、营养学家、公共卫生专家等权威,系统研讨了世界各地发表的 2 万多份相关调查后,得出的、权威性的关于饮食与癌症关系的研究结论。

该书的研究结果表明：癌症是可防可治的疾病,30% ~40% 的癌症可以通过合理饮食加以预防。仅此一项,每一年就可以让全世界生癌症的人数下降 300 万~400 万!

新结论

最受欢迎的抗癌食品

远离致癌饮食

最受欢迎的抗癌食品

1. 富含膳食纤维的谷类、蔬菜、水果和豆类具有抗癌作用。
2. 全谷类食物,如玉米、荞麦、薯类、薏苡仁更健康。
3. 非淀粉类蔬菜、葱属蔬菜有抗癌之功。
4. 水果是抗癌之宝。
5. 一把蔬菜一把豆,一个鸡蛋加点肉。

膳食纤维是好东西

膳食纤维主要分为不可溶性纤维(如木质素、纤维素、某些半纤维素等)和可溶性纤维(包括果胶、树胶和黏胶等)。现在很多人生活好了,认为纤维就是"粗草料",吃粗粮都是过去的事,但事实并非如此!

早期,由于世界各地民众普遍摄入热量不够,故关于营养不良的报告中,人们对谷类并不介意;而只是过度关注高热量、高营养素的动物性食物,比如鸡蛋、牛奶、肉等,认为这些食物能提高体能,增强体力。

1960 年英国营养学专家楚维尔等在东非乌干达等地研究发现,现代文明病,如心脑血管疾病、糖尿病、癌症及便秘等在英国和非洲有显著差异。非洲居民因天然膳食纤维摄入量高,现代文明病发病率明显低于英国。楚维尔因而于 1972 年提出"食物纤维"的概念,并发表两篇著名的营养学报告,指出:现代文明病的发病率与食物纤维的消耗量成反比;食用高纤维含量的饮食在一定程度上可以预防高血脂、高血压、癌症、心脏病、糖尿病和肥胖等疾病。这两份标志性报告,拉开了人类研究膳食纤维的序幕。

20世纪70年代末开始,发达国家对于膳食纤维的兴趣大大增加。背景因素是因为人们发现:热量摄入已经不再是问题,而因高蛋白、高脂肪摄入增加而导致的一些慢性非传染性疾病的发病率却在逐步增加。

第二版的《食物、营养、身体活动和癌症预防》指南(以下简称《新版指南》)指出:

含有膳食纤维的食物能够预防结直肠癌等;也有些证据表明含有膳食纤维的食物能够预防食管癌。

另外,膳食纤维还有间接的保护作用。这体现在膳食纤维本身的低热量,可防止肥胖等,以及防范由营养过剩所引起的一些肿瘤的发生、发展等。

如今,富含膳食纤维的谷类、蔬菜和水果具有抗癌作用,已成为人们的共识,同时也得到了大量的实验结果和流行病学研究结果的支持。

有研究显示:食物通过大肠的时间,与大肠癌的发病率息息相关。当膳食以高纤维食物为主时,它通过整个消化道的时间是20～30个小时;而如果人们以肉食为主的话,它通过大肠的时间延迟到80～100个小时,两者相差4～5倍,这就导致了废物在肠道的长久壅滞,加重了肠道负担,更易于诱发癌变。

膳食纤维可以充分吸收水分,可以使食物残渣膨胀变松。膳食纤维可以"擦洗"人们的结肠和直肠之肠壁,加速消化系统对所摄入食物的运输,减少有害物质在体内滞留的时间。当饮食中缺乏足够的膳食纤维成分时,人们就可能会出现便秘,长期便秘则有患结直肠癌的高风险。

全谷类食物更健康

谷类的外层是谷皮层、糊粉层和胚芽部分,内部是胚乳部分。谷皮里,主要含有纤维素、半纤维素、矿物质、脂肪等营养成分。糊粉层主要含有 B 族维生素、磷等矿物质;胚芽部分含有脂肪、蛋白质、矿物质、B 族维生素和维生素 E 等营养成分。而胚乳部分的主要营养成分就是淀粉和少量的蛋白质。因此,谷类的营养成分主要分布在谷皮层、糊粉层和胚芽这些外层部分,而胚乳部分的主要作用就是提供热量。

在对谷物进行精加工生产大米、面粉、面包、糖的过程中,会丢掉外层谷皮、糊粉层和胚芽里的各种营养素,失去其中的膳食纤维和一些可能有防癌抗癌作用的微量成分,如各种维生素和矿物质等。大量的研究发现,随着谷类加工程度的提高,其中的脂肪、蛋白质、矿物质和纤维素的丢失量都在明显增加。典型的谷类精加工食物,如白面包、糖果、点心、蜜饯等。

营养学家告诉我们,我们每天摄入的碳水化合物有 99% 来自于水果、蔬菜和谷类。精制的淀粉和糖本身只能提供热量,进入机体后会转变为脂肪,营养价值低。膳食中谷类的精制程度本身便可能是一种癌的重要危险因素。因此,我们应该尽量避免食用精制食物。

当这类食物未经加工处理和精制,完全以自然状态摄入,那么,其中大部分碳水化合物属于"复合"形态的碳水化合物,而复合碳水化合物对人的健康是大有益处的! 它保留了谷类外层更多的营养素,包括膳食纤维、维生素和矿物质等。人体虽然不能消化吸收膳食纤维,但膳食纤维对我们的健康非常有帮助,如降低血液胆固醇、防止肠癌、减轻体重等。

研究证实:世界上,传统膳食以全谷类为主的多国人群,例如在亚洲和某些非洲地区的人群,他们的结肠癌危险性较低。

新近,欧美多地掀起了全谷类饮食风潮,值得肯定。

因此,多吃全谷类、粗(少)加工和含膳食纤维较多的食物,是饮食防癌抗癌的基本常识。

《新版指南》明确强调:

长期食用谷类食物更安全。关于谷物(谷类)和根茎类能够影响某些癌症危险性的直接证据还不是很充分(但已经有不少证据——编者注)。

膳食纤维主要存在于谷类、块茎、块根以及蔬菜、水果和豆类中,而所有这些食物的全食物或轻度加工后都含有丰富的膳食纤维。

谷类食物,包括小麦、稻谷、玉米、薯类、大麦、燕麦、黑麦等,建议人们多吃粗粮和杂粮。粗粮和杂粮类,如玉米、荞麦、红薯和糙米等,富含丰富的膳食纤维和各种营养素,对抗癌有积极的作用。

玉米

又称玉蜀黍、苞米。玉米的保健作用很好,被赞为"黄金作物"。中医认为玉米具有调中健胃、益肺宁心、除湿利尿的作用。

可以说,玉米浑身都是宝。玉米含大量的卵磷脂、亚油酸和维生素 E 等营养素,可以预防高血压和动脉硬化;含有大量的 B 族维生素,能增食欲,健脾胃。

现代研究表明,玉米含有大量的赖氨酸,对防范及治疗癌症有一定的效果。实验证明,赖氨酸不仅可抑制和减轻抗癌药物的副作用,而且还能抑制癌细胞的生长。玉米中的维生素和胡萝卜素对化学致癌物质也有抑制作用。玉米中的谷胱甘肽能使某些致癌物质失去毒性,从而有效地防止癌症的发生和发展。此外,玉米中还含有大量的膳食纤维,可刺激肠壁蠕动,促使致癌物质和其他毒素排出,减少大肠癌的发生。

玉米油具有很好的降脂作用,玉米油含不饱和脂肪酸,是胆固醇吸收的抑制剂,有很好的降低血液胆固醇的作用。

中药常用的"玉米须",就是非常好的利尿、降血糖佳品。

玉米虽然有很好的临床疗效,但在食用时,要讲究科学的吃法,方能发挥积极的保健抗癌作用。

1. 与豆类搭配食用:玉米中蛋白质的氨基酸组成缺乏色氨酸,且玉米从蛋白质的生物价、净利用率来看,其评分都比大米和面粉要低,故长期单纯以玉米为蛋白质来源的人群,往往易导致优质蛋白质摄入不足。豆类蛋白质含量丰富且质量好,因此饮食搭配中,可以通过玉米与豆类混合食用的方式,提高混合膳食的整体利用率。

2. 不可长期作为单一主食:玉米中的尼克酸多以结合型存在,人体难以吸收,故长期以玉米为主食,易于出现癞皮病等,表现为皮炎和腹泻等症状。因此,不宜长期以玉米作为一日三餐的主食。

3. 勿食霉变玉米:根据流行病学调查,在主食玉米的地区人群中,肝癌发病率比较高。因为玉米在高温高湿环境中容易发生霉变,其所含的黄曲霉毒素比较高,而黄曲霉毒素是肝癌的主要触发因素。故如食用玉米,建议以食用当季的、新鲜的、未发生霉变的,或自己加工的为好!

在平常饮食过程中,玉米熟食,有补益脾胃、充饥健身的作用。玉米粉碎成细渣煮粥,也很养人,可作为肿瘤患者病后体虚的食疗之品。

如肿瘤患者出现小便不利、腹水和水肿时,中药汤剂中就常用玉米须,患者也可用玉米须煎汤饮用;或者用玉米粉 90 克、山药 60 克,加水煮粥食用,也有很好的利尿消肿作用。

对于尿频、尿急、尿痛者,可用玉米棒芯、玉米根(鲜品)各 30 克,水煎去渣,加白糖少许,每日 2 次,连服 3 日,可有一定效果。

对于肿瘤见咳嗽不止者,可用玉米须 20 克、陈皮 10 克,水煎服。

荞麦

荞麦,俗称净肠草,原产于中国,是重要的杂粮作物,在中国古代作物栽培史上有重要地位。同时荞麦也有很高的药用价值,历代医学著作中有不少用荞麦来治疗疾病的记载。

中医认为其具有开胃宽肠、下气消积、清热解毒、除湿祛风、解酒杀虫的作用。

在太平洋上的岛国斐济,是迄今发现的世界唯一的无癌国。研究后发现:斐济人不患癌症是因为有其独特的饮食习惯:喜吃荞麦、杏仁和杏干。荞麦中含有丰富的 B 族维生素、微量元素硒、丰富的荞麦碱、芦丁、烟酸、亚油酸和膳食纤维等,这些都不是一般"细粮"所具备的。因此,荞麦对现代"文明病",如癌症、高血压、高血脂、高血糖等都有积极的防治作用。

荞麦是典型的粗粮。荞麦含有 18% 的膳食纤维,被誉为"膳食纤维的宝库"。常吃荞麦可以促进胃肠蠕动,清洗人体的肠壁,通便,预防结直肠癌,因此荞麦非常适合现代城市人群食用。

众多的研究一致认为:高膳食纤维饮食对乳腺癌有保护作用。并且,随着摄入量的增加,其保护作用越明显。澳大利亚科学研究所的试验也表明,增加进食富含膳食纤维的食物,可使乳腺癌患病率降低 50%;坚持每日进食 30 克左右高膳食纤维食物的妇女,患乳腺癌概率最低;而每日进食少于 14 克高膳食纤维食物的妇女,患乳腺癌的比例则最高。

在家庭制作时,肿瘤患者因消化不良,往往出现胃肠积滞而致的腹部闷胀、疼痛等症,可用荞麦面做饭,或煮粥,连食三四次,有很好的疗效。

现在,荞麦作为健康食品,也逐步受到了人们的青睐,包括苦荞麦茶等,都比较风靡。

对于消化系统肿瘤见腹部胀满、嗳气、消化不良者,可取荞麦 100 克、白萝卜 200 克,精盐适量备用。将荞麦洗净;白萝卜洗净,切块。荞麦加清水,旺火烧沸后,加入白萝卜、精盐,小火烧至酥烂,空腹食。

也可用荞麦适量,炒至微焦,研细末,水泛为丸,每次 9 克,温开水送服,用于脾虚腹泻者。

因荞麦性偏寒凉,故脾胃虚寒(症见胃痛隐隐,冷痛不适,喜温喜按,劳累或受凉后疼痛发作或加重,泛吐清水,食少,神疲乏力,手足不温,大便溏薄,舌淡苔白,脉虚弱等)的肿瘤患者须慎食。

薯类

包括红薯、马铃薯等,是很好的抗癌食物。

红薯，又称甘薯、山芋、地瓜，被喻为"抗癌冠军"。甘薯味美而甜，营养丰富，是杂粮中较好的一种食物。既可作主食充饥为健康食品，也是祛病的良药。中医学认为，红薯性甘温，具有补脾胃、益气力、通便秘的作用。

红薯含有丰富的营养成分，具有多种保健及药用价值。现代科学研究显示，红薯属于低热量、高容积食品，350～400克红薯产生的热量仅相当于100克大米产生的热量，但含水量却远高于大米。红薯又属碱性食品，可以中和体内因食肉、蛋等产生的过多的酸，维持人体酸碱平衡，有助于减肥。还能提供大量的胶原和黏多糖物质，能保持动脉血管的弹性，防止动脉粥样硬化和高血压的发生。

红薯的抗癌作用也是备受推崇。日本国立癌症预防研究机构对有明显抗癌效用的蔬菜排名，其中熟红薯、生红薯分别被排在第一、第二位。美国一所大学研究发现，红薯中有一种叫脱氢表雄酮的物质，对防治癌症有一定的效果。红薯中含有丰富的β胡萝卜素、维生素C和叶酸，β胡萝卜素和维生素C的抗氧化作用有助于抵抗氧化应激对遗传物质脱氧核糖核酸的损伤，有助于清除体内的自由基而起到一定的抗癌作用。常吃红薯还有助于维持人体的正常叶酸水平，而体内叶酸含量过低会增加得癌症的风险。另外红薯中膳食纤维含量很高，对促进胃肠蠕动、刺激消化液分泌、降低血糖、预防便秘、结直肠癌和乳腺癌也功不可没。

日常食用时，甘薯可蒸煮熟食，有补脾胃、益气力的作用，为补益食疗品。在煮食时，癌症患者常脾胃较虚弱，宜蒸透煮烂，否则不易消化。

患者有皮肤干燥、眼干症、头发易脱落者，每日吃几块黄心红薯，也很有益处。

书上和报纸上也经常介绍红薯的抗癌作用。但这里我们强调：红薯虽好，但吃什么都必须要适度，红薯也是如此。

这里，有一些非常典型的病例。有一年秋天，一段时间内，导师何裕民教授在门诊发现，最近来复诊的患者，很多人都叫肚子胀。何教授就感到很奇怪:"怎么会都肚子胀呢?"何教授一打听,原来前两天,有一家著名的晚报刊登了一篇文章"红薯可以抗癌",很多癌症患者认为"这个东西好,我就多吃一点",很多患者听信了,就拼命吃红薯,从而导致肚子胀。

因此,对癌症患者来说,红薯再好,也不能无限量地吃。吃什么都要有个度;不能过量,过量以后就会出问题。红薯含有氧化酶,含糖量高,在胃肠内会产生大量的二氧化碳气体,多食会引起胃酸过多、腹胀,胃不舒服。

马铃薯的块茎,民间又称之为土豆、洋芋、山药蛋等。可以做主食,也可以作为蔬菜食用。本品味甘,性平,具有补脾益气,缓急止痛,通利大便的作用。

马铃薯营养丰富,含有大量碳水化合物,同时含有蛋白质、矿物质(磷、钙等)和维生素等。所含的维生素 C 是苹果的 10 倍,B 族维生素是苹果的 4 倍,各种矿物质含量也是苹果的几倍至几十倍不等。

由于马铃薯中含有较多的维生素 B_6、泛酸和维生素 C,而这些物质具有增强淋巴组织及强化黏膜组织的作用,可以预防上皮组织发生癌症及增强机体的整体抗癌能力。

在食用时,用马铃薯做汤、炒、煮或蒸熟食等均可,建议不食薯条和薯片之类的油炸食品。

在门诊中,何裕民教授也了解到不少患者用"马铃薯生汁疗法"治疗癌症,我们不否定对有些患者可能会有些效果,但须切记:

1. 不可以迷信:因为这种食物疗法只有辅助效果,它的效果不一定会超过茶叶、红薯、花椰菜和番茄等。毕竟这些食物的抗癌功效人们已经研究了几十年,而且有权威的文献研究报道。千万不可轻易听信坊间传言,说其多么多么神效,吃好了多少多少患者。

2. 不能过量:要知道,即使是红薯、胡萝卜等,用之不当也都会对人体有不利影响。

3. 不主张生吃:尽量不要生吃马铃薯汁!我们的临床案例中已经发

现有生吃马铃薯汁中毒的类似事件！切记，切记！

4. 禁食绿皮和发芽的马铃薯：这类马铃薯含较多的龙葵碱，毒性较高，易于引起中毒，出现头痛、腹痛、呕吐、腹泻、瞳孔散大、心跳减慢、精神错乱甚至昏迷等症状，不可食用！特别是癌症患者，本来胃肠功能就欠佳，再来折腾，误了治疗不说；很可能还会加重症状或痛苦！

薏苡仁

薏苡仁，也称为薏米、米仁、苡米、六谷子、起实、回回米，为药食两用佳品。中医认为其具有利水渗湿、健脾止泻、清热排脓的作用。

现代研究显示：薏苡仁具有一定的抗癌功效，可阻止癌细胞生长，提高机体免疫功能。临床应用薏苡仁配伍的煎剂，能观察到对晚期癌症患者有延长生命的效果，并发现给癌症患者腹腔注射薏苡仁丙酮提取物后，经腹水检查，癌细胞的原生质发生了显著变性。

薏苡仁也是临床抗癌中药方中常用之品。该品性味平和，微寒而不伤胃，益脾而不滋腻，一年四季皆可食用。因为其营养丰富，所以常用于久病体虚、病后恢复期，是癌症患者治疗期间和康复期间的食疗佳品。薏苡仁与大米或糯米煮粥或煮饭食用即可，家庭易于操作。

患者出现脾虚不运腹泻者，可用薏苡仁煮粥食；或薏苡仁、白扁豆各30克同煎服，有补脾和胃、利湿止泄的作用。

患者出现脾肺虚弱，见到脾虚腹胀、咳嗽气喘者，可以用山药、薏苡仁各60克，柿饼30克，加水煮粥食用。

患者出现腹水和水肿者，薏苡仁也有辅助治疗之效。膀胱癌患者出现小便淋漓不尽者，可用绿豆、薏苡仁和芡实适量煮汤食用，食用时可加少许薄荷油。

肺癌患者可选用红豆薏米粥。薏苡仁100克，枣（干）25克，赤小豆50克，仙鹤草10克，白砂糖30克。将薏苡仁、赤小豆以温水浸泡半日，用纱布将仙鹤草包好，大枣去核浸泡，将薏苡仁、赤小豆、仙鹤草、大枣一同放入锅中,加水煮成稀粥,最后撒上糖调味即可。本方可清热解毒、活血止血,并可减轻药物对肝脏以及机体免疫功能的损害。

水果蔬菜:保护性食物

蔬菜、水果等富含维生素 C、β 胡萝卜素、矿物质、超氧化物歧化酶和叶酸等,还含有丰富的膳食纤维,主要是纤维素、半纤维素、树胶和果胶等。

坎贝尔教授在中国健康调查中,通过记录维生素 C 和 β 胡萝卜素的摄入量,以及测定血液中的维生素 C、维生素 E 和类胡萝卜素的水平,评估了中国人体内的抗氧化剂水平。在这些抗氧化剂的生物标志物中,维生素 C 提供了最令人信服的证据。他告诉人们:

维生素 C 和癌症最明显的关联关系在于不同地区的癌症易发家庭的数量。通过调查维生素 C 和各地区易发肿瘤家庭的数量,可以发现维生素 C 和癌症发病率之间存在着显著的相关性。血液中的维生素 C 水平比较低的时候,这些家庭的癌症发病率比较高。低水平的维生素 C 与食管癌的高发病率之间有显著的相关性,与白血病、鼻咽癌、乳腺癌、胃癌、肝癌、直肠癌、结肠癌、肺癌都有显著的相关性。

维生素 C 主要存在于哪里呢?动物性食物不含有维生素 C,蔬菜、水果是维生素 C 天然的存储库,蔬菜和水果具有很好的抗癌作用。在水果摄入量最低的地区,癌症的发病率是平均水平的 5~8 倍。维生素 C 与癌症的这种相关关系,在冠心病、高血压性心脏病,还有中风中也都存在。

《新版指南》指出:

很长一段时间以来,水果和蔬菜就被作为"保护性食物"加以推荐。早在 20 世纪 90 年代就有一些统计学的证据,证明蔬菜和水果具有预防癌症的作用。

特别值得一提的是:蔬菜,尤其绿叶和黄叶蔬菜,有明确的预防胃癌作用。

蔬菜和水果能够预防某些癌症的证据,还受到食物含有多种微量元素方面的证据支持。这些营养素主要存在于蔬菜、水果、豆类、坚果和种子,以及谷类、根茎类和其他植物性食物中。

在何裕民教授的指导下,我在攻读博士研究期间,对上海地区发病率较高的6种常见癌症(肺癌、肝癌、胃癌、大肠癌、乳腺癌和胰腺癌)与饮食的关系进行了调查研究,显示出不同种类的食物与肿瘤的发生、发展有密切的关系。研究发现:蔬菜和水果的确是这6种癌的保护性因素。

有病例对照研究显示,男女蔬菜、水果消耗量均和结直肠癌风险呈负相关。多数流行病学研究支持:经常食用新鲜蔬菜和水果,尤其是富含维生素C者,对肺癌的发病有保护作用。饮食习惯的调查发现,新鲜蔬菜和水果是男性肺癌发生的保护性因素,而腌肉、油煎食物和辣椒则会增加女性患肺癌的风险;与此相反,水果、绿叶蔬菜、维生素A对女性的保护性更强。

美国得克萨斯州立大学肿瘤研究中心用多种含叶绿素的蔬菜做实验证明:含叶绿素越多,抑癌作用越强。芹菜、黄瓜、生菜等含叶绿素较多,大葱、菠菜、芥菜、香菜及西红柿、胡萝卜中也含有较多的叶绿素。并指出:95%的叶绿素不会被肠道的酸碱成分所破坏,因此可以长期发挥抑癌作用。

1997年英国科学家研究指出,如果减少肉食而多吃蔬菜和水果,癌症发病率可降低40%。因此,把住“癌从口入”关,就要提倡少吃动物性高热量、高脂肪食物,多吃绿色食品,新鲜蔬菜和水果才是最佳的抗癌食物。

对200多项的流行病学研究结果进行Meta分析后证实:大量食用蔬菜和水果,可预防人类多种癌症。通常摄入蔬菜和水果量大的人群,远较摄入量低的人群癌症发生率要低,甚至低50%左右。

世界卫生组织、美国农业部以及国际上对癌症的研究指出,建议每餐都吃相对未加工的蔬菜、水果、全麦和豆类,每天至少吃不同种类的蔬菜和水果 400~800 克,并保持蔬菜 3~5 种,水果 2~4 种。蔬菜和水果中的一些特殊成分在预防胃癌、结肠癌、乳腺癌、前列腺癌等方面,具有其他食品难以替代的益处。

非淀粉类蔬菜可以抗癌

近年来,大量研究结果进一步充分肯定:非淀粉性蔬菜(蔬菜可以分为叶菜类、根茎类、瓜和茄类、鲜豆类,根茎类如藕、马铃薯、芋头等,含淀粉量较高,为淀粉性蔬菜;其余的都为非淀粉性蔬菜)可预防口腔癌、咽喉癌、食管癌和胃癌等。还有证据提示:它们也能够一定程度预防鼻咽癌、肺癌、结直肠癌、卵巢癌和子宫内膜癌等。

研究表明:非淀粉类蔬菜中可能产生预防作用的,是许多不同种类的植物性食物成分,如膳食纤维、类胡萝卜素、叶酸、硒、硫代葡萄糖苷、吲哚、香豆素、叶绿素、类黄酮和植物雌激素等。其中,有一些成分是很强的抗氧化剂,它们可以消除自由基和活性氧分子、抵御氧化性损伤,从而起到防范癌症的积极作用。而且,这种作用可能都是通过不同成分的各种途径相互联合而产生的结果。

《新版指南》指出:

含有槲皮素的食物(如苹果、茶和洋葱)能够预防肺癌;

类胡萝卜素是一种抗氧化剂,可以有效减少口腔细胞的损伤,后者可能是口腔癌的前体;

含有 β 胡萝卜素和维生素 C(存在于蔬菜、柑橘类和其他水果,以及马铃薯中)的食物可能能够预防食管癌;

含有番茄红素(存在于番茄以及西瓜、番石榴和杏等水果中)的食物可能能够预防前列腺癌;

含有维生素 B_6 或维生素 E 的食物,能够预防前列腺癌和食管癌。

白萝卜

萝卜形状、大小、肉质及色泽不一,品种较多,如白萝卜、红萝卜、青萝卜、绿萝卜、紫萝卜、水萝卜等,各有功用,以白萝卜效果为优。

白萝卜味甘、辛,具有通气行气,止咳化痰,健胃消食,利大小便,除燥生津等功效,主要用于食积腹胀、腹痛,痰多咳嗽,小便不利,大便不畅等。

研究显示:白萝卜中的钙、磷、铁和维生素 B_2 含量均超过柑橘、梨等水果,维生素 C 尤其丰富,比桃、苹果高出 3～6 倍。丰富的维生素 C 和微量元素锌,有助于增强机体的免疫功能,提高抗病能力;白萝卜热量较少,纤维素较多,可降血脂、软化血管,有预防冠心病、动脉硬化、胆石症的作用;白萝卜中含有芥子油和淀粉酶,因此有辛辣味,能助消化,增食欲;白萝卜中含有一定量的粗纤维,可促进胃肠蠕动,通利大便。

白萝卜所含的多种酶,能分解致癌的亚硝胺,具有抗癌作用。白萝卜含有的木质素,能提高巨噬细胞的活力,吞噬癌细胞。并能诱使人体自身产生干扰素,增加机体免疫力,以抑制癌细胞的生长,对抗癌有重要的作用。

常言说得好:"冬吃萝卜夏吃姜,不用医生开药方。"萝卜有很好的药用价值,药用煎汤或煮食均可。常见的食用方法,如清炖白萝卜、萝卜排骨汤等。

早在《诗经》中就有关于萝卜的记载,《日用本草》:"生食止渴宽中,熟食化痰消谷。"《唐本草》:"下气、消谷、去痰癖。"所以白萝卜特别适合于癌症患者,对于患者接受放化疗治疗后胃口不佳,或者食后出现食积饱胀者,白萝卜是非常好的开胃助消化之品:可取生白萝卜捣汁饮,也可直接食用。

白萝卜还有止咳化痰作用,对肺癌患者,或者冬春季易于感冒和咳嗽痰多者,非常适合,是化痰的食疗佳品。可直接食用,也可用白萝卜刮丝和面烙饼食之。

将白萝卜和鲜藕捣烂取汁,各一杯,调匀饮用,连续服用,对于胃癌见胃出血者,有较好疗效。

对于消化不良腹胀、呕吐者,可将鲜萝卜切成丁,在沸水中煮沸后捞出滤干水分,晾晒半日,再放锅内加蜂蜜少许,用小火煮沸,调匀即可,饭后食用。

莱菔子,就是萝卜的成熟种子,也是中药方里常见的"身影",有消食除胀、降气化痰的作用,是中药方剂"三子养亲汤"的主药。对于咳嗽痰多、消化不良的癌症患者尤为适宜。

也可用莱菔子适量水煎取汁,每次饭前饮用,对于肺癌见咳嗽、痰多者,不妨常饮。

对于消化道肿瘤见胃胀不适者,可用炒莱菔子10克洗净后水煎煮取汁,与淘洗净的粳米50克煮粥,常食。

这里需要纠正一个错误认识:很多老年人认为萝卜解中药,其实不然! 萝卜本身就是一味很好的中药,萝卜只是解补气药如人参等,一般的肿瘤患者我们不主张用人参,所以不存在解不解药的问题!

胡萝卜

胡萝卜既是家庭常食的蔬菜,同时又有人把它当作水果。新鲜的胡萝卜香甜清脆,营养丰富,是一种难得的果、蔬、药兼用之品,所以有廉价的"小人参"之称。中医认为其具有明目健脾,清热解毒,行气消食,和血养颜之功效。《日用本草》曰其:"宽中下气,散胃中邪滞。"《本草纲目》云:"下气补中,利胸膈肠胃,安五脏,令人健食。"

胡萝卜中含有9种氨基酸,其中人体必需氨基酸占5种。临床实践证明,胡萝卜有降压、降血糖、强心的作用,因此可作为冠心病、糖尿病患者的食疗品。

胡萝卜含有较多的维生素 B_2 和叶酸,叶酸有抗癌作用。胡萝卜中的木质素,有提高机体抗癌免疫力和消灭癌细胞的作用。胡萝卜含有丰富的β胡萝卜素,不少实验证实β胡萝卜素能促进巨噬细胞、淋巴细胞的功能,促进细胞因子的释放。同时有研究认为,它对机体免疫功能的促进作用亦与其抗氧化性质密切相关。

临床常看到很多患者喜欢生吃胡萝卜。但意大利的一项研究发现,胡萝卜素、番茄红素和叶黄素根本不怕煮,反而比生吃更能保护身体免受癌细胞侵袭。尤其是富含类胡萝卜素的胡萝卜、西红柿,以及西兰花和十字花科蔬菜等。英国食品研究中心的苏·索森说:"从生胡萝卜中吸收的类胡萝卜素为3%～4%,把它们煮熟或捣碎后,类胡萝卜素的吸收可增加四五倍,烹饪能帮助溶解。"以西兰花为例,加热到60℃最理想,能最大限度发挥其抗癌活性,减少患食管癌、胃癌、肺癌、胆囊癌和皮肤癌的危险。因此,胡萝卜最好熟食。

另外,胡萝卜中所含的β胡萝卜素在人体内可迅速转化为维生素A,而维生素A是脂溶性维生素,不溶于水,因此食用胡萝卜当以油炒或与肉同煮为宜,能更好地促进β胡萝卜素的吸收。

由于癌症患者对胡萝卜比较青睐,所以往往会出现过食胡萝卜的现象。过食胡萝卜会引起黄皮病,全身皮肤黄染,与胡萝卜素摄取过多有关,停食2～3个月会自行消失。

虽然胡萝卜对人体比较有益,但目前权威的研究结论告诉人们:β胡萝卜素并不是包治百病的灵丹妙药。对于吸烟者,服用大剂量的β胡萝卜素反而会增加其患肺癌的可能性,包括增加心脏病发作的概率。因此,不得不慎!

百合

百合质地肥厚,色泽洁白,清香醇甜,甘美爽口,也是药食两用之佳品。中医认为其味甘,性微寒,具有润肺止咳、清心安神的功效,可用于肺虚干咳,燥咳少痰,心悸失眠等。

百合的营养补益作用很强,可润肺化痰;同时能增强体质,抑制肿瘤细胞的生长,缓解放疗副作用,因此对于白血病、肺癌、鼻咽癌等有辅助治疗的功效。

百合的滋阴功效极佳,对缓解肿瘤患者放疗后津液亏损,口干舌燥等,疗效甚好。

2012年12月,我应邀在云南昆明做肿瘤饮食讲座,现场座无虚席。会后我与患者进行交流。有一位患者紧握住我的手,连声说感谢!这位患者说是慕名来听讲座的。她是位上颌窦癌患者,42岁,张姓,来的时候一直戴着口罩。张女士告诉我,2012年6月发现患病,手术后进行放疗,共放疗6次。她告诉我,她的床位医生曾经很纳闷地问她:为什么他负责的床位上,其他患者放疗后,多数患者出现明显的舌头两侧发黑、面部灰暗、唾液量骤减、口干厉害和皮肤干燥等放疗后副作用,而张女士状态却这么好呢?

张女士感激地对我说:"孙老师,刚开始放疗的时候,我也很难受,后来老公买了《生了癌,怎么吃》一书(何裕民主审,孙丽红编著),书中介绍了很多关于癌症治疗的食疗方,我就一直用您书中介绍的对应的食疗方(其中,主要就是百合),很简单实用的方法,但效果特别好!所以,现在情况很好,即使放疗也没有别人那样遭罪。"

她取下口罩后我发现,患者因为手术,右侧上颌部位有手术瘢痕,但患者面色红润有光泽,气色很好,她高兴地对身旁的患者说:"我很幸运,患病后,及时得到了科学的指导,通过食物改善了症状,不然,我的情况肯定也很糟!这让我对治疗癌症有了莫大的信心!"

张女士的话让我很欣慰,也很感慨。临床这样因采纳我们推荐的食疗方而获益的患者很多。所以说,防范及抗击癌症领域"食物就是良药"!合理的饮食就是重要的医疗手段!

如用鲜百合煮汤饮用,或者用百合同粳米煮粥,适量调入糖或蜂蜜,常服之有润肺生津之功效,并且有助于增强体质,抑制肿瘤细胞的生长,缓解放疗的不良反应。

夏季常用百合绿豆汤,以清热解毒,既是民间常用的夏季消暑之品,也适合于肺癌、喉癌放疗后出现咽喉热痛、干燥者。

对于肿瘤患者见失眠多梦、头晕目眩、心悸、烦躁者,可用桑葚百合饮:鲜桑椹100克,鲜百合50克。桑椹洗净,百合用水浸泡半小时,将上述两味水煎服,可以临睡前1小时服用,安眠效果更佳。

百合煮熟,加入冰糖,可用于肺癌气阴两虚者,症见干咳少痰,咳声低弱,痰中带血,气短喘促,神疲乏力,恶风,自汗或盗汗,口干不欲多饮,舌质淡红有齿印,苔薄白,脉细弱等。

对于癌症患者,出现失眠、情绪不好者,可用粳米煮粥,加入百合、莲子和冰糖,常食有益。

茄子

茄子,又名落苏。中医学认为,茄子具有活血散瘀,清热解毒,宽胸利气的功效。食物中明确有活血化瘀功效的不多见,茄子便属于其中之一。

日本食品综合研究所研究后发现:蔬菜被加热后,茄子和花椰菜的抑癌效果最为明显。人们日常食用的蔬菜,大多是以加热方式烹饪的。但是不管是新鲜的还是冰冻的蔬菜,经过加热后,保健功效都会大打折扣。因此,果蔬在加热后不至于降低其抑癌活性,这是人们特别期待的。实验表明:茄子经过100℃加热20分钟后,依然保持了高达82.7%的抑癌率;花椰菜、油菜、菠菜的抑癌率也都维持在70%以上。

现代科学研究认为,茄子含有各类营养素,除维生素A和维生素C比西红柿低外,其他成分都与西红柿接近。特别值得一提的是,茄子含低量茄碱(龙葵素),能抑制消化道肿瘤细胞的增殖,特别对胃癌、直肠癌有很好的疗效。茄子中含维生素PP类物质(又称芦丁),维生素PP可加强毛细血管坚固性,扩张毛细血管,有轻微降压作用。茄子中所含的皂苷具有降低血胆固醇的效能,它与维生素协同,成为心血管患者的佳蔬。

对于癌症患者,出现胃部酸胀、食欲不振者,可用茄子300克,香菜、蒜片各 5 克，酱油、食油、盐少许，先将茄子煸炒后，加入调味料，最后放上香菜末烹制食用。

癌症患者脾不健运、胃口不开者，可用鲜茄 250 克，清蒸加调味品连服数天，可健脾和胃。

肿瘤患者见发热或化疗、放疗后出现热证，可用野菊花煮水，取汁蒸茄子，用麻油拌茄子食用，有一定的解热作用。

对于喉癌咽喉部疼痛燥热者，可将茄子洗净蒸熟，醋腌 4 小时后食用；也可将茄子蒸熟，用甜面酱腌 2 天，取出食用，有较好的疗效。

有学者发现，茄子皮也有一定的抑制癌细胞繁殖的功效，因此做抗癌食疗时，应充分利用茄子皮，不应丢弃。

关于茄子，有两点说明：

1. 有所谓的专家说茄子能治百病，那是胡说，但不宜因此否定茄子的保健功效！

2. 茄子有一定的活血化瘀功效，但非常微弱，与"肿瘤治疗一般不主张用活血化瘀疗法"关系不大，可以放心食用。

苦瓜

苦瓜，又名凉瓜、癞瓜、锦荔枝、癞葡萄、花姑娘、菩达。中医认为其药性苦、寒，归脾、胃、心、肝经，具有清暑止渴，清心泄火，解毒，明目等功效。

苦瓜的抗癌功效来自一种类奎宁蛋白，它是一种能激活免疫细胞的活性蛋白，可通过免疫细胞做"二传手"，将癌细胞或其他不正常的细胞杀掉。苦瓜种子中含有一种蛋白酶抑制剂，能抑制肿瘤细胞分泌蛋白酶，从而抑制癌细胞的侵袭和转移。苦瓜中含有苦瓜苷、β 谷甾醇葡萄糖苷，含铁和维生素 C 的量也相当高。有学者认为，苦瓜苷有降低血糖作用。

苦瓜味虽苦，但有一种"不传己苦与他物"的特点。苦瓜与任何菜肴同炒同煮，都不会把苦味传给对方，故人们誉之为"君子菜"，南方人尤喜食之。常见的食用方法有凉拌苦瓜、苦瓜小排汤等。

苦瓜炒肉片,肉不要太肥,可作为菜肴吃,也适合于前列腺癌患者。

用鲜苦瓜捣汁饮或煎汤服,则清热作用更强。癌症患者出现发热,或者烦热口渴者,可作为辅助食疗之品。

苦瓜味苦性寒凉,故胃寒体虚者(症见胃脘疼痛,得温痛减,呕吐清涎,口淡喜热饮,食不化,恶寒怕冷,舌淡苔白滑,脉沉迟等表现。常因天气变冷、感寒食冷而引发疼痛)慎食,或者不宜长期食用!

荸荠

荸荠,又称马蹄、地栗、地力。中医学认为,荸荠性寒味甘,具有清热生津、化湿祛痰的功效,对于肺癌有痰热者尤为适合。

荸荠含大量淀粉、少量蛋白质,以及脂肪、钙、磷、铁等营养素,还含有抗菌成分荸荠素,对金黄葡萄球菌、大肠埃希菌及产气杆菌有抑制作用。

现代科学研究表明,荸荠含大量的维生素C,可抗癌,尤其对肺部、食管和乳腺的癌肿有防治作用。

荸荠具有软坚散结的作用,尤其适合于癌症患者。生吃,切除外皮,或者熟吃均可,也常作为菜肴食用。

如用荸荠30枚、海蜇30克,均切成小块,共煮成羹,加入糖少许食用。可用于肾癌血尿或排尿不畅者。

花椰菜

由十字花科甘蓝演化而来。原产地中海沿岸,19世纪传入中国,别名花菜、椰花菜、甘蓝花、洋花菜、球花甘蓝。有白、绿两种,绿色的又叫西兰花、青花菜。在《时代》杂志推荐的十大健康食品中,花椰菜名列第四。花椰菜也是难得的食疗佳品,有强肾壮骨、补脑填髓、健脾养胃、清肺润喉的作用。

西兰花有显著的抗癌功效,菜花含维生素C较多,比大白菜、番茄、芹菜都高,尤其是在防治胃癌、直肠癌及乳腺癌方面效果尤佳。研究表明,患胃癌时人体血清硒的水平明显下降，胃液中的维生素 C 浓度也显著低于正常人，而花椰菜不但能给人补充一定量的硒和维生素 C，同时也能供给丰富的胡萝卜素，起到阻止癌前病变细胞形成的作用，从而抑制癌肿生长。据研究表明，花椰菜内还有多种吲哚衍生物，此化合物有降低人体内雌激素水平的作用，可预防乳腺癌的发生。此外，研究表明，花椰菜中含有莱菔子素，能防治癌症，有提高致癌物解毒酶活性的作用。

另外，花椰菜还能增强机体免疫功能，增强人的体质，增加抗病能力。

花椰菜本身无多大味道，所以烹饪时，常加荤菜或大蒜等调味品提味，炒、煮熟食用均可。

十字花科蔬菜，还有荠菜、卷心菜、油菜等，都是抗癌的食物。很多研究显示，常吃这些蔬菜可减少胃癌、乳腺癌和肠癌的发生。

芦笋

原产于地中海东岸及小亚细亚，常食用其嫩茎，在国际市场上享有"蔬菜之王"的美称，是一种很好的保健蔬菜。

芦笋富含多种氨基酸、蛋白质和维生素，其含量均高于一般水果和蔬菜，特别是芦笋中的天冬酰胺和微量元素硒、钼、铬、锰等，具有调节机体代谢，提高身体免疫力的功效，对高血压、心脏病、白血病和膀胱炎等的预防和治疗，有很强的促进作用。

芦笋的抗癌作用也是近年来人们关注的热点，其抗癌作用仅次于红薯。有研究表明：芦笋中的天冬酰胺，能有效地控制癌细胞生长，对急性淋巴细胞型白血病患者白细胞的脱氢酶有一定抑制作用，故对白血病、淋巴癌、乳腺癌、肺癌等均有特殊的疗效。

芦笋含有丰富的维生素和微量元素，用芦笋治淋巴癌、膀胱癌、肺癌和皮肤癌有极好的疗效。研究认为，芦笋可以使细胞生长正常化，具有防止癌细胞扩散的功能。

对于癌症患者出现腹水、水肿者，可用芦笋 50 克，加车前草 30 克煎水服,可清热利水。

对于有淋巴结核、淋巴结肿大者,可用芦笋50克,加炒荞麦面15克,捣成泥膏外敷,每日换1次,有一定的疗效。

癌症患者,可用芦笋100克、水发海参少许,加入少许调料,烩制,可作为肿瘤患者日常辅助饮食,可补充营养,并有助于抗癌。

番茄

为茄科植物番茄的果实,又称西红柿。番茄是人们很喜爱的果蔬兼具的食物。中医学认为番茄具有清热解毒、生津利尿的作用。

番茄含蛋白质、少量脂肪和多种矿物质,包括钙、钾、磷、铁、铜、碘、锌等。番茄中最著名的成分莫过于番茄红素,它以强大的抗氧化功效和预防癌症功能而著称,是迄今为止所发现的抗氧化能力最强的天然物质。

日本某医学研究所对四个胃癌发病率不同的地区进行调查,测定居民血浆中维生素 A、维生素 C、维生素 E 和 β 胡萝卜素、番茄红素的水平,发现血浆番茄红素的浓度越高,胃癌发病率则越低。

近年来研究发现,番茄红素能促进一些具有防癌、抗癌作用的细胞素分泌,如白介素-2,激活淋巴细胞对癌细胞的溶解作用。被激活的淋巴细胞又能释放细胞素,如肿瘤坏死因子等,对肿瘤细胞具有杀伤作用。番茄红素又是抗氧化物,可中和自由基,有助对抗乳腺癌、胃癌和消化系统癌症。另外,还有研究发现通过一系列的生化作用,番茄红素能促进癌细胞分化(向良性方向转化,趋于回归正常),从而抑制癌细胞增殖。

番茄中含量最多的是水分,占94%,生或熟食皆可,有清热生津止渴的作用。夏日番茄生食可代水果,可健胃消食、助消化,老幼皆宜食。

对于癌症患者放疗后,出现口鼻干燥、皮肤津液损伤明显者,确为食疗佳品。

对于癌症贫血患者,可用番茄250克、猪肝50克,煮熟做汤吃,可养血补肝。

癌症患者水肿、小便短赤者,用番茄、冬瓜各250克,煮熟做汤吃,可清热利尿,利水消肿效果很好。

另外,番茄200克切片,加入盐、大蒜泥适量,拌匀食用,适合于肾癌未能手术者。

葱属蔬菜有抗癌之功

《新版指南》指出:

有证据表明,葱属蔬菜可以预防胃癌。其中,大蒜有明确的预防胃癌、结直肠癌作用。

国外学者研究发现,含多量硫化合物的蔬菜,如青葱、洋葱、大蒜等,都是十分有效的细胞保护剂,具有减轻或避免人体组织细胞膜及基因受损伤的功能,从而能抵御致癌物的侵袭。国内也有研究报道,10年前经常进食葱蒜类食品的妇女患乳腺癌的危险性约为其他妇女的1/2,即降低了一半左右。

葱属类化合物抗癌有不同的说法。有人认为葱属类化合物可能通过诱导酶的解毒系统而具有抗癌作用;也有人推测葱属类蔬菜是通过在胃内抑制细菌将硝酸盐转化成亚硝酸盐而起到抗癌作用的;也有研究表明:葱属植物甾体皂苷的抗肿瘤作用主要表现在抑制肿瘤生长和细胞毒作用方面。

大蒜

大蒜辛温,具有健脾强肺,宣窍通闭,解毒杀虫的作用。

大蒜被誉为"抗癌之王",有"地里长出的青霉素"之称,常食有杀菌、抗菌的作用。近代研究证明,大蒜可以降低血清胆固醇、三酰甘油及防治动脉粥样硬化的作用;还可以降低血糖,减少胰岛素的用量。

大蒜中几乎含有人体需要的所有必需氨基酸,其中组氨酸、赖氨酸的含量较高。大蒜对免疫功能低下的小鼠具有提高细胞免疫、体液免疫、非特异性免疫功能的作用。常吃大蒜可提高机体免疫能力,增强机体抗氧化,抗突变和抗肿瘤的能力,提高人类健康水平。

唾液酸是一种有效的肿瘤标志物,研究显示,食用生大蒜后肿瘤患者唾液酸的含量明显下降,表明长期食用大蒜有显著的抗癌作用。

自由基是一种氧化剂,对生物膜具有多种损伤作用。有研究显示:大蒜及其水溶性提取物对羟自由基、超氧阴离子自由基等活性氧有较强的清除能力,从而阻止体内的氧化反应和自由基的产生。

还有试验表明,大蒜素对四氯化碳诱发大鼠肝损伤和血清转氨酶及脂质过氧化物水平的升高均有明显抑制作用,并且存在剂量-效应关系,说明大蒜素对化学性肝损伤具有保护作用,这与其具有抗氧化活性及可抑制脂质过氧化物对膜结构的损伤有关。

大蒜能抑制胃液中硝酸盐被还原为亚硝酸盐,从而阻断亚硝胺的合成,减少胃、食管、大肠、乳腺、卵巢、胰腺、鼻咽等多处癌变的发生率。研究表明,鲜蒜泥和蒜油均可抑制黄曲霉毒素 B_1 诱导肿瘤的发生,并延长肿瘤生长的潜伏期。研究证实,蒜叶、蒜瓣、蒜油、新蒜汁、蒜泥、蒜片及蒜粉等,均有抗癌效果。

由于大蒜中的有效成分遇热会失去作用,故食疗以生吃为佳。因大蒜对胃黏膜有较强的刺激,所以最好不要空腹食用生大蒜,以饭后食用 $1 \sim 2$ 个蒜瓣为宜。

青葱、大蒜、洋葱等,由于含有特殊的硫化物强烈气味,这是它们的特点,故常常味道并不很好闻,也有人比较忌讳。其实,吃完大蒜后,嚼点茶叶,或者吃点花生米,异味自然就被祛除。

洋葱

洋葱属于百合科植物,在国外有"菜中皇后"的美誉,具有抗病毒、降脂、促进消化、降压的功效。

洋葱能抑制高脂肪饮食引起的血浆胆固醇升高,并含有对抗人体内儿茶酚胺等升压物质的作用,又能促进钠盐的排泄,从而可使血压下降。所以洋葱早已成为高血脂、高血压等心血管疾病患者的佳蔬良药,常食对防止动脉硬化有益。

经研究证实,洋葱与大蒜相似,都含有蒜素及硫化硒,能够抑制致癌物质亚硝胺的合成,还有促进吞噬细胞破坏癌细胞的功能;洋葱含"栎皮黄素",是最有效的天然抗癌物,可以阻止细胞变异(即抗癌);洋葱中还含有槲皮黄酮、谷胱甘肽和微量元素硒,这些物质可消除自由基,具有抗癌作用。

欧洲肿瘤研究所的统计数据显示,胃癌是世界上第四大常见癌症,每年新增病例约 80 万,也是日本最常见的癌症。有调查显示,常吃洋葱的人比不吃的人患胃癌的概率少 25%,因胃癌致死者少 50%。

研究发现,每日摄入 10 克大蒜和洋葱能够降低 30% 肠(胃)癌的发病率。

洋葱生吃和熟吃皆可,但不宜加热过久,有些微辣为宜。亦不宜多食,每日 30～50 克为佳,多食会出现排气加重的现象。

韭菜

虽然韭菜也属于葱属蔬菜之列,但对它人们都不看好。至少临床观察中发现,韭菜对一些癌症有负面效果,包括前列腺癌、肾癌、膀胱癌、肝癌、卵巢癌等。从中医理论角度来说,韭菜是"热性"的食物,具有壮阳的作用,故建议谨慎食用。

烹调蔬菜的合理方法

质地脆嫩可口的蔬菜不妨生吃,但一定要细细咀嚼,令抗癌物质充分释放。

食用红色、橙黄色蔬菜时,适当加热有利于类胡萝卜素的吸收。特别是那些质地较为结实的蔬菜,如胡萝卜,生吃时其中的营养成分和保健成分难以充分释放出来,所以适宜加热食用。

清洗蔬菜时,不要浸泡太久。因为蔬菜中水溶性维生素,如维生素C和B族维生素较多,过于浸泡或者先切后洗,会导致其中的水溶性维生素的大量流失,所以要做到少浸泡和先洗后切。

切好之后宜立即下锅烹调,但不要长时间烹煮。因为蔬菜中的绝大多数水溶性维生素均不耐高温,因此,加热烹调时,尽量选择短时间加热的方法,急火快炒,减少营养素的破坏和损失,做到现吃现炒,注意不要吃隔夜蔬菜。

蒸、炒蔬菜的方法传热效率高,而且不会让活性成分损失于水中,比煮的方法能保存更多的抗癌物质。

水果是抗癌之宝

众所周知,水果是个好东西。《新版指南》指出:

有充分的研究证据提示:多吃水果可以有效地预防口腔癌、咽癌、喉癌、食管癌、胃癌和肺癌的发生。还有一些证据表明:水果还能够预防鼻咽癌、胰腺癌、肝癌、结直肠癌等。

研究表明,有十几种水果可以起到有效地降低患癌症概率的作用。这些水果包括草莓、橙子、橘子、苹果、猕猴桃、葡萄、哈密瓜、西瓜、柠檬、葡萄柚和菠萝等。它们中的一些特殊成分在防治结肠癌、乳腺癌、前列腺癌、胃癌等方面,具有其他食品难以替代的益处。

苹果

"每天一苹果,医生不找我。"苹果的保健作用为人所称道。中医认为其具有健脾养胃、生津止渴的作用。

现代研究发现,苹果中有一种非常有用的成分——多酚,能够抑制癌细胞的增殖,降低结肠癌的发病率。苹果中含有的黄酮类物质是一种高效抗氧化剂,它不但是最好的血管清理剂,而且是癌症的克星。多吃苹果,患肺癌的概率能减少46%,得其他癌症的概率也能减少约20%。

美国康奈尔大学的研究人员发现,吃苹果皮有助于防治癌症。研究人员对某些红苹果的皮进行分析研究,从中发现了12种混合性的三萜类化合物,其中,有3种是新发现的。他们把每种三萜类化合物分离出来,在实验鼠研究中分别用它们对付癌细胞。结果发现:每种三萜类化合物都能起到抑制癌细胞生长或杀死癌细胞的作用,但对不同癌细胞所起的抑制作用不一样。其中,对肝癌细胞、结肠癌细胞及乳腺癌细胞尤其明显。

苹果生食或熬膏(果酱),有补脾气、养胃阴的作用。中气不足(症见面色黄而少华,食欲不振,食后腹胀,眩晕,声低气短,倦怠乏力,便溏,舌嫩苔厚,脉虚等),精神疲倦时可食用。

对于癌症患者虚弱,不思饮食者,用苹果1只,去皮核切碎,粳米50克炒黄,加水煎煮成粥食用,可健脾开胃。

也可将苹果去皮核,捣烂为泥,每日2次,连服3～5天,可用于癌症便秘者。

水肿和腹水患者在服利尿药时,也可多吃苹果,一方面补充维生素等营养物质,同时也可调节水盐及电解质平衡。

柑橘类水果

柑橘类水果,性味甘、酸、凉,具有生津和胃,止渴润肺,疏肝理气的作用。这类水果是我们身边最普通、最常见的、一年四季的水果,包括橙子、橘子、柠檬、葡萄柚等,其抗癌功效为人们所熟知。

柑橘类水果的抗癌作用得到了人们充分的关注。日本医学机构通过实验研究确认:柑橘类水果有较明确的抑制癌症作用,其中所含的玉米黄质,尤其受到关注。有科研人员对 180 名健康者血液里的玉米黄质含量进行测定、比较,结果发现食用柑橘越多的人,血液中玉米黄质的含量越高;而玉米黄质对癌细胞有抑制作用已被证实。故专家建议:每天吃 2 个柑橘就可获得抑癌效果。

柑橘类水果可增强人体对重要抗癌物质——维生素 C 的吸收能力。维生素 C 可增强免疫力,阻止强致癌物质亚硝胺的形成,对防治消化道癌症有一定作用。柑橘类水果含有丰富的生物类黄酮,能增强人体皮肤、肺、胃肠道和肝脏中某些酶的活力,帮助将脂溶性的致癌物质转化为水溶性的,使其不易被吸收而排出体外,防治癌症。

有研究发现:富含维生素的蔬菜和水果对肝癌有保护作用,特别是柑橘类水果对肝癌的保护作用更强。研究表明,平均每天吃一个柑橘的人,得胰腺癌的危险比每周吃少于一个者低 1/3。常吃橘子、柠檬等柑橘类水果可使口腔、咽喉、肠胃等部位的癌症发病率降低 50%,使中风的发病率降低 19%,同时对心血管疾病、肥胖及糖尿病也具有一定的预防作用。

其中,尤以橘子意义突出,它浑身是宝。橘子榨汁或蜜炙为辅,有润肺燥、化痰止咳的功效,可用于肺燥咳嗽、痰多等症的辅助食疗品。

橘皮可理气调中,化痰燥湿,用于胸腹胀满、咳嗽痰多者。橘皮洗净,晾干,泡茶饮用,可用于肝癌治疗中有恶心、呕吐者;橘皮收集,洗净,吹干,切成小块用糖蜜腌 3 天后食用,可用于甲状腺癌食欲不振者。

橘络可理气通络化痰,适用于经络气滞、久咳胸痛、痰中带血者。

橘核理气止痛,可用于疝气睾丸肿痛、乳痛、腰痛等症。

梨

梨是老百姓很喜爱的水果。中医认为其能生津、润燥、清热、化痰,古代医家多用之于食管癌、贲门癌和胃癌。本品特别适合于咳嗽有痰热者食用,对于放疗后患者出现津液损伤者也尤为适宜,为滋养食疗果品。

梨富含胡萝卜素、维生素 B_2、维生素 C 等,都具有一定的防癌抗癌作用,特别对于鼻咽癌、喉癌、肺癌放疗后出现口燥咽干、咳嗽少痰等阴津损伤者尤为适宜。

有研究人员对吸烟者进行试验,让他们连续 4 天每天吃 750 克梨,然后测定吃梨前后尿液中多环芳烃代谢产物 1-烃基芘含量。结果发现:吸烟 6 小时后吃梨,人体血液内 1-烃基芘毒素会经尿液大量排出;如果不吃梨,1-烃基芘毒素排出量则很少。看来,梨对保护吸烟者的健康,意义突出。

白梨生食、煎水,或加蜜熬膏,有清热润肺、滋润止咳的功效,可治阴虚肺燥之咳嗽、咽干音哑等。

对于喉癌接受放疗的患者,也可用梨榨汁,时时饮用。

肺癌患者出现咳嗽痰多者,梨捣汁用,熬膏亦良,亦可加姜汁、白蜜食用。

对于肺癌痰多、口干、舌红者,可用生梨 1 只去心,加入川贝 3 克,冰糖 15 克,在水中煮 20 分钟后,饮汤食梨。

对于癌症患者出现黄疸者,可用梨 1~2 个,去皮心,切片浸醋中,1 日吃完,有清肝退黄的作用。

对于癌症患者呕吐和药食不下者,可用梨 1 个,丁香 15 粒刺入梨中,湿纸包 4~5 层,煨熟食果肉,可和胃降逆止呕。

在临床上,导师何裕民善于运用梨做食疗方治疗肺癌患者,如用梨、新鲜白茅根、新鲜芦根,3 味一起榨汁,以缓解患者咳嗽、口鼻干燥等的症状,效果显著。

对于脾胃虚寒者,梨可蒸食,或和米煮粥食用。

猕猴桃

猕猴桃又叫藤梨、奇异果,维生素 C 含量居水果之冠,素有"中华猕猴桃、西方草莓"之称。中医认为猕猴桃性寒,味甘酸,有清热止渴、通淋的功效。

猕猴桃不仅营养丰富,而且是抗癌佳果。近年的研究证实,猕猴桃中含有一种具有阻断人体内致癌的亚硝胺生成的活性物质,因而具有良好的抗癌作用。猕猴桃能通过保护细胞间质屏障,消除误食的致癌物质,对延长癌症患者生存期起一定作用。尤其适合于乳腺癌、膀胱癌、肺癌、宫颈癌等患者放疗后食用。

实验证明:常吃猕猴桃能抑制癌症基因的突变,阻止人体内致癌物的合成;经常食用能比较明确地预防癌症的发生。进一步研究提示:叶黄素是猕猴桃中一种重要的植物化学物质,它的存在,与防治前列腺癌和肺癌有关。

作为食疗方,可用猕猴桃 100 克捣烂,加温开水 1 杯,滤取汁加生姜汁 10 滴饮服。每日 2 次,可清热和胃止呕,用于胃热干呕者。

用猕猴桃、炒山楂各 10 克,水煎服,对于肿瘤见消化不良者,疗效佳。

对于消化道癌症患者,可用猕猴桃 100 克,鲜半枝莲 30 克,洗净共捣烂,加温开水 1 杯,滤取汁饮服。每日 3 次,可清热解毒。

猕猴桃性寒凉,故脾胃虚寒者不宜食用。

草莓

草莓原产于南美洲,在欧美、日本等地很受推崇,有"水果皇后"的美誉。中医学认为其味甘酸,有润肺生津、健脾和胃、凉血解毒的功效。

现代科学研究:草莓含有蛋白质、柠檬酸、苹果酸、胡萝卜素、膳食纤维、各种维生素及钙、钾、磷等营养成分。特别是草莓含有大量的维生素C,每 100 克含有维生素 C 50 ~ 120 毫克,有抗癌作用。草莓中含有鞣花酸,能保护机体免受致癌物的伤害。此外,草莓中还有一种胺类物质,对预防白血病、再生障碍性贫血等血液病也能起到很好的效果。草莓有生津止渴、利咽润肺之功用,对缓解鼻咽癌、肺癌、喉癌患者放疗反应、减轻症状也有益。

在应用时,可用鲜草莓100克,洗净捣烂,用冷开水调和滤汁,加冰糖30克溶化,分2次饮服。可润肺止咳,用于癌症患者干咳无痰,日久不愈者。

对于喉癌出现咽喉灼痛、烦热干渴者,可用鲜草莓250克,洗净捣烂榨汁,分2次少量缓慢含咽,可清热利咽。

草莓还有滋补气血作用,如可加工草莓红枣粥:将草莓250克,洗净;糯米200克,红枣50克,加水,用旺火烧沸后,转小火煮至糯米酥烂;加入草莓及适量白糖,拌匀,稍煮即成。本品具有健脾和胃、滋补气血的功效,适用于癌症体虚者服用。

虽然草莓的抗癌作用明显,但在食用时,也要注意适量,不能过食。因为草莓比较酸,经常有人因为生吃草莓过量而引起胃肠功能紊乱,所以消化系统癌症患者要谨慎。另外,因为它含草酸钙较多,所以患尿路结石、肾功能不好的患者也不宜多吃草莓,否则会加重病情。

葡萄

葡萄营养丰富,被誉为男女老幼皆宜的"果中之珍"。中医学认为,葡萄性平,味甘酸,具有滋阴生津、补气利尿、强筋骨、利湿通淋的功效。

葡萄含有大量的维生素C和丰富的葡萄糖、果糖、多种维生素、柠檬酸、苹果酸和胡萝卜素等。近年研究表明,葡萄糖中含有儿茶素与其低聚体,儿茶素具独特的抗氧化功能,其抗氧化作用胜过维生素C与维生素E。葡萄皮中含有的花青素和白藜芦醇都是天然抗氧化剂,有抑癌功效,可抑制癌细胞恶变,并能抑制已恶变细胞的扩散,破坏白血病细胞的复制能力。

"吃葡萄不吐葡萄皮"是人们熟知的一句绕口令,现在看来这句话还真有科学道理。美国科学家发现:紫葡萄皮中含有一种叫白藜芦醇的抗癌物质,具有很强的遏制组织细胞内的癌基因作用的功效,故对癌变的起始、促进和进展三阶段均有抑制作用。白藜芦醇可通过抑制RNA还原酶与 DNA 聚合酶的活性,以阻断癌细胞的增殖;并诱导癌细胞的凋亡;同时,还有抗氧化、抗自由基及抗突变等辅助功效;且能抑制与癌变有关的酶等生物活性,从而发挥良好的抗癌作用。

葡萄对接受放疗及手术后的癌症患者较为适宜,可常食之。

《神农本草经》谓葡萄:"益气倍力,强志,令人肥健。"因此,对于患者出现脾虚气弱、气短乏力者,可常食葡萄,有补益之功。

对于肿瘤见尿血、小便涩痛者,可用葡萄汁、藕汁、生地汁和匀,调入适量蜂蜜服用。

无花果

无花果是较为稀有的水果,被誉为"21 世纪人类健康的守护神",本品具有健脾止泻的功效。

现在研究显示,无花果含有苹果酸、柠檬酸、脂肪酶、蛋白酶和水解酶等,能帮助人体对食物的消化,促进食欲;其所含的脂肪酶、水解酶等有降低血脂的功能,起到降血压、预防冠心病的作用。又因其含有多种脂类,故具有润肠通便的效果。

无花果适于大肠癌、食管癌、膀胱癌、胃癌、肺癌、肝癌、乳腺癌、白血病、淋巴肉瘤等多种癌症患者食用,是一种广谱抗癌果品。

对于癌症患者病后虚弱者,可用无花果膏(干品 1 000 克,加水煮熟烂,再加白糖 750 克,文火收膏)1 汤匙,每日早晚各服 1 次,可健脾滋养气血。

干无花果 30 克(炒香),炮姜 9 克,水煎服,可收敛止泻,适用于癌症患者化疗后脾虚久泻不止者。

也可用鲜无花果 1 ~ 2 个,早晚各吃 1 次,可健脾养胃,用于癌症患者出现腹胀、消化不良者。

红枣

枣自古被列为"五果"之一,称为"上品"。有谚语云:"每天三个枣,即可防止老。"就是对其补益功效之感言,久食有益于身体。本品性温味甘,有养脾和胃、益气生津、养血安神、降血脂、抗癌之功效。

红枣含有丰富的维生素 C 及芦丁,维生素 C 有很好的抗癌作用,维生素 C 及芦丁能降低毛细血管的通透性,并能降低血压,对高血压及心血管疾病大有好处。

红枣含有大量的核黄素、硫胺素、胡萝卜素等多种其他维生素,具有较强的补益作用,能提高人体免疫功能,增强抗病能力,并可抑制癌细胞,可促使癌细胞向正常细胞转化。例如,研究证实:红枣所含的环磷腺苷,每 100 克果肉中高达 50 毫克,对癌细胞具有较强破坏力,并能抑制癌细胞的扩散作用。

枣熟食能补中益气而缓中,能补五脏、治虚损;红枣在中药方中也经常出现,与它药相伍,能和诸药,纠正偏性,也是药食两用佳品。

《日华子本草》谓枣能"润心肺,止嗽,补五脏,治虚损,除肠胃澼气",可用于癌症患者体虚四肢无力、食欲不振者,可用红枣 10 枚、党参 10 克,加适量水煎,吃枣喝汤,每日 1 次,可益气健脾。

红枣 10 枚、花生衣 10 克,加适量水煎,吃枣喝汤,可益气养血,适用于癌症化疗后白细胞减少者。

红枣是贫血患者的最佳补品,用红枣 10 枚、桂圆肉 10 克、红糖 30 克,水煎服用,每日 1 次,可补血,适用于癌症患者贫血者。

红枣 10 枚、葱白 5 根,加水煎,临睡前喝汤吃枣,可养血安神,适用于癌症失眠患者。

红枣 20 枚、花生仁 30 克、冰糖 15 克,加水煎临睡前服,可养血柔肝,适用于肝炎谷丙转氨酶轻度升高者。

大枣虽补益,也不能贪多,因为偏于腻滞,过食会引起脾胃阻滞,影响消化。平素常有内热、舌苔偏厚腻者,均不宜多吃!

其他水果,如哈密瓜、菠萝中含有较多的叶黄素与玉米黄素,西瓜中的番茄红素丰富,这些物质都是非常有效的抗氧化剂,能起到抗癌作用。

水果属生食,饭前吃水果等于吃生食后再进熟食,体内白细胞就不会增多,有利于保护人体免疫系统。因此,吃水果的最佳时间是饭前1小时。

豆类是抗癌佳品

大豆在我国有悠久的历史,我国是大豆的故乡,自古就有食用大豆的传统。豆类的品种很多,主要有大豆、蚕豆、绿豆、豌豆和赤豆等。根据豆类含有的营养素种类和数量,它们又可分为两大类:一类富含高蛋白质、高脂肪的豆类,其以大豆为代表。大豆蛋白质含量比动物性食物高,而且是优质蛋白质。如畜肉中含有10%～20%的蛋白质,鱼类肌肉蛋白质含量一般也只有15%～25%,而大豆中蛋白质的含量达到了35%～40%;另一种豆类则以碳水化合物含量高为特征,如绿豆、赤豆、豌豆、蚕豆、芸豆等。

我国的大豆制品很多,如豆腐、豆皮、腐竹、豆浆、豆芽,以及调味品如豆豉、腐乳、酱油、大酱等,都有各自的营养价值。此外,还有一些鲜豆类,包括扁豆、豇豆、毛豆等,常作为营养丰富的蔬菜,它们中的蛋白质、碳水化合物、钙、磷、铁等的含量均比其他蔬菜高;蛋白质的质量也较谷类好,在膳食中作为副食,能与谷类蛋白质起到互补作用。鲜豆类中的铁也易被吸收利用,所以鲜豆类是非常受欢迎的一类蔬菜。

从营养学观点来看,豆制品含有多种可阻断致癌物生长的抑制物及丰富的优质植物蛋白质,对胃有保护作用,能减少致癌物质与胃黏膜接触。大豆膳食纤维是天然抗癌剂和抗诱变剂,可以通过诱导人体免疫系统的活力,从而杀灭致癌性物质而达到抗癌的目的。还可通过吸水、吸油,诱导肠道微生物,促进肠道内有益菌群的繁殖,减少腐败菌的产生,预防胃和大肠肿瘤。所以黄豆、黑豆、红豆、绿豆、蚕豆、豌豆、扁豆等,都是营养宝库。

总之,豆类食物在我国人民膳食中占有特殊的地位。"宁可一日无肉,不可一日无豆!"这句话就生动地说出了豆类对人体的重要性。尤其是素食主义者补充蛋白质的佳品,被誉为健康的"植物肉",是非常适合中国人的健康食品。卫生部曾提出"大豆行动计划":一把蔬菜一把豆,一个鸡蛋加点肉。这句话很通俗,告诉了我们:每天要吃什么,什么该多吃,什么要少吃。

《新版指南》指出:

豆类(包括大豆水解以后的豆制品)能够预防胃癌和前列腺癌。

大豆

大豆起源于中国,在我国有几千年的食用历史,其营养全面而丰富,故有"豆中之王"的美称。中医认为,大豆具有补脾益气,清热解毒的作用。

大豆营养丰富,含有 35% ~ 40% 的蛋白质,15% ~ 20% 的脂肪,25%~30%的碳水化合物,是植物性食物中含蛋白质量最多者。大豆蛋白质是来自植物的优质蛋白质,其氨基酸组成接近于人体需要,而且富含谷物中较为缺乏的赖氨酸,是谷类蛋白质理想的氨基酸补充品。故我国人民一向以谷豆混食,使蛋白质互补,是较为科学的膳食方法。

大豆不仅富含营养价值较高的蛋白质,而且钙、磷和维生素 B_1 的含量也很丰富,还含有许多其他的维生素,所含维生素 B_2 是植物性食物中含量较高者。大豆所含的油脂中,不饱和脂肪酸高达 85%(亚油酸达 50% 以上),大豆油的天然抗氧化力较强,所以是较好的食用油。

大豆中含胆固醇少,且大豆中富含膳食纤维,它有降低人体胆固醇的作用。大豆含卵磷脂较多,卵磷脂对人体有多种重要的生理作用,特别对神经系统有重要意义。研究证明,大豆具有提高血液中高密度脂蛋白(HDL)含量,降低低密度脂蛋白(LDL)含量,降血脂,防止动脉粥样硬化的作用。

大豆中含有丰富的微量元素,就像一个微量元素仓库。目前认为具有预防冠心病作用的钴,大豆中的含量比小麦高37.6倍;具有防癌作用的钼,大豆竟高于小麦48倍;而有害于人体健康并可致高血压的镉,在大豆中含量却较少,所以大豆是一种既富营养又能防治疾病的理想食品。

对于女性来讲,大豆就更好了,可以减轻更年期综合征的不良反应。大豆里含有一种物质"异黄酮",它是一种植物来源的类雌激素,其化学结构与己烯雌酚相似,能减轻更年期综合征的恼人症状,促进阴道细胞增生,防止阴道干燥。其抗氧化作用可以延缓女性衰老,使皮肤保持弹性;还可以防治绝经后骨质疏松,改善骨密度。日本的研究人员通过流行病学研究发现:亚洲妇女骨质疏松和骨折发生率低于欧美等发达国家,其中主要的膳食原因可能就是亚洲人的大豆摄入量明显高于欧美等国。

早年,埃及癌症研究所就曾指出:大豆中含有硒元素,有一定的防癌作用。根据对20多个国家和地区的流行病学调查发现,癌症发病率、死亡率高的国家和地区与其地域和食品中含硒较低有关。肝癌患者全血和血清硒含量低,谷胱甘肽过氧化物酶以及超氧化物歧化酶(SOD)的活性也降低。

研究认为,大豆含有一种植物雌激素(从异黄酮衍生的一种无色结晶化合物),对抑制癌细胞的生长起着非常重要的作用。它能破坏癌细胞释放出的促进血管生成的化学物质,阻止生成供给癌细胞养料的新血管,断绝癌细胞的"给养"通路,将其饿死。大豆皂苷可抑制人类多种肿瘤细胞(如胃癌、前列腺癌等)的生长,能通过自身调节增加超氧化物歧化酶含量,清除自由基来减轻自由基的损伤,同时对T细胞功能有明显增强作用,具有使白介素-2分泌增加、促进T细胞产生淋巴因子、提高B细胞转化增殖、促进体液免疫功能的作用。所以经常食用黄豆汤、豆浆、豆腐、豆腐干,能防癌抗癌,是切实可行的防癌抗癌措施。

大豆中含有大量的棉籽糖和水苏糖,不能被人体消化吸收,故大豆食用过多会引起胀气现象。大豆熟食或磨豆成浆煮沸饮,胀气会得到缓解,且有补益脾胃、健身宁心的作用，为常人理想的补益品。

另外，用黄豆 100 克、猪肝 80 克，先煮黄豆八成熟，再加入洗净的猪肝共煮熟，每日 2 次，连服 3 周。可补肝生血，用于癌症患者贫血、面色萎黄者。

豆腐

豆腐已有 2 000 多年的历史，如今豆腐已经国际化，成为全人类共享的美妙食品。豆腐生熟皆可，老幼皆宜，是养性摄生、益寿延年的美食佳品。豆腐可补中益气、清热润燥、生津止渴、清洁肠胃，尤其适合于热性体质、口渴、肠胃不清、热病后需调养者食用。

豆腐营养丰富，含有铁、钙、磷、镁等人体必需的多种微量元素，含钙尤其丰富。豆腐含有高蛋白，低脂肪，不含胆固醇，具有降血压、降血脂、降胆固醇的功效，为高血压、高血脂、高胆固醇症及动脉硬化、冠心病患者的药膳佳肴。豆腐是植物蛋白，特别适合于素食主义者。豆腐含有丰富的植物雌激素，对防治骨质疏松症也有良好的作用。

豆腐具有令人惊讶的抗癌效果。许多研究发现，东方人患乳腺癌、大肠癌、前列腺癌的概率只是西方人的 1/4。研究者认为东方人喜食豆腐是原因之一，因为黄豆蛋白中，含有较多的异黄酮和豆固醇。统计资料表明，即使是偶尔喝豆酱汤，日本男性胃癌发生率也下降了 17%，女性下降 19%。

日本的一项调查表明：男性常食用豆制品可预防肺癌。日本厚生劳动省一个专题研究小组对 45～74 岁的男性与女性共约 7.6 万人实施了最长达 11 年的跟踪调查。他们将调查对象按每天食用豆制品的量分成 4 组，比较食用量与肺癌发病率之间的关联。结果显示：食用豆制品量最多一组的男性患肺癌的风险比最少一组的男性要低 57%。不过，豆制品对肺癌的预防作用只见于不吸烟的男性。

在食用时，可用豆腐 2 块、羊肉 50 克、生姜 10 克煮熟后，加盐适量服食，可温中散寒，适用于癌症患者气血不足、四肢不温者。

大蒜叶炒豆腐,任意食用,也可用于肾癌小便不畅者。

癌症见便血者,可用豆腐渣炒黄,清茶调服。

需要注意的是,由于豆腐含嘌呤较多,所以痛风患者和血尿酸浓度增高的患者慎食。

豆浆

豆浆是中国人非常喜爱的、男女老幼皆宜的日常饮品,有"植物奶"的美誉。中医认为其可补虚、清火、化痰。

现代研究认为,豆浆含有丰富的植物蛋白质、磷脂、B族维生素、铁和钙等矿物质,尤其是含有丰富的钙,非常适合于老人、成年人和生长发育期的儿童、青少年。豆浆含有寡糖,更易于人体吸收,长期饮用豆浆可以预防贫血、低血压、血小板减少等疾病。

豆浆为高蛋白低胆固醇的食物,据研究表明,豆浆与动物蛋白食品合用,可提高蛋白质的吸收率。豆浆还可以使人的淋巴系统活跃,以增强机体的免疫力。豆浆含有大量纤维素,能有效阻止糖的过量吸收,减少糖分,因而能防治糖尿病。

豆浆中的蛋白质和硒、钼等,都有很强的抑癌和治癌能力,特别对胃癌、肠癌、乳腺癌有较好的疗效。据调查,不喝豆浆的人发生癌症的概率要比常喝豆浆的人高50%。

因此,建议大家可以适当多喝豆浆,每天1~2杯,每次300~400毫升。在加热豆浆时,要注意煮沸煮透。因豆制品含有皂苷,在80℃左右,皂苷受热膨胀,此时大豆中的很多有毒成分并未完全破坏,人食用后易造成中毒。所以应在假沸后继续加热,到100℃,泡沫消失后,然后小火再煮10分钟左右,等待有毒物质彻底被破坏后,方可安全食用。

对于体虚人群,用豆浆煮粥食,则较为补益。

另外,对于体内尿酸偏高,患有痛风、肾功能不全以及肾癌的人群,建议少喝豆浆!

其他抗癌食品

杏仁

斐济人爱吃杏仁，每日三餐必有杏干或杏仁伴食，被誉为"无癌之国"。

杏仁可分为甜杏仁及苦杏仁两种。甜杏仁生或熟食，气香味甜，可作为原料加入蛋糕和菜肴中，具有润肺、止咳、滑肠等功效，对肺阴不足，肺气虚的久咳等症有一定的缓解作用；苦杏仁带苦味，多作药用，具有润肺、平喘的功效，对于因伤风感冒引起的多痰、咳嗽、气喘等症状，疗效则较为显著。

杏仁富含蛋白质、脂肪、糖类、胡萝卜素、B族维生素、维生素C，以及钙、磷、铁等营养成分，其中胡萝卜素的含量在果品中仅次于芒果。杏仁含有丰富的黄酮类和多酚类成分，可降低人体胆固醇，还能显著降低心脏病和很多慢性病的发病危险。

《蛋白质组学研究杂志》显示：每天吃一把核桃或杏仁等，可有效减少腹部脂肪，且还使心情舒畅（因促进有"幸福激素"之称的血清素分泌），并降低食欲。加利福尼亚的研究人员发现：喜欢吃杏仁等坚果的人，其腰围比从不吃这些食品的人要小50%以上。

人们常将杏仁称为"抗癌之果"，杏仁含有丰富的胡萝卜素，因此可以抗氧化，防止自由基侵袭细胞，具有预防肿瘤的作用。苦杏仁中含有一种生物活性物质——苦杏仁苷，其进入血液，可以专杀癌细胞，却对健康细胞没有作用，因此可以改善晚期癌症患者的症状，延长生存期。研究表明，苦杏仁苷还能帮助体内胰蛋白酶消化癌细胞的透明样黏蛋白膜，使体内白细胞更易接近癌细胞，并吞噬癌细胞，从而发挥抗癌作用。

甜杏仁烹调的方法很多，可以用来做粥、饼、面包等多种类型的食品，还能搭配其他佐料制成美味菜肴。

如肺癌患者出现肺虚咳嗽，可用甜杏仁、核桃肉各 12 克，加水煎服。

虽然杏仁有很多的药用、食用价值，但也不可以大量食用，过量服用可致中毒。所以为了减少毒性，在食用前，须先在水中浸泡多次，并加热煮沸，这样可减少乃至消除其中的有毒物质。

花生

花生香脆可口、营养丰富、价格便宜，是老百姓喜爱的传统食品。自古以来就有"长生果"的美誉，并且和黄豆一起被誉为"植物肉""素中之荤"。

研究发现，花生具有一定的药用价值和保健功能。花生中含有一种多酚类物质——白藜芦醇，它是肿瘤疾病的天然化学预防剂。花生油中含有大量的亚油酸，这种物质可使人体内胆固醇分解为胆汁酸排出体外，从而减少因胆固醇过量蓄积而引发心脑血管疾病的发生率。

美国亚拉巴马州的研究小组发现：花生中含有的植物化学物质，如植物固醇、皂苷等，有预防大肠癌、前列腺癌、乳腺癌及心血管病的作用。研究人员对水煮花生、鲜花生、晒干花生和烤花生中的植物化学物质进行分析后发现：煮花生的防病成分含量最高，保留了花生中原有的植物活性物质，而对花生的过度烹调，比如炸、烤等，会破坏这些有益成分。

民谚道："常吃花生能养生。"用花生煮粥，或者与红枣一起煎汤食用均可，为补血良方。

对于癌症患者营养性浮肿、腹水者，可用花生仁 200 克、赤豆 120 克、鲫鱼 1 条，同炖烂，加酒少许，分次食之。可利尿退肿。

若癌症患者见营养不佳者，可用花生仁 20 克、糯米 50 克、红枣 20 克，煮粥食用。

花生虽然营养价值高，但痛风患者、胆囊切除者，胃溃疡、慢性胃炎、慢性肠炎、糖尿病、高脂血症患者，以及消化不良者要尽量少食。

蕈类

香菇、草菇、蘑菇、猴头菌、黑木耳、银耳等，味道鲜美，含有丰富的水分、蛋白质、碳水化合物及钙、磷、铁等营养成分，有一定的营养价值，还可以提高机体免疫功能，具有抗癌作用。

几乎所有的菌菇类都具有提高免疫力的功效。各类食用菌中含有丰富的酶及多糖等活性物质，参与人体多种代谢反应，并可提高巨噬细胞的吞噬能力及淋巴细胞、抗体、补体的水平，诱发干扰素的产生，发挥防癌抗癌的作用。

美国的一项癌症研究发现，香菇、草菇、冬菇和蘑菇等食用菌中提取的多糖物质，如香菇多糖、蘑菇多糖，对小鼠皮下移植性肉瘤有很强的抑制作用，而且可通过增强动物的免疫功能来抑制肿瘤的发生。

灵芝

以紫灵芝药效为最好，是祖国中医药宝库中的珍品，素有"仙草"之誉。中医认为其具有补气养血、养心安神的作用。东汉时期的《神农本草经》、明代著名医药学家李时珍的《本草纲目》，都对灵芝的功效有详细的极为肯定的记载。

现代药理学与临床实践进一步证实了灵芝的药理作用，并证实灵芝多糖是灵芝扶正固本、滋补强壮、延年益寿的主要成分。现在，灵芝作为药物已正式被国家药典收载，同时它又是国家批准的新资源食品，可以药食两用。

药理研究表明，灵芝的药理成分非常丰富，其中有效成分可分为十大类，包括灵芝多糖、灵芝多肽、三萜类、16 种氨基酸（其中含有 7 种人体必需氨基酸）、蛋白质、甾类、甘露醇等营养成分。灵芝对人体具有双向调节作用，所治病种，涉及心脑血管、消化、神经、内分泌、呼吸、运动等各个系统，尤其对肿瘤、肝脏病变、失眠以及衰老的防治作用十分显著。它不同于一般药物对某种疾病所起的治疗作用，亦不同于一般营养保健食品只对某一方面营养素的不足进行补充和强化,而是在整体上双向调节人体功能平衡,调动机体内部活力,调节人体新陈代谢功能,提高自身免疫能力,促使全部的内脏或器官功能正常化。

灵芝是最佳的免疫功能调节和激活剂,它可显著提高机体的免疫功能,增强患者自身的抗癌能力。灵芝可以通过促进白介素-2的生成,通过促进单核巨噬细胞的吞噬功能,通过提升人体的造血能力,尤其是白细胞的指标水平,以及通过其中某些有效成分对癌细胞的抑制作用,成为抗肿瘤、防癌以及癌症辅助治疗的优选药物。灵芝对人体几乎没有任何副作用。这种无毒性的免疫活化剂的优点,恰恰是许多肿瘤化疗药物和其他免疫促进剂都不具有的。

灵芝多糖是良好的生物反应调节剂,可提高机体自身防御机制。灵芝多糖参与抗肿瘤的免疫应答,可促进T淋巴细胞的增殖分化,增强巨噬细胞的活力,提高免疫活性细胞的杀伤力;还能促进蛋白合成,以抑制病灶发展、恶化;提高患者生活质量,延长生存时间,是一种有效的化疗增效减毒剂。

灵芝的吃法多样,泡茶、做汤、研末服用以及泡酒等都可以。

用灵芝煮水喝时,应注意便秘者慎用。

香菇

又称冬菇、花菇、香菌。性味甘平,具有补气益胃的作用,可用于体弱、贫血、食欲不振者。

近来报道,香菇清香鲜美,能增进食欲,有降低血脂的作用,故凡高血压、动脉硬化及糖尿病患者均宜食用。

香菇多糖有一定的提高免疫作用和抗癌作用,肿瘤患者食用大有益处。香菇对胃癌、食管癌、肺癌、宫颈癌等均有一定的疗效。

科学家已从香菇中提取出β葡聚糖、香菇多糖等多种活性很强的抗癌物质和提高免疫功能的物质。葡聚糖具有抗病毒、诱导干扰素生成和保护肝脏等作用。肝病患者经常食用,不仅能够提高机体免疫力,降低谷丙转氨酶,还可以防止病情进一步发展。

在临床上,香菇多糖常常用于白血病、胃癌、肺癌、乳腺癌、结肠癌和直肠癌等肿瘤的辅助治疗;与化疗药物合用,具有减轻化疗药物毒性、缓解症状和纠正微量元素失调等作用。各种癌症手术后,持续食用香菇可防止癌细胞转移。这是由于香菇多糖能使患者血清中的某种蛋白成分增高,而这种蛋白成分,能够促进淋巴母细胞的转化,从而促进肿瘤的消退。

香菇熟食,能补气强身,益胃助食。凡高年体弱,久病气虚,症见气短乏力、食欲不振者,宜为食疗佳品。

如用香菇 50 克,加瘦肉 100 克,同煮食。可健脾益气,用于癌症患者久病体虚、食欲不振者。

也可用香菇 50 克加鸡肉 500 克文火炖酥后,配以调料,每 5 天服用 1 剂,可补气益脾胃,用于癌症患者久病气血两亏、神疲乏力、面色无华者。

另外,将腐竹、香菇、黑木耳和金针菜共炒熟食用,可用于前列腺癌手术前后患者食用。

对于乳腺癌早期局部胀痛者,可食用素炒五味。丝瓜 200 克,玉米和胡萝卜各 50 克,干香菇和竹笋各 20 克。将香菇泡发切丁,胡萝卜、竹笋、丝瓜切丁,油锅烧热,将香菇丁、胡萝卜丁、竹笋丁和玉米煸炒,加入盐、姜汁及水 50 毫升,煮至将干时,加入丝瓜炒熟,加入味精即可,佐餐食用。此方可调中开胃,散结消肿,适合于乳腺癌患者早期局部胀满疼痛不适者。

蘑菇

为黑伞科植物蘑菇的子实体。本品性味甘凉,中医认为其具有补气益胃,化痰理气的功效。

现代研究证实,蘑菇能增进食欲,益胃气,补益健身,适合于肿瘤、糖尿病、肝炎、慢性气管炎者经常食用。研究表明,蘑菇中分离出的非特异性的植物细胞凝集素与机体免疫功能密切相关。蘑菇还有抗菌作用,凡肺炎、伤寒、肺结核及肠炎患者,皆可用其作辅助治疗。

有研究发现,蘑菇提取物具有一定的抗癌功能,并能使人体免疫系统有效抵御癌细胞侵袭。药用蘑菇还可减少放疗和化疗的副作用,提高晚期癌症患者的生活质量。它们能激发人体网状内皮系统释放出干扰素,以阻挠癌细胞的生长。

因蘑菇味道鲜美,因此常作为各种煲汤的食材。

对于癌症患者化疗后白细胞下降,肝癌患者出现肝损伤者,可食用蘑菇猪瘦肉汤:用鲜蘑菇、猪瘦肉各 100 克,加水适量煮汤,用食盐少许调味佐膳,本品有滋阴润燥,健胃补脾的功效。

对于癌症患者肺虚、胃口不开、久病体虚者,可用蘑菇 100 克、鸡肉250 克煮服,可健胃益气。

对于肺癌患者咳嗽痰多者,可用蘑菇 50 克,加炙百部 10 克,煎汤常食,本品具有止咳化痰的作用。

另外,用蘑菇 50 克、车前草 30 克煮服,可健脾利湿,适用于癌症患者白细胞减少、动脉硬化者。

银耳

为银耳科植物银耳的子实体,又称白木耳、雪耳,被誉为菌中之冠,既是名贵的营养滋补佳品,又是一味扶正强壮的良药。本品以黄白色、朵大、光泽肉厚者为佳。中医认为其味甘、淡,性平,具有润肺补肺、益胃生津、益气养阴、提神益智、滋养肌肤等功效。

银耳的营养成分相当丰富,含有丰富的胶原蛋白、脂肪、多种维生素及人体所必需的多种氨基酸。入秋之后,天气日渐转凉,肺虚体弱、干咳气短以及患有"秋燥症"的人,食用银耳对这些病均有很好的辅助疗效,是秋季最理想的滋补佳品。

与黑木耳比,银耳养阴生津作用比黑木耳更强。银耳既可生津防燥、滋阴润肺,又可益气清肠、补脾开胃、平肝安神、润喉护嗓。常食银耳,可改善心、肺功能,使部分高血脂患者的血胆固醇和三酰甘油含量下降。

银耳中的多糖类物质能增强人体的免疫力,调动淋巴细胞,增强白细胞的吞噬能力,兴奋骨髓造血功能,多糖 A 还具有一定的抗辐射作用,常食银耳可抑制癌细胞的生长。

在食用时,银耳常与红枣和冰糖一起炖服,对于癌症患者,常作为体虚补益之食疗品。其他如,银耳莲子羹、银耳蜜柑汤等,也是常用之品。

银耳炖肉:银耳 15 ～ 30 克,瘦肉适量,大枣 10 枚。先将银耳泡发,用此汤加水与瘦肉及枣同炖至烂熟,做正餐食之。此食疗方补益中气,健身强肾。凡因癌症患者病后脾肾不足,气血俱虚引起的虚劳、乏力、动则喘息、神疲健忘等症者,皆可常食之。

银耳雪梨羹:银耳 6 克,雪梨 1 个,冰糖 15 克,将银耳泡发后炖至汤稠,再将雪梨去皮、心,切片后加入煮熟,加入冰糖汁即成。能滋阴润肺,养胃生津。主治阴虚肺燥、干咳痰稠,及虚劳久咳、大便燥结等症。

银耳 10 克、太子参 15 克,加冰糖煮烂常服,可生津益气,适用于癌症患者易气短心慌者。

银耳 10 克,加藕节炭 20 克,加冰糖煮烂常服,可健脾止血,适用于癌症患者胃出血者。

黑木耳

为木耳科植物木耳的子实体。黑木耳营养丰富,是滋补强壮之品,被誉为"素中之荤"。本品性味甘平,有凉血止血,和血养营的功效。黑木耳既是降血黏度的好帮手,也是最受欢迎的抗癌食品之一。

黑木耳含有大量的碳水化合物,如甘露聚糖、木糖等,其所含的胶质可起到清胃、涤肠的功能;黑木耳含钙与铁量也较高,既可以用于菜肴滋补强身,又可药用治疗贫血、便血等。黑木耳还能减少血液凝块,有防治动脉粥样硬化、冠心病的作用。

黑木耳中含有丰富的纤维素和植物胶原,这两种物质能够促进胃肠蠕动,促使肠道脂肪食物的排泄,从而防止肥胖和便秘;胃肠蠕动加强过程中,促进有毒物质被及时清除和排出,更起到预防直肠癌及其他消化系统癌症的作用。

有研究发现,黑木耳浓缩液可促进体液免疫功能,增强机体抗病力,有防癌作用。黑木耳多糖蛋白可抑制小鼠肉瘤S-180,抑制率为40%~50%,对艾氏腹水癌抑制率可高达80%。

黑木耳食用前先宜温水浸发,洗净杂质后熟食。黑褐色、朵大肉厚、无树皮泥沙杂质者为佳品。

黑木耳炒炭研末冲服或入药,有明显的止血作用,对于大肠癌、胃癌等出血症状,有辅助治疗作用;或者用黑木耳1~2钱、柿饼1两,同煮烂作点心吃,适于肠癌大便出血者。

银耳、黑木耳各50克,泡软,炒食,或者用银杏、黑木耳和香菇各适量,制成羹汤食用,用于肺癌患者体虚者。

宫颈癌见阴道出血者,可用黑木耳50克炒熟,加血余炭10克,共研细末,每次6克,温开水送服。

黑木耳炒猪肝: 黑木耳25克,猪肝250克。先炒熟猪肝,加入泡发好的黑木耳,大火翻炒至黑木耳亮泽滑透即可,但不宜多用油,佐餐当菜。具有补肾、强体、抗癌的作用,适用于肝癌及其他消化道癌症。

海藻类

海藻,是生长在海中的藻类,一般都是简单的低等植物,有"海洋蔬菜"之称。其药用早在《神农本草经》中就有记载。

从氨基酸构成看,海藻蛋白质中蛋氨酸和胱氨酸都极为丰富,一般动物性食品和大豆中的蛋白质却缺乏这两种氨基酸,所以海藻和动物性食品,以及豆类食物搭配食用,既去油腻,又可提高蛋白质的生物利用率。如海带炖肉、黄豆海带汤、紫菜蒸鱼等,被列为是最富营养的高蛋白质菜肴。

近年来，人们不断从海藻中发现多种具有防癌抗癌、抗细菌、抗病毒、抗凝血等的功能性物质。我国研究人员发现：不少海藻及其提取物可用于动物肿瘤的治疗，如角叉菜和海带的热水提取物，对艾氏腹水癌和移植肉瘤有效；某些海藻则对病毒性流感、宫颈癌、肺癌和心血管病有一定的防治作用。

海带

又名昆布，含碘丰富，有"海上蔬菜""含碘冠军"之称，也是一味药食两用的食材。海带性咸味寒，具有清热利水、软坚消瘿的作用。

海带除含有大量水分、营养素外，尚含有藻胶酸、昆布素、甘露醇、半乳聚糖、谷氨酸、碘及多种微量元素。现代研究报道，海带有降血压、降血脂功效，故患高血压、动脉硬化者宜食。

新近研究发现，海带中的钙具有防止血液酸化的作用，而血液酸化正是导致癌变的因素之一。《名医别录》云其："主十二种水肿，瘿瘤，聚结气，瘘疮。"海带具有化痰软坚散结的功用，作为传统的防治肿瘤药，临床常用于癌症治疗，有一定的抗癌作用，可治瘿瘤、噎膈、瘰疬、痰核等，相当于现代医学所说的甲状腺、食管、胃、大肠、淋巴系统等多种良性、恶性肿瘤。海带对抑制大肠癌有较明显的效果，治癌成分主要是硫酸多糖类中的一种岩藻多糖成分，此成分存在于海带的黏液中。

但现在沿海大城市地区，海鲜摄入较多，而且居民普遍食用加碘盐，由于碘摄入过量，导致甲状腺肿大、甲状腺结节发病较多，特别是在职业女性中尤为明显。如果甲状腺本身有肿大，再过食海带、紫菜之类含碘很高的食物，很多患者不仅没有起到抗癌作用，甚至诱发了甲状腺癌。

因此，传统说法也需与时俱进。对于目前东部沿海地区患有甲状腺肿块的患者，建议不要多吃海带，包括紫菜、海蜇等海产品。或者改食无碘盐后，可以少量吃些海产品。特别是女性肿瘤患者要谨慎，以免加重病情，促进复发和转移。

紫菜

历来被人们视为调制汤羹的佳品。中医学认为，紫菜性寒，味甘咸，有软坚散结、清热利尿、补肾养心的作用。

现代科学研究发现：紫菜含丰富的蛋白质、碳水化合物，脂肪很少，还有钙、维生素 A 和维生素 B_1 等营养素；紫菜中氨基酸所占的比例高于鸡蛋、牛奶等；紫菜还含有丰富的氟，能防治龋病。另外，紫菜还可降低血浆胆固醇的含量。

紫菜含碘也较多，《本草纲目》谓其："病瘿瘤脚气者宜食之。"故可作为缺碘引发的甲状腺功能减退，及其他瘿瘤、瘰疬的辅助食疗。

紫菜熟食或煮汤饮，有清利湿热的功效。对于肿瘤患者湿热内蕴者（症见热势缠绵、午后热高、身重疲乏、胸脘痞满、不思饮食、大便黏腻不爽、小便不利或黄赤等），有一定的治疗作用。

对于卵巢癌腹部有肿块者，可用紫菜、虾皮适量煮汤，常食。

常食"紫菜香菇芋艿羹"，则可消肿散结，提高机体免疫功能。用紫菜 10 克，香菇 20 克，芋艿 250 克。香菇用水泡开，切成细末，紫菜撕成碎片，锅中放油，油热后放入香菇煸炒盛起，芋艿切成小块，放锅中文火煮烂，加盐、味精、淀粉起羹，最后放入香菇、紫菜，可当点心食用。

螺旋藻

螺旋藻是一类低等生物、原核生物，由单细胞或多细胞组成的丝状体，呈疏松或紧密的有规则的螺旋形弯曲，形如钟表发条，故而得名。

螺旋藻含丰富的蛋白质，含量高达 55%～65%，这是目前发现含蛋白质最丰富的天然食物，而且它的氨基酸比例，与联合国粮农组织推荐的最佳蛋白质的氨基酸比例惊人的一致。螺旋藻含丰富的 β 胡萝卜素，为胡萝卜的 15 倍；含有丰富的 B 族维生素，螺旋藻含多种人体必需的微量元素，钙、镁、钠、钾、磷、碘、硒等，其中硒能激活脱氧核糖核酸（DNA）修复酶，刺激免疫球蛋白及抗体的产生，捕获自由基，从而抑制一些致癌物质的致癌作用。螺旋藻中的多糖，有抗辐射的功能，并能通过增强机体免疫力,间接抑制癌细胞的增生。

螺旋藻营养丰富,对于癌症患者见营养不良的,可以适当食用。但对于如今"富癌"高发,城市人群营养过剩的现状,食用也要适当控制。其实只要做到膳食均衡,注意营养搭配,就没必要补充诸如螺旋藻之类的营养品。

海参

又名刺参、海鼠,烹食为肴中珍馐,老幼皆宜。海参品种较多,主要有刺参(刺参科)与光参(瓜参科)。刺参肉厚嫩,补益力强,为优;光参品质较次。

中医学认为,海参性温,味甘、咸,具有补肾壮阳,益气滋阴,养血润燥的作用。《本草从新》谓其:"补肾益精,壮阳疗痿。"《药性考》:"降火,滋肾,通肠润燥,除劳怯症。"

现代科学研究显示,海参含粗蛋白、黏蛋白、糖蛋白、粗脂肪、糖类、钙和铁等营养成分,是一种高蛋白、低脂肪的食物,而且含胆固醇极低,因此常食对高血压、高脂血症和冠心病患者较为适宜。海参中还含有钒、锰、钾、铜、尼克酸、牛磺酸等成分,可以影响体内脂肪的代谢过程,具有防止脂肪肝形成的作用。而它所含有的钾,对机体中胰岛素的分泌起着重要作用;含有的钒,可使糖尿病得到防治,故糖尿病患者可常食海参。

海参中的海参皂苷对某些癌细胞有一定的抑制作用。钼元素能防治食管癌,硒化合物对肺癌、乳腺癌及结肠癌等都有一定的效果,海参中的酸性黏多糖有明显的调节机体生理功能及抗癌活性,有抑制癌细胞的作用,可用于肝癌、肺癌、胃癌、鼻咽癌、骨癌、淋巴癌、卵巢癌、乳腺癌、脑癌、白血病及手术后患者的治疗。

海参常见食用方法,如火腿烧海参,具有补血益精、养血充髓的功效。

食用海参现在在北方很风靡,但因其蛋白质含量很高,因此对于当下的因营养过剩引起的富贵病,包括癌症,要适度控制。癌症患者如果食用,最好一周内不超过2条为宜。

远离致癌饮食

1. 摒弃不良饮食习惯与饮食方式。
2. 食品生产保存不当易致癌。
3. 食品烹饪不当易致癌。

摒弃不良饮食习惯与方式

红肉：多食多生癌

目前，更多的证据有力地证明：动物性食物，尤其是红肉和加工肉类会增加癌症的发病率。

所谓红肉，是通俗的说法，指的是肌纤维偏红色的肉，主要是畜肉，如猪肉、牛肉、羊肉、狗肉和驴肉等。这类肉肉质红色，西医或西方营养学认为其"热量"很高！红肉是千百年来人类用来获取热量和营养的主要食物。中国传统则认为它们是"热性"的，其实含义一致。孔子在《论语·乡党篇》就已指出："肉虽多，不使胜食气。"指出日常饮食即使肉类丰富时，亦不可食肉超过食谷，提倡适量肉食。

据有关资料显示，我国 2002 年和 1962 年相比较，畜产品产量占世界畜产品产量的比重明显增加，说明生活水平提高了，人们肉类食用量也在增加。确实,现在的饲养方式能够提供人们大量的肉品消耗。但它的潜在的隐忧和问题非常多,包括动物饲养的方式,抗生素和生长激素的残留,等等。久而久之,这些食品添加剂累积到我们身体当中,会增加肝肾的负担,甚至最后导致癌症。

瑞典卡罗琳医学院在《英国癌症杂志》上刊文:与不食用红肉(包括牛肉、羊肉、猪肉)的男性相比,每天吃 120 克红肉的男性患胰腺癌的概率会高出 29%。

《美国国家癌症研究所杂志》曾报道,美国国家癌症研究所(NCI)的一项研究显示,加工过的红肉可能致癌,加工过程中添加的化学物质可能提高患膀胱癌的概率。研究人员发现,食用红肉制品最多的人比食用量最少的人,患膀胱癌的概率要高出 30% 左右。

世界癌症研究基金会(WCRF)出版的《食物、营养、身体活动和癌症预防》(第一版)一书中提出了十几条癌症预防建议,其中就指出"控制肉的摄入,特别是红肉"。《新版指南》也指出:

大量的研究结果显示:红肉明确可以导致结直肠癌的发生。红肉是导致食管癌、肺癌、子宫内膜癌、前列腺癌的原因之一。同时,研究结果也表明:红肉有可能会增加胰腺癌发生的危险性。

世界癌症研究基金会曾发布一项防癌忠告,其中,"多吃蔬菜、少吃肉"得到了防癌专家的广泛认可。专家建议,饮食应该荤素搭配,以素为主,肉食应该作为配菜。对于爱吃肉的人,每周红肉的摄入量要少于 500克,我们则主张,控制在 350 克以下(每天 50 克红肉),且尽可能少吃加工肉制品。

奶和奶制品:可能的危险

其实,是否饮用牛奶是个有争议的话题。相较于西方国家而言,我们对牛奶及其奶制品的摄入总量还是比较少的。

日本曾提出过一句口号:"一袋牛奶振兴一个民族。"二战后,日本政府每天给小学生免费供应一袋牛奶，就这么一袋牛奶，日本儿童的身高普遍增长。据此，人们曾经迷信牛奶。认为牛奶营养价值高，多喝牛奶可增强体力与抵抗力。但当时是营养摄入绝对不足的年代，现在随着生活水平的提高，喝牛奶已经是很普通的事了。而且，饮食中的动物蛋白质摄入已经今非昔比，大大增多了，故这句口号引起了争议。

特别是一些独立的科学家（坎贝尔教授就是这方面的领军人物。国外的科学家可以分成两大类：一类是独立研究者，他们的研究不受任何利益集团资助；还有不少课题则有相关公司资助，其结果的可信度则需要打个问号）的研究提示，对营养不缺乏的群体来说：多喝牛奶可能弊大于利！

此外，目前关于牛奶、奶制品以及高钙膳食与癌症的关系，证据不一，也有很多争议。但确实有不少资料提示：对于城市某些癌症患者，牛奶可能是危险因素。

美国国家癌症研究所的研究发现，牛奶中的雌激素、雄激素和胰岛素的生长因子就是牛奶内的主要致癌物质。哈佛大学医学院、牛津大学等高校的科学家联合研究发现，牛奶中的激素物质 IGF－I 加速和加强了氯化钾离子在细胞壁之间的交换，导致人类卵巢癌细胞的繁殖和宫颈癌细胞的加速生长。

《新版指南》指出：

有一些研究提示：牛奶能够预防膀胱癌，乳酪则是结直肠癌发生的原因之一。而高钙膳食很可能是前列腺癌发生的原因之一。有限的证据提示：大量食用牛奶和奶制品是前列腺癌发生的原因之一。

坎贝尔教授在《中国健康调查报告》中提示：动物性膳食尤其是牛奶增加了许多常见癌症的发病率，如乳腺癌、胰腺癌、卵巢癌、前列腺癌，等等。

癌症的发生一般可分为三个阶段：启动阶段、促进阶段和进展期。

所谓癌症的启动阶段，是指致癌物启动癌症的表达，好比把种子植入土壤,这是第一步。致癌物如黄曲霉毒素、亚硝酸盐等,这些致癌物在启动癌症的方面,发挥着重要的作用。

第二阶段是促进阶段,过量的动物性蛋白质则被视为是促癌剂。

一般地说:癌症的促进阶段时间很长。而且,可以通过饮食来逆转。并不是说你今天吃很多动物性蛋白质,明天就得癌症,那是不可能的!这个时间往往很长。如果长期的饮食结构不合理,过食富含动物性蛋白质的食物,那么,异变了的细胞(癌细胞)就长得快;反之,癌症发生的就较慢。快的几年后就能够发生癌症,有的则需要 20 年后发作,有的则至少需要 30 年。

当然,癌症的促进还涉及其他一些因素,例如工作压力、情绪、性格、运动、烟酒等,这些因素起着或叠加或削弱等不同的作用。

最后就是进展阶段,指发芽的幼苗快速生长,最后发展成癌症。

从这三个阶段来看:在癌症发生的促进阶段,减少动物性蛋白质的摄入量,会减少癌细胞的产生。而这一阶段是人们可以掌控的。因此,通过合理的饮食,我们可以远离癌症的威胁。这其中重要的一环,就是减少动物蛋白质(包括牛奶)的摄入,这就是坎贝尔教授等独立科学家的杰出贡献。

鉴于目前对牛奶褒贬不一,慎重起见,对于城市里的中老年人,特别是癌症患者,建议少喝或不喝牛奶。

脂肪与油脂:要说"不"

长期以来的研究结果一直都提示:高脂肪饮食可以导致一些肿瘤的高发。美国国家癌症学院曾经做过类似的统计,并根据统计结果,提出如下建议:如果美国人能够降低脂肪的摄取,则能够降低50%~90%患癌症的概率。如果不幸患癌后,能够采取低脂肪的饮食习惯,则能够再降低35%~40%癌症的死亡率。

《新版指南》更加明确了这一点。该指南告诉人们:

脂肪和油是高热量食物,可以导致超重,甚至肥胖,而超重和肥胖则会增加患癌的概率。20世纪90年代就曾有研究指出:高饱和脂肪酸的摄入可以导致肺癌、直肠癌、乳腺癌、子宫内膜癌和前列腺癌等。动物脂肪是结直肠癌发生的原因之一。食用黄油是肺癌发生的原因之一。也有一些证据提示:总脂肪与肺癌和绝经后乳腺癌的发生有关。

坎贝尔教授在其《中国健康调查报告》里也指出:美国人的体重一般会比中国人高,当时在中国一个普通人每天大概摄取的热量是11 050千焦(2 641千卡);而在美国同样重量的人大概只摄取了8 322千焦(1 989千卡)。为什么中国人体重偏低,而摄取的热量反而比美国人高呢?通过膳食调查发现,两者膳食的内容差异很大。一方面,中国人摄取的脂肪占总热量的比例只有14.5%,而美国却高达38%。同时中国人饮食中动物蛋白质提供的热量占总的热量百分比比美国低很多;另一方面,中国人从食物里获得的膳食纤维却比美国人高得多,说明膳食纤维、肉类对肥胖的影响很大。

但改革开放以后,我国经济的增长伴随着的是人们饮食结构和营养状况的变化,民众很快从一个物质普遍匮乏,大多数营养欠佳的状态,发展到大多数城市物质相对过剩,餐桌丰盛、动物性食物和油脂类消费明显过多的情景。从表2我们发现,经济增长后,人们膳食中动物性食物和油脂类的消费量在增加。

表2 膳食结构的变迁(克/天·人)

食 物 名 称	20世纪80年代	20世纪90年代
谷类食品	545(薯类43)	404.6(薯类16.8)
动物食品	103(畜禽46)	257.4(畜禽95.9)
油 脂 类	23.1	36.1

从表3我们看到,1998—2004年期间,我国人均食用油的消费量一直呈现增长的趋势。

表 3　我国 1998—2004 年期间食用油消耗量

年　度	1998	1999	2000	2001	2002	2003	2004
食用消费总量(万吨)	1 090.7	1 163.2	1 245.7	1 330.0	1 410.0	1 500.0	1 750.0
人均年消费量(千克)	8.4	8.9	9.6	10.2	10.8	11.5	13.5

过多摄入动物性食物和油脂,使得一些慢性病和富贵病,如癌症、心血管疾病的发病率明显增加,对健康造成很大的危害。植物油精制和加工的过程会改变不饱和脂肪酸的性质,油脂经过一个称为氢化作用的过程后,植物油被转化为固体脂肪,人体却无法利用。而且,对身体有益的多不饱和脂肪酸氧化得最快,成为有害的反式脂肪酸,制造人造奶油的过程就是这样的一个例子,如黄油中反式脂肪酸含量也很高。有研究证实:反式脂肪酸可能会诱发肿瘤,部分研究证实反式脂肪酸与乳腺癌的发生成正相关。

那么怎样辨别食物中是否含有反式脂肪酸呢? 首先,看食品的配料清单,如果含有"人造奶油""起酥油""氢化植物油""部分氢化植物油"等,该食品就含有反式脂肪酸,购买时应尽量避免。

其次,做到自我控制,养成良好的膳食习惯,避免大量进食油炸食品,如快餐、烘焙食物、薯片、炸薯条等;其他食物来源,如人造奶油、蛋糕、饼干、花生酱等也应少食。

糖、盐:白色毒品

生活水平的提高,人们更加注重菜肴的口味,导致糖和盐的摄入明显增加。糖和盐被国外一些营养学家称为"白色毒品"。而"白色毒品"正威胁着人们的健康!《新版指南》指出:

食盐很可能是胃癌发生的原因之一。有一些证据表明糖也是结直肠癌的发生原因之一。

从健康角度来说,人体并不需要摄入任何添加精制糖的食物。只要有淀粉类食物的供应，人类就不会缺乏葡萄糖。过多摄入糖分，也易导致肥胖，而肥胖已成为导致癌症的"罪魁祸首"。有研究显示，33%的癌症发生在肥胖人群当中，肥胖将患癌的风险提高了6倍，它是十几种癌症发生的潜在隐患。

早在2004年，美国国家癌症研究所就披露了结肠癌和高糖食物之间的关系。随后，一项针对胆管癌患者的调查发现，吃糖较多的人胆管癌的发病风险明显增大。另一项在21个发达国家进行的调查表明：精制糖的摄入量是老年妇女患乳腺癌的一个可能诱因。日本大学研究人员研究发现，平时好吃高糖类食物的人，由于自身免疫功能减退，患癌症机会比普通人高4~5倍。

另外，食盐和盐腌食物可能会增加胃癌的发生率，其致癌原因，一方面食盐可能会直接损伤你的胃壁，并可能增加内源性N亚硝基化合物的产生；另外食盐可能会增强致癌物在胃内的活性，也可能通过促进幽门螺杆菌的感染而引起胃癌。可见，"白色毒品"不虚其名！

因此，每人每天吃盐不应超过5克，尤其要小心你身边的"隐形盐"。比如，超市食品中，薯片、泡面含盐量就很高。在外就餐时，含盐量高的菜也会让你"防不胜防"，比如北方人爱吃的红烧菜、炖菜、老鸭汤等，尤其要注意控制。

酒：多种癌症的催化剂

从历史上看，酒有5 000余年历史，在文字出现以前，远古的岩画上已有酒具的图案。我国是酒精消费大国，饮酒在我国有悠久的历史。

中国古代先贤早就已经认识到过量饮酒或饮酒失宜可以导致"酒伤"诸症。早在《黄帝内经》时代即已对酒的特性有了深刻认识，《黄帝内经》明确提出，饮酒应当适可而止，切不可"以酒为浆"。唐代名医孙思邈也告诫嗜酒者："久饮酒者烂肠胃，溃骨蒸筋，伤神损寿。"李时珍也指出："过饮败胃伤胆，丧心损寿，甚则黑肠腐胃而死。"这些论述都告诉人们，饮酒应适可而止，不可把酒当成琼浆玉液，过饮会损害肠胃，"伤神损寿"。

现代研究表明：过量饮酒可引起肝硬化、酒精性心脏病、脑卒中、肿瘤以及其他严重的社会问题。《新版指南》也指出：

酒精是人类的致癌物，可诱发人体多处肿瘤的发生。充分的证据显示含酒精性饮料是口腔癌、咽癌、喉癌、食管癌、结直肠癌（男性）和乳腺癌的原因之一。酒精很可能是女性结直肠癌和肝癌的原因之一。

但是现在很多人有这样的认识：只要不过量，适量饮酒对肿瘤没有不利的影响。白酒可能对健康危害较大，饮用其他酒精性饮料对肿瘤可能影响不大。但是权威的研究给饮酒者提出了忠告：

酒精性饮料没有"安全摄入量"的说法，并且在可致癌这点上，不同酒精性饮料之间无差异性。

这就明确告诉人们：对于酒精性饮料，不管喝多喝少，对健康都有危害性，没有"安全摄入量"的说法。而且对于致癌来说，不管什么种类的酒精性饮料，如白酒、黄酒、葡萄酒、啤酒等，都可能有致癌性，彼此之间没有大的差异。

顺便指出：所谓葡萄酒有利于心血管的说法，已被揭示出是一些商家多年来精心策划的商业推广说辞而已！从健康角度而言：中国的黄酒与原产国外的葡萄酒（红酒）并无质的差异！有的只是推销手段的高与低之别而已！

尤其对于女性，酒更是"穿肠毒药"。女性的体脂比男性高，对酒精的消耗也就比男性更多，因而喝酒对女性的危害比男性更大。国外研究已经明确：女性喝酒者，乳腺癌、卵巢癌的发病率要上升40%～65%。

2011年，哈佛大学医学院的一项研究，在对10万名护士长达20年的跟踪调查后发现，每天摄入酒精5～10克（相当于每周喝3～6杯葡萄酒），会使女性患乳腺癌风险上升15%，并且这种影响是累计的，酒精的日摄入量每增加10克，患癌风险就上升10%。现在研究发现，酒精可增加胃肠道、上呼吸道和乳腺患癌的危险性。

鉴于此，世界卫生组织旗帜鲜明地提出了权威性的新观点，把过去的"少量饮酒有益健康"的口号改为"酒，越少越好"！我们补充说，对于癌症等多种疾病患者，"酒，不喝最好"！

热汤热水：悠着点

马黛茶是一种用植物（一种特殊的冬青树）干燥叶子制作的草药茶，滚烫时用一支金属吸管饮用，饮用时温度很高，是南美洲某些地区的传统饮品。

《新版指南》指出：

有充分证据显示马黛茶很可能是食管癌的原因之一，马黛茶对食管的损伤很可能与其温度很高有关系，而与香辛料本身没关系。也有相关证据提示：马黛茶是口腔癌、咽癌和喉癌的原因之一。

可见，过热的饮料、食物和茶对口腔、咽喉和食管反复损伤，久而久之，会引起局部组织病变，甚至引起癌变，不可不慎！

膳食补充剂：不是灵丹妙药

中国人历来讲求养身之道。从理论上说，人体所需营养素主要来源于食物，只要做到均衡营养、平衡膳食，就无须额外补充微量营养素。但在生活实践中，平衡膳食、均衡营养却常难于实现，有些人无法做到经常吃蔬菜水果，就试图通过膳食补充剂的方法来弥补，特别对于癌症患者更是如此。

"由于现代社会生活节奏加快，信息时代的生活挑战着每一个人的能力极限，无数的美国人求助于营养品充实自己，或至少保持实力。"美国《新闻周刊》的文章如此评论道。很多人追逐一个又一个的时尚食品，对维生素 E、钙补充剂、β 胡萝卜素或锌等营养素趋之若鹜。在大多数人看来，从各种食物原料中提取其有效成分制成的药片，即各种食物补充剂，才是治疗我们身上大疾小恙，补充营养缺乏的灵丹妙药。甚至认为只要保持补充维生素，人们便能够吃所有爱吃的"垃圾"食品，因而把全部的身心和精力投入到特殊的营养素上。可以说，补充微量营养素已成为现代人的一种养生时尚，就好像这么做能够揭示健康的秘密一样！很显然，这一流行的时髦看法掩盖了事实的真相。

2008年4月的《循证医学数据库》告诉人们：补充某些维生素不仅无法帮助人延年益寿，还可能引发过早死。丹麦哥本哈根大学研究人员开展了这项研究，参与测试的人数超过23万。研究结果不仅无法证明维生素具有延长寿命的作用，服用含有β胡萝卜素、维生素A或维生素E的保健品补剂，反而加大了健康人早死的可能性，健康人补充摄入有抗氧化作用的β胡萝卜素、维生素A或维生素E，早死概率会分别提高7%、16%和4%。

权威研究明确提出：没有证据表明膳食补充剂有预防癌症的作用，而强调要通过膳食本身满足营养需要。1996年1月美国医学研究中心（DCPC）就宣布：研究表明，化学合成的营养素β胡萝卜素和维生素C预防癌症的作用均不理想！1997年又宣布：我们不主张添加任何营养素以预防肿瘤。而食用天然的黄色和深绿色蔬菜则可使肿瘤发病率下降20%。

《新版指南》也进一步证明了这一观点：

充分的证据提示，大剂量的β胡萝卜素可以导致吸烟者罹患肺癌的证据明确。

早在20世纪90年代，人们对β胡萝卜素、维生素C等对癌症的保护作用的研究，并没有得出以前人们所认可的积极作用。膳食补充剂在降低癌症危险性方面可能是不必要的，甚至可能是无益的。β胡萝卜素对肺癌的死亡率还有负面作用，维生素E与硒的效果也有待评估。而本报告指南结果更加明确了这一点。

所以说，不能希望仅依靠营养补充剂就能保持健康，预防癌症不能依靠营养素,而要依靠食物,要靠新鲜的蔬菜与水果。从天然的蔬菜和水果里获得我们所需要的维生素和矿物质是最安全的!

因此,要牢记医学之父希波克拉底的话:让食物成为你的药物,而不要让药物成为你的食物!

食品生产保存不当易致癌

食品添加剂:要远离

现代食品工业的发展,带来了丰富多样的食品,这些食品在丰富我们生活的同时,对我们的健康也带来了影响。这几年有关食品安全的报道经常见诸媒体,如这几年大家熟知的苏丹红一号、丙烯酰胺、人造甜味剂、亚硝胺、亚硝酸盐和杂环胺等都被证明和癌症有关。因此,每次媒体报告说发现了一种新的化学致癌物,民众都会毫无例外的给予强烈的关注。有些致癌物甚至会造成人们异常的恐慌。

为什么?因为人们有这样一种观点,认为癌症与进入我们身体中的有毒化学物质有很大的关系。因此,人们经常出于对健康的担忧,对食品中存在的食品添加剂、农药及其残留物非常敏感。如很多人认为农场饲养动物时使用的抗生素和激素对我们的健康有危害。人们认为,如果不使用这些非天然的化学物质,我们食用的肉制品会更安全。

公众害怕添加剂是可以理解的,在加工的食品和饮料中它们几乎无所不在,许多是看不见的。现代人讲究色、香、味及样样速成,要想找一样没有添加物的食品,真是难之又难!尽管有些添加剂来源于天然食品或是与天然食品的化学性质相关的人工产品,但绝大多数的添加剂却是人工合成的。

有大量的研究表明,硝酸盐和亚硝酸盐作为加工肉制品,如香肠、肉类罐头的食品生产过程添加的发色剂,它们能使肉制品保持鲜艳的颜色,促进人们的食欲。但它们是 N 亚硝基化合物的前体物质,对多种实验动物有很强的致癌作用。人类接触 N 亚硝基化合物及其前体物,可能与某些肿瘤的发生有一定的关系。而糖精、甜蜜素和阿斯巴甜等化学甜味剂则被认为是导致癌症的可能原因。因为一些动物实验表明,极高剂量的糖精可以特异地增加大鼠膀胱癌的发病率。

其他,如我们常喝的果汁、各种饮料,以及常吃的方便面、饼干、各种零食和超市里的各种速成食品,里面或多或少都含有一些防腐剂、色素、甜味剂等各种食品添加剂,这些食品添加剂在食品中不合理地添加,对健康危害很大。

农药、兽药及其残留物:要严控

随着工农业生产的发展,农药的使用非常普遍。一方面农药的使用,可以减少农作物和畜禽类的损失、提高产量,提高农业、畜牧业和养殖业生产的经济效益,增加食物供应是使用农药和兽药产生的最大效益。但另一方面由于农药和兽药广泛而大量的使用,不仅可通过食物和水的摄入、空气吸入和皮肤接触等诸多途径对人体造成多方面的危害,如急、慢性中毒和致癌、致畸、致突变作用等,还可对环境造成严重污染,使环境质量恶化、物种减少、生态平衡破坏,并使一些食品残留少量农药。

动物在饲养过程中,为了预防和治疗疾病,会使用抗生素,如果大量而频繁地使用抗生素,可使动物机体中的耐药致病菌很容易感染人类;而且抗生素药物残留可使人体中细菌产生耐药性,扰乱人体微生态而产生各种副作用。

瘦肉精中毒的事件屡有报道。"瘦肉精"实际上是一种名为"盐酸克仑特罗"的治疗哮喘的药物,它能够改变动物体内的代谢途径,促进肌肉,特别是骨骼肌中蛋白质的合成,抑制脂肪的合成,从而加快生长速度,瘦肉相对增加,改善猪肉品质。瘦肉精很容易在动物源食品中造成残留。健康人摄入盐酸克仑特罗超过 20 微克就有药效,5~10 倍的摄入量则会导致中毒。该药对于高血压、心脏病、甲亢、青光眼等疾病患者危险性更大,可能会导致病情加重。

许多国家将性激素及其类似物作为畜禽促生长剂。现在一只鸡从出生到从养殖场出栏,最快的仅仅历经了 28 天的饲养。为什么在鸡的饲养过程中要使用生长促进剂呢?是为了满足市场需要,生产商因此而为之。人们大量的需要,人们想吃,人们在无休止地追求动物性食物!现在人吃肉的频率与泛滥的程度,是有史以来从未有过的,是历史记载上看不到的。而人长期食用低剂量激素的动物性食品后可产生一系列激素样作用,如潜在的致癌性、发育毒性(儿童早熟)等。

由于添加剂和农药有这样或那样可能有毒的原因,所以受到了国际组织,如联合国粮农组织(FAO)、世界卫生组织(WHO)联合食品添加剂专家委员会(JECFA)和国际癌症研究中心(IARC)的监控与评价。强调要严格控制食物中的食品添加剂、农药及其残留物在安全限量水平以下,并要实行适当有效的监督管理。

水源污染:要警惕

水是人类生存所必需的,但目前全世界淡水资源岌岌可危。除了充足的水源问题外,全球关注的一个重要的公共健康问题就是家庭用水和其他水的安全性,淡水湖、河川正在遭受严重的污染,水质可能会受到化学污染和微生物污染。而水污染是人类患病死亡的一大原因,发展中国家每年大约有 300 万人死于与水相关的疾病,而多数是年幼的儿童。

实践证明,饮水性质与癌症密切相关。当饮用水受到有毒、有害化学物质或致病微生物的污染,可引起水的感官性状异常,并可引发疾病,长期摄入则可引发癌变。水质污染的直接标志是浑浊、黄、绿、灰色、异味、异臭、微生物多,水污染的主要化学成分有铵、砷、亚硝胺和腐殖酸等。而亚硝胺和砷是人类的致癌物质。研究表明,饮用无污染的水质和优良的井泉水者,癌症发病率低,饮用沟、渠、塘、池、窖水者癌症发病率则高,而肝癌、食管癌、胃癌与饮用有机污染严重的水有关。

《新版指南》告诉人们：

有充分的证据提示：饮用水当中的无机砷是肺癌发生的原因之一。无机砷污染的水很可能是皮肤癌的原因之一。砷和砷化物被认为是致癌物，有限的证据提示无机砷污染的水是肾癌和膀胱癌的原因之一。

有研究表明：砷是人类的致癌物，能导致染色体异常。砷能影响癌基因或者抑癌基因的甲基化过程。砷还能干扰血红素合成通路中多种酶的活性。暴露于砷酸盐或亚砷酸盐可使实验动物和人类细胞产生自由基。砷的生物转化会耗尽细胞的还原型谷胱甘肽，导致氧化应激的产生，特征是捕获自由基的能力降低，直接损伤脱氧核糖核酸并诱导细胞增殖。

易腐败食物：需冷藏

如今，大部分容易腐败变质的食物都是冷冻或冷藏出售。冷藏本身不可能对癌症危险性产生任何直接影响，它的作用是间接的。一方面冷藏使容易腐烂的新鲜事物（包括季节性蔬菜、水果）和新鲜肉类整年都可以食用。其次冷藏可减少容易腐烂食物（尤其是谷类和豆类）的微生物污染和真菌污染。另外，冷藏可减少盐腌、烟熏、风干和浸泡等用于保存新鲜蔬菜、水果和肉类的方法之需求和使用。

也就是说冷藏（包括冷冻和冷藏）能间接影响与以上因素有关的癌症的危险性，包括影响口腔癌、咽癌、喉癌、鼻咽癌、食管癌、肺癌、胃癌、胰腺癌、肝癌、结直肠癌等癌症的发生与发展。

被污染的食物：很危险

真菌毒素是某些真菌或类酵母菌产生的毒素。尽管烹调的温度通常可以破坏这些污染食物的真菌，但它们产生的毒素却依然存在。

黄曲霉毒素是真菌毒素中的一类。所有天然形成的黄曲霉毒素都被国际癌症研究机构（IARC）定为人类致癌物（Ⅰ类）。因此，欧洲，联合国粮农组织/世界卫生组织联合食品添加剂专家委员会（JECFA）建议，应使食品中黄曲霉毒素的含量尽可能地降低。

《新版指南》指出：

黄曲霉毒素污染的食物是肝癌发生的一个原因的证据是充分的。谷类（谷物）和花生是最容易受到真菌毒素污染的食物。气候潮湿闷热、贮藏设施差的国家，黄曲霉毒素的污染状况最严重。

从亚非国家及我国肝癌流行病学调查结果发现，某些地区人群膳食中黄曲霉毒素水平与原发性肝癌的发病率呈正相关。尽管有人认为乙肝病毒感染是原发性肝癌的重要原因，但最近的研究表明，在原发性肝癌发病机制中黄曲霉毒素接触水平比乙肝病毒的感染及流行更为重要。

世界各国的农产品普遍受到黄曲霉毒素的污染，黄曲霉毒素是气候潮热、贮藏条件差的国家最重要的问题，许多低收入国家，尤其是热带和亚热带地区，谷物和坚果要在不良状况下贮藏很长时间，所以食物中黄曲霉毒素水平很高。

肝癌发病率高的国家，如一些非洲和东南亚国家以及中国，黄曲霉毒素污染的情况很严重。可能被黄曲霉毒素污染的主要食物是所有的谷类，包括小麦、大米、玉米、大麦、燕麦和豆类，尤其是花生和玉米的污染最严重。

烟熏肉鱼：少吃为妙

熏烤类食物中存有致癌物质，长期食用会引起潜在的致癌作用。如匈牙利西部一个胃癌高发区的调查表明，该地区居民经常吃家庭自制的含苯并芘较高的熏肉是胃癌发生的主要危险因素之一。拉脱维亚某沿海地区的胃癌高发，被认为与当地居民吃熏鱼较多有关。冰岛也是胃癌高发的国家，其胃癌死亡率亦较高，据调查当地居民食用自己熏制的食品较多。其中所含的多环芳烃明显高于市售同类制品。而用当地农民自己熏制的羊肉喂大鼠，亦可诱发胃癌等恶性肿瘤。

《新版指南》也指出：

大量的研究结果显示：加工肉类明确可以导致结直肠癌的发生。加工肉类是导致食管癌、肺癌、胃癌、前列腺癌的原因之一。烟熏的动物肉制品是胃癌的原因之一。

为什么烟熏食品会致癌呢？煤、柴油、汽油和香烟等有机物的不完全燃烧时会产生大量多环芳烃类化合物，其中以苯并芘的致癌性最为肯定。因此，采用高温烟熏火烤的食品就会直接受到污染。

所以，尽量少吃熏制和烟熏的肉、鱼和各种熏制食品，如熏肉、熏鱼、熏蛋、熏豆腐干等食物。

烹饪不当易致癌

烧烤食物易致癌

现在，烧烤越来越火，特别是年轻人，更加热衷于吃烧烤。但是食物烧烤后食用是有害健康的。这主要是因为烧烤类食物在加工过程中会产生较多的杂环胺类化合物，而杂环胺类化合物经过代谢活化后具有致突变性和致癌性。

美国一家研究中心的报道说，吃一只烤鸡腿就等同于吸 60 支烟的毒性。常吃烧烤食品，会大大增加胃癌、肠癌、乳腺癌等疾病的发病率。常吃烧烤的女性，患乳腺癌的危险性要比不爱吃烧烤食品的女性高出 2 倍。

《新版指南》指出：

不同的加工、烹饪方法对肿瘤的发生可能产生不同的影响。有的方法起到预防作用，有的则起到诱导（癌变）作用。烧烤动物肉制品是胃癌的发生原因之一。

我国肿瘤分布具有明显的地域性。乌鲁木齐市（包括整个新疆）以及内蒙古地区胃癌明显高发，胰腺癌发病率也高；许多患者千里迢迢来上海求治，往往第一句话就是："我这个癌，完全是吃烧烤吃出来的，好不后悔！"的确如此！

2013年年初,有位90后小伙子来何裕民教授门诊就诊,是胃癌,就诊结束来咨询笔者饮食问题。小伙子是内蒙古人,挺帅气。这么年轻患肿瘤的在临床虽然也有,但不多见,未免让人觉得惋惜。他告诉笔者,得病前爱吃肉,而且特爱吃羊肉、牛肉,几乎每天都要吃,也特别爱吃烧烤,如烤肠、烤肉和烤肝之类。饮食极不规律,主食吃得很少,一日三餐的主食主要就是吃方便面,而且是想起来才吃,想不起来就不吃,很随意。还有就是特别能喝酒。

就是乱吃惹的祸!

因此,不要吃烧烤的食物,并避免把肉、鱼烧焦,避免食用烤糊或烘焦的油脂。为了防止杂环胺类化合物对食品的污染,应当设法改进食品烹调过程。如在烤腊肉、火腿、香肠、烤鸭、烤羊肉串时,应尽量避免食品与炭火直接接触,最好采用电炉、远红外烘箱等。

油炸煎炸食物易致癌

油炸类食品易导致心血管疾病的发生。高温油炸食品中的维生素易于被破坏,使蛋白质变性。而且油炸食品热量高,含有较高的油脂和氧化物质,经常食用易导致肥胖。

煎炸亦是一种破坏健康脂肪的方法。反复高温加热的食用油会产生氧化、水解、热聚合等化学反应,从而产生醛、低级脂肪酸、氧化物和环氧化物等物质。这些物质对人体酶系统有破坏作用,长期积蓄于人体内,可能诱发癌症。高温油炸还会在身体内产生有害的"自由基"。自由基是非常活泼的化学成分,可以破坏食物中的必需脂肪酸,还能够破坏细胞,增加患癌症的风险。

自2002年瑞典国家食品管理局公布高温油炸和烘焙的淀粉类食品中含有丙烯酰胺(AA)以来,食品中丙烯酰胺的污染就受到国际社会高度关注。丙烯酰胺是一种化工产品,主要用于合成聚丙烯酰胺塑料、油漆生产、金属涂料、造纸及用作化妆品添加剂等。丙烯酰胺进入人体之后,可以转化为另一种分子——环氧丙酰胺,而此化合物能与细胞核糖核酸(RNA)发生反应,并破坏染色体结构,从而导致细胞死亡或转变为癌细胞,这已通过动物实验得以证实。丙烯酰胺还可导致基因突变,损害中枢和周围神经系统,诱发良性或恶性肿瘤。动物实验显示,丙烯酰胺可导致大鼠乳腺、甲状腺、肾上腺、中枢神经、口腔、子宫等多种组织器官发生肿瘤。

我在读博士期间对影响肿瘤发生的饮食和烹调方式做了研究,发现,以水为介质的,如蒸、煮、炖等烹调方式,比以油为介质的,如油煎、油炸等烹调方式对肿瘤有很好的预防作用。

因此,要尽可能地避免对食品进行煎炸,少吃油炸食品,如油煎饼、臭豆腐、炸肉串和油条等。

新方案

癌症治疗,饮食配合

癌不同,吃法也不同

癌症治疗，饮食配合

1. 对癌症之类的慢性病，不懂得食疗，那往往是劳而无功的。
2. 癌症手术期、放疗期、化疗期的饮食调理原则与方法各不相同。
3. 癌症康复期患者管住嘴，尤其重要。
4. 6 类"特色抗癌食疗方"及 10 类"对症食疗方"全程有效抗癌。
5. 癌症食疗需因人、因地、因时制宜。

"不懂得饮食控制与调整，就不足以为医！""特别是对诸如癌症、冠心病、高血压、糖尿病之类的慢性病，不懂得食疗，那往往是劳而无功的。"导师何裕民教授在临床中经常这样告诫学生，他自己在癌症临床上便十分重视饮食配合药物治疗。本章就着重介绍他在这方面的思路、经验等。

治疗期饮食调养方案

我们的经验表明：癌症的不同时期，如手术期间、化疗期间、放疗期间，患者的身体状况和体质有所不同，所以饮食营养的调理原则与方法也不尽相同，应根据病情做合适调整。

手术期

处于手术期前后的癌症患者，往往机体组织损伤较重，患者元气大伤,故而此时应以易消化、易吸收的食物为主,如软质饭食、米汤、豆浆、鱼汤等食物。

为了促进伤口尽快愈合,组织尽快修复,饮食中可适当食用有收敛功效的食物或药物,如芡实、鸽肉、太子参等,以助敛汗,促进伤口修复。

同时根据此期消化吸收功能较差的特点,饮食上忌盲目大补,以及难以消化、吸收的食物,如甲鱼、牛肉、羊肉、蛋白粉之类,以免加重胃肠道负担。

消化道肿瘤,特别是胃癌、食管癌手术后,患者进食受到影响,胃肠道吸收功能下降,易出现消瘦、体虚等营养不足表现,此时饮食要力争做到高热量、高蛋白质、高维生素、多饮水,饮食可给予清淡流质、半流质饮食,如酸奶、豆浆、馄饨、素菜包、绿豆粥、肉泥粥、豆沙粥、菜泥粥、蒸鸡蛋羹、西红柿蛋汤、肉泥蒸蛋饼、小白菜豆腐汤、虾仁豆腐、清蒸小肉丸等。

化疗期

处于化疗期的患者,药物对胃肠道功能损伤较大。此期的患者,脾胃功能尚处于恢复阶段,患者常有胃肠功能障碍,出现胃口差、没有食欲等表现,硬补只能加重胃肠负担。所以,饮食也应以清淡易消化、易吸收食物为主,并注意少量,多餐,不要勉强进食。同时,也可辅以健脾养胃的食品,如薏苡仁、山药、大枣、生姜、萝卜、淡水鱼等。食欲不振时,可适量食用山楂、白萝卜、白扁豆、陈皮等健脾开胃的食品。

化疗药物往往对细胞损伤较大,化疗后很多患者出现白细胞低下、贫血等症状,对此可适度食用骨头汤、瘦肉、大枣、蘑菇、香菇和核桃等食物,也可以进补一些黄鳝骨头汤、泥鳅汤等,对防治贫血、升高白细胞有一定作用。但对于黄鳝骨头汤、泥鳅汤等一定要煮透,以免不利于消化、吸收。

在调整饮食的同时,注意适当多补充水分。化疗期间饮水量要比平日更多些,这样能保证肾脏功能正常运转和促进药物代谢排泄,减少对人体的损伤。一般可通过观察尿量来判断饮水量是否足够,如果每日尿量不足 2 000 毫升,提示患者饮水量不足,应及时补充水分。

糙米味甘、性温,可健脾养胃、补中益气,调和五脏、镇静神经、促进消化吸收。古人云:"盖晨起食粥,推陈致新,利膈养胃,生津液,令人一日清爽,所补不小。"《随息居饮食谱》称粥饭为"世间第一补人之物"。李时珍则赞米油(为煮米粥时,浮于锅面上的浓稠液体,即米汤)是穷人的人参汤,婴儿"食米油,百日则肥白"。

所以食欲差的患者,可根据病情、症状的不同,选用不同的食疗粥(参见本书 109 页),粥最养胃。如甘蔗粥、玉竹粥、沙参粥、黄精粥、杏仁粥、绿豆薏苡仁芡实粥、山药百合糯米粥、莲子芡实荷叶粥、山楂粳米粥、鸭梨粳米粥、兔肉粳米粥、白萝卜粳米粥、杏仁粳米粥、橘皮粳米粥等。

放疗期

放疗常常会损伤人体津液,患者会出现津液不足,口燥咽干、咳嗽少痰、皮肤干燥等副作用。此时宜多喝水,并且可多食一些滋阴生津的甘凉食品,如白木耳、黑木耳、百合、绿豆、白茅根、白芦根、石斛、绿茶等,茅根、芦根以新鲜为佳;也可以选用新鲜榨取的植物汁液,如甘蔗、荸荠、梨、莲藕、西瓜、黄瓜、西红柿等。

放疗期患者宜多摄入富含维生素 C 的食物,如大枣、猕猴桃、刺梨、柑橘、山楂、芒果和苦瓜等食物,亦可防范放疗副作用。但不建议大量摄入化学合成的各种维生素补充剂。

咽喉部、鼻腔等处放疗后,许多人对食用柑橘都很不适宜。因为其中的酸性成分会刺激黏膜。此时,胃以喜为补,不必强求。完全可用其他患者自觉吃了舒服的水果(如梨汁、甘蔗汁、鲜芦苇汁、鲜茅根汁等)代替,修复效果良好。

放疗期间,必须禁食辛辣食物,以减少对津液的损伤,特别注意尽量不要吃辛温助热和麻辣的食物,如狗肉、羊肉、火锅等。

饮食优化，杜绝复发转移

癌症的复发转移对患者的危害很大。有数据显示：癌症在手术、放化疗后发生复发与转移可达70%～90%；而在手术、放化疗后半年至一年内发生复发转移的竟高达69%！复发者中90%的患者虽经再次放化疗等医治，但最终仍因癌症的转移复发而去世！

癌症发生复发转移的因素很多，但我们在临床中发现，因为患者饮食不合理，管不住嘴，进补过度，出现问题的案例比比皆是，不可不慎！对于癌症康复期患者来说，也尤其重要。

惨痛教训：不胜枚举

俗话说："病从口入。"对于癌症康复期患者，"病从口入"有着更加特殊的意义。处于康复期的患者，虽然症状已经基本消失，身体的各项功能处在逐步恢复中，然而经历手术、化放疗后，身心受到极大损害，需要很好的调治。这时候任何过激过度行为（不当的饮食、过量的活动、情绪上剧烈波动）都会造成不利的影响。所以，此时身体的各种器官和功能无法承受突如其来的变故和侵袭，会因此受到极大伤害。

2000年前后，何教授看过一个肠癌患者，该患者显肥胖，肝癌肠转移，手术切除以后做了化疗，然后就接受何教授的中药调整。可能是由于中药调整的效果很好的缘故，他胃口特别好，就拼命吃。他认为，反正自己癌也切掉了，没问题了，所以大鱼大肉每天照吃不误。过了没多久，发现肚子疼了，局部复发了。再次做了手术，然后进行化疗，这次何教授和他家属都特别叮咛，要其控制饮食，包括主食要控制，动物类的蛋白脂肪更是要严格控制。

由于吃了两次苦头，所以他也吸取了教训，开始的时候由于肉类吃少了，每天觉得胃里特别"嘈杂"，很难受，教授就建议他临睡前吃点燕麦片。他现在体重控制在65千克左右，人活得好好的，不像以前最胖的时候达到95千克以上，他也觉得精神很舒畅，再也没有出现过复发和转移的情况。

还有一个病例。

赵先生，肝癌康复2年了。在这期间，坚持吃何教授开的中药，练郭林功，饮食上也遵循我们的建议，康复情况一直都不错。有一日，几个朋友聚到一起，说去吃螃蟹。赵先生一开始不同意，怕吃出问题来。但经不住朋友劝说，另外觉得自己现在情况都挺好，胃口也不错。也就是由于贪嘴，据说那次聚会，赵先生吃了2个螃蟹，不久就口吐鲜血和食物残渣，赶紧送到医院抢救，最终没有挽留住而身亡。在临床中，康复期患者因为过食大闸蟹而情况恶化的，不下几十例。香港著名影星"肥肥"就是其中一例。

因此，癌症患者的稳定期和康复期只是相对的，尤其要注意：必须严格管好自己的嘴，不可过食！否则，很可能追悔莫及。

食复：癌症复发的一种类型

我国古代医家对饮食不慎与疾病复发的关系有不少论述，并提出了"食复"的概念（"食复"是指疾病初愈，因饮食不慎而致疾病复生或变生他病）。如张景岳在《景岳全书》中云："不可强食，强食则助邪……纵食则食复。"指出饮食调养须顾脾胃之气，若病后一味纵食、强食，其必损胃气，助长邪气，旧病也会因过食而复萌。

其实，中医学早有"虚不受补"之告诫。如张仲景认为在疾病愈后初期，因邪气未尽，脾胃之气未复，食疗应恰当地因人因病选择。如《伤寒论》记载："病新瘥，人强予谷，脾胃气尚弱，不能消谷，故令微烦，损谷则愈。"告诉人们病始于初愈时，常因病邪折磨致病体虚弱，脾胃受伤，此时若盲目进补和强制饮食，脾胃则不能消化食物，如果适当限制进食，则病情会恢复。

北宋名医庞安时则指出了病后调补的方法,曰:"凡病瘥后,宜先进清粥汤,次进糜粥,亦须少与之,切勿过食也。至于酒肉,尤当禁。"就是说,在疾病的恢复期和康复期,大病刚愈后,饮食应由稀糜渐稠厚,数量由少到多,如此循序渐进,不能过食,至于酒肉之类的食物,当属禁忌之类。

病后调补:只可缓缓图之

我在跟随导师临床实践过程中,经常会碰到这样的情况:患者看完病以后,经常会向何教授和我询问:"何教授、孙老师,我得了这个癌,平时可以吃什么?家人看我体质较差,想让我补补,吃点甲鱼、鸽子汤之类的,可以吗?亲戚朋友来看我,送了很多补品,如蛋白粉、冬虫夏草,能吃吗?民间有种说法,癌症患者不能吃鸡,只能吃鸭,这种说法对吗……"诸如此类的疑问很多。

患者患癌以后,希望治疗的同时或康复期,通过合理的饮食营养和膳食调配来增强体质,增强抵抗力,尽快康复,完全可以理解。但我们在临床实践中发现,事实上很多患者不会吃,或者说得了肿瘤之后不知道吃什么好,有很多误区。有很多家属唯恐患者营养不良,消化功能刚有所恢复,胃口刚一开,即填鸭式地灌个饱。但常常事与愿违,补没"速成",反倒有害于患者。曾有位女性来找我,来的时候就不停地哭,她说自己是从洛阳赶过来的,父亲胆囊癌做了手术,在家休养,路途太远,没法过来,自己来请何教授会诊,同时咨询其父亲的饮食问题。她告诉我,她父亲60出头,患病后人消瘦不少,现在吃啥都吐,自己很着急。我就仔细问患者平时都吃了什么,她告诉我,她父亲体质弱,人消瘦。因为希望父亲赶紧好起来,所以早上给他喝1碗杂粮粥,吃1个馒头、1个苹果、1个鸡蛋;上午9点给父亲吃1碗莲子银耳羹,几块饼干,11点再吃1根香蕉、1杯酸奶,12点吃午饭……一天吃9顿,其实听到这些,我已经明白了,患者刚手术完,胃肠功能本已虚弱,对食物的耐受能力尚未恢复,这样不停地给父亲吃这吃那,能不吐吗?

像这样好心办坏事的情况，还真不少！临床太常见了，须以示警觉！

肿瘤患者患病后，常常接受放化疗治疗，放化疗会杀伤白细胞，食欲随之减退，消化功能往往较弱，稍微吃得好一点、饱一点，胃肠道即会受不了，出现"消极怠工"，可常见腹胀、呕呃、便秘、腹痛，甚或呕吐、肠梗阻等。因此，必须明确一点，虚人调补，只能细火慢熬！一点一点来，以粥糜等最为养人，千万不可操之过急，否则，往往结果会适得其反！

所以，我们强调两个观点：首先，在城市里，肿瘤患者真正因营养不良而走的，绝非多数；即便后期常见恶病质，也是消耗过多，抑制消耗才是关键！

再者，吃进去的远非就是补进去的，吃进去，仅仅进入肠道，能否吸收才是关键！吃得太多、太好，吸收不了，反倒增加肠胃负担而为害！

总之，调补需细火慢熬，缓缓图之，切忌快速填鸭！

康复期的饮食原则

1. 饮食定时、定量，有计划地摄取适当的热量和营养，以维持正常体重。

2. 细嚼慢咽，不要暴饮暴食及食用太烫太硬的食物。

3. 多吃有抗癌功效的食品，如薏苡仁、菱角、西红柿、大蒜、洋葱、花椰菜、卷心菜、白菜、鱼类、绿茶、白萝卜、大豆、柑橘、海带、紫菜、麦胚芽等。

4. 少吃肉，一周不要超过 350 克。多食适宜的鱼肉及瘦肉，不食或少食动物内脏、牛羊肉、甲鱼等。

5. 不吃各种致癌食品，如盐腌、烟熏、烧烤、煎炸、烧焦、霉变的食物。

6. 食物尽量保持新鲜，剩菜剩饭最好不要吃。

7. 多吃五谷杂粮，如玉米面、小米饭、豆类等。少吃精米、精面。

8. 保持大便通畅，应多吃富含纤维素的食物，但对消化道癌症患者而言，富含纤维素的食品宜充分切细。

9. 膳食品种多样化，荤素搭配，以满足机体所需的各种营养素。

10. 少用辛辣调味品，如肉桂、茴香、肉蔻、花椒等。过量食用这些食品可促进癌症发生。

11. 适当参照各种癌症的不同特点而调整自己的饮食结构。

特色抗癌食疗方

很多人认为，过去经济条件差，吃不起荤食，只有富裕人家才有条件和资格吃大鱼大肉、山珍海味。现在大家生活好了，就放开吃荤食了。于是肿瘤、高血脂、脂肪肝、脑卒中、痛风、高血糖……统统多起来。经济发展了，吃好点是可以的，但问题是科学饮食没有跟上。何教授在临床治疗时，擅于运用食疗方法来配合调治癌肿，临床收效甚好。

下面介绍他在临床中常常推崇的、易于操作的各种营养保健食疗方，供患者及其家属参考。

萝卜类

我国是萝卜的故乡，栽培食用历史悠久。萝卜价廉物美，营养价值甚高，是普通百姓的养生食品。古人这样评价萝卜："熟食甘似芋，生荐脆如梨。老病消凝滞，奇功值品题。"可见古人对萝卜是赞赏有加。

"萝卜上市，郎中下乡"

民间俗语说得好："冬吃萝卜夏吃姜，一年四季保安康。"萝卜能增强机体免疫力，并能抑制癌细胞的生长，对防癌、抗癌也有重要作用。

白萝卜亦食亦药，临床应用甚广，何裕民教授临床常建议人们用萝卜做成各种食疗食品，功效甚好，深受患者喜欢。

白萝卜为行气消胀食物的首选，对于癌症患者出现食积不化者，可用白萝卜熟食每天 250～500 克，可消积通气。

生或熟萝卜 500 克，捣烂取汁加冰糖适量服之。能止咳化痰平喘，用于气喘、慢性支气管炎、外感咳嗽痰多者。

生萝卜 500 克,捣烂取汁顿服,可止血止咳,用于吐血、咯血和痰中带血者。

对于患者出现恶心呕吐、失音不语者,可用萝卜捣汁入姜汁同服,可健脾生津利咽喉。

对于鼻咽癌鼻塞、痰涎多者,可用生萝卜汁 100 毫升,加黄酒少量烫热,分次饮服。

饴萝卜汁

见于明代倪朱谟编纂的《本草汇言》,方中白萝卜 1 000 克,饴糖 100 克。白萝卜洗净切碎绞汁,每次取白萝卜汁 30 毫升,加饴糖 20 毫升,再加沸水适量搅匀,每日饮用 3 次。本品是脾肺气虚咳嗽常用方。白萝卜宽中下气,润燥止咳;饴糖补益脾肺。合而用之,对于肺癌或其他癌肿转移到肺部,出现咳嗽不止、喘息气虚者,有很好的疗效。

萝卜饭

萝卜饭也是人人可做的、止咳化痰功效很好的食疗方。粳米 250 克洗净,加适量水,把鲜萝卜 500 克洗净后切成小块,放入粳米中一起煮成饭。本品可化痰止咳宽中,可用于肺癌患者咳嗽痰多、气喘者,也可用于癌肿消化不良者。

五汁蜜膏

五汁蜜膏由鸭梨、白萝卜各 1 000 克,生姜、炼乳、蜂蜜各 250 克组成。鸭梨、白萝卜和生姜分别洗净切碎榨汁。取梨汁和萝卜汁放入锅内,先以大火烧沸,改小火熬煎浓缩如膏状时,加入姜汁、炼乳和蜂蜜搅匀,继续加热至沸,停火,待冷装瓶备用。

梨养阴清热、润肺止咳;萝卜止咳化痰、消食化积;生姜发汗解表、温肺止咳;炼乳、蜂蜜补益润燥。五物合用共奏滋阴润肺、止咳化痰功效,可用于肺癌、喉癌和鼻咽癌等癌肿放疗后阴津亏虚之干咳少痰,或痰少而黏,不易咳出,口燥咽干,形体消瘦,五心烦热,或痰中带血,声音嘶哑等症的调养。食梨能抑制致癌物质亚硝胺的形成,从而防癌抗癌。白萝卜有助于增强机体的免疫功能,提高抗病能力;白萝卜中的芥子油能促进胃肠蠕动,增加食欲,帮助消化;含有木质素,能提高巨噬细胞的活力,吞噬癌细胞,具有抗癌的作用。

糖醋小萝卜

糖醋小萝卜也是人们非常喜爱的一道小菜。小红萝卜200克去须根和顶尖,洗净沥干,并用刀拍碎,切成块,放入盘中。加入精盐腌20分钟,再将渗出的水分滤去,最后加入白糖、味精、醋和麻油拌匀即可食用。本方具有开胃理气、消食化痰的功效,可用于癌症患者胃口不佳,饮食减少,消化不良及胸闷痰多者。

莱菔子粥

对于肝癌上腹饱胀者,莱菔子粥是很好的选择。莱菔子20克,粳米和薏苡仁各50克。莱菔子用纱布包好放入沙锅内,与粳米和薏苡仁同煮,大火煮沸。取出纱布袋,滤尽药汁,改用小火煮成粥,分早晚2次食用。

萝卜饼

萝卜饼既是食疗方,也是常吃的点心。白萝卜500克,瘦肉250克,面粉500克,调料适量。萝卜洗净制成细丝,加葱末,入油锅略煸炒捞起。猪肉制成肉浆,与萝卜丝混合,加精盐、味精后拌匀成馅。面粉加清水制成面团,分成10只。馅放入制好的面团中成饼,放烤箱中烤熟即成。本品可健脾胃、消积滞,用于癌症患者脾胃虚弱,食多胃部饱胀积滞者。

姜类

姜自古以来就是一味常用的药物和食物,属于药食两用之品,也是很多食疗方的主要成分。本品辛温,具有发汗解表、温中散寒、健胃止呕、解毒的功效。

姜的妙用

姜在临床和生活中用途甚广。嫩姜多用作日常饮食调料，入药则多用老姜。

生姜皮为生姜之外皮，利水消肿的功效较佳，民间常用生姜皮、冬瓜皮和西瓜皮等一起煎汤服用治疗水肿。

煨姜：取洗过的生姜，用纸多层包裹，水中浸透，放在火灰中煨至纸包焦黄，去纸后用。本品辛热，治疗畏寒、呕吐和腹泻的作用比生姜好。

干姜：为姜的干燥根茎。本品大辛大热，比生姜更为辛热，可温中逐寒，回阳通脉。

炮姜：取干姜块放在锅内用武火急炒至发泡鼓起，外皮呈焦黄色，内呈黄色，喷淋清水少许，取出晒干即成。辛散之力已减，温守之力增强，擅长于温经止血，适用于脾肾阳虚所致的寒性腹泻等症。

姜红热汤

癌症患者经过手术、放化疗治疗后，往往体质较弱，易于感受风寒，所以姜对于预防癌症患者风寒感冒或畏寒呕吐有较好疗效。可用生姜10克（切片）、红糖30克，煎汤趁热服下，或者生姜10克、葱白5克、大枣10枚，水煎服。也可用生姜汁1汤匙、蜜糖2汤匙，加水150毫升，趁热服用。可和胃止呕，适用于胃寒呕吐。

姜肚汤

生姜5片，生猪肚1个，将生姜放入猪肚内，隔水炖熟，分数次食用。可温中健胃，适于胃痛日久，体虚消瘦者。

焦姜楂汤

生姜、焦山楂各10克，红糖30克。将前两味水煎，再加红糖顿服。可温中消食，用于伤食腹痛者。

蔗姜饮

胃癌初期患者，可选用蔗姜饮。甘蔗、生姜各适量。取甘蔗压汁半杯,生姜汁1匙和匀炖沸即成,每周2次,具有和中健胃的作用。

桂圆生姜汤

脾虚腹泻(症见面黄肌瘦,懒言气短,大便时停时泻,水谷不化,不思饮食,舌淡苔白,脉缓弱等)者,还可选用桂圆生姜汤。桂圆干14枚,生姜3片,食盐适量。桂圆干洗净,放入锅中,加清水浸泡后,再加入生姜、食盐,煮约30分钟即成。本方具有补脾止泻作用,其中桂圆可补心脾、益气血;生姜温中止泻。用于癌症患者脾胃虚弱,消化功能差,易于腹泻者。

生姜止咳汁

对于体虚久咳者,可用生姜汁适量、甜杏仁15个、核桃肉30克,共捣烂后加蜜糖适量顿服。也可用生姜10片、白萝卜250克、红糖30克,与水共煎服。本方可散寒化痰,适用于癌症患者咳嗽痰多者。

茶类

茶为万病之药

中国是茶的故乡,中国人把茶列为一日开门七件大事之一,曰"柴米油盐酱醋茶"。到后汉两晋时期茶风兴起,唐代开始普及,北宋盛极。在唐宋时,它已是上至帝王将相,下至平民百姓,日日不可离了。唐代杨华《膳夫经手录》说:"累日不食犹得,不得一日无茶也。"许多文人墨客也与茶结下了不解之缘。白居易自称为"别茶人"。苏东坡则宣称:"不可一日无此君。"由此,茶的魅力可见一斑。

"茶为万病之药,勿忘饮茶健身。"中医对茶叶的食疗功用历来有很高的评价,相传几千年前我国就用茶来治病,饮茶对身体有很多好处,也能辅助治疗很多疾病。

福建武夷山盛产茶叶,而且很多人长寿,那里不叫高寿、长寿,而是叫茶寿,当地人认为适当多饮茶可延年益寿,科学研究也证明了这一点。绿茶含有丰富的茶多酚,可抗氧化、抗癌,可以提高血管韧性,防止脑血管意外。绿茶对牙齿也有很好的保健作用,老年人牙齿容易脱落,绿茶含氟,可坚固牙齿,因此常用绿茶水漱口,可以保健牙齿。

上好的绿茶,经常泡饮,对于膀胱癌和前列腺癌患者均较适宜。

红糖茶

临床运用时,可取茶叶30克,水煎浓汁,加红糖30~60克,再煎至发黑服下,可清热止泻,用于癌症腹泻者。

车前茶

茶叶、车前草各25克,竹笋根50克,水煎服,可利水消肿,用于癌症患者见各种水肿者。

姜茶饮

姜茶饮来源于宋代太医院编的《圣济总录》。绿茶10克,干姜3克。绿茶和干姜切丝,放入杯中,以沸水冲泡,温浸片刻即可饮用。绿茶苦凉,干姜辛温,取辛开苦降、凉温并调之意。合而用之,有调和脾胃、安神除烦之效,可用于癌症患者呕吐、泄泻和烦躁不安者。

上方可演变成姜茶:生姜、茶叶各10克,生姜切片或末,与茶叶一起加水煎煮后饮服。本品可散寒健胃止泻,用于胃癌胃痛、腹痛和腹泻者。

另有姜茶乌梅饮(见元代医学家危亦林编撰的《世医得效方》):生姜10克,乌梅30克,红茶6克。生姜洗净切丝,乌梅和红茶共放杯中,以沸水冲泡,温浸半小时,再加红糖。本方适用于癌症患者脾胃虚寒引起的慢性泄泻。

萝卜茶

先将5克茶叶用沸水冲泡5分钟后取汁备用,白萝卜100克洗净切片置锅中煮烂,加食盐调味,倒入茶叶水即可。本方具有清热化痰、理气消食之功,可用于患者咳嗽痰多,胃纳差腹胀者。

饮茶注意事项

饮茶虽好,但要应用适当,讲究饮用时间和方法。① 不要空腹饮茶:空腹喝茶,茶水直入脘腹,有如"引狼入室",会出现心慌、尿频等不良反应。时间久了,还会影响人体对各种营养素的吸收。② 不要饭后立即饮茶：研究发现茶叶中含有大量单宁酸，如果饭后马上饮茶，食物中的蛋白质、铁质与单宁酸很容易发生凝结，会减少对蛋白质、铁质的吸收，影响器官的多种生理功能，还容易引发缺铁性贫血。③ 不宜饮大量浓茶：否则可使心跳加快，血压升高，引起失眠。因此，失眠者及溃疡病患者不宜多饮浓茶。

百合类

百合具有养心安神、润肺止咳的功效，也是一味药食两用之品。不仅具有良好的营养滋补之功，对病后体虚的人非常有益，而且对癌症患者接受放疗后出现津液损伤，有一定的防治作用。

百合银杏饮

鲜百合 100 克，银杏 10 枚，冰糖适量。先将鲜百合去根，洗净；银杏去壳和皮，加适量水煮至熟烂，再入适量冰糖即可饮用。方中百合润肺止咳，清心安神；银杏可补肺益肾止带，具有收敛止咳的功效。合用具有补肺止咳、滋阴益气的作用，适于癌症患者久咳、气短、喘息者。

清蒸百合

鲜百合适量洗净，蒸熟食用。本方具有益气、养阴、润肺的功效，适合于癌症患者之气阴两虚（症见神疲乏力、气短、自汗，动则加重，食欲不振，口干舌燥，手足心热，舌边有齿痕，苔薄白少津，或少苔，脉细弱等）者。

百合绿豆汤

民间常用之食疗方，也是夏季暑热时常用的消暑方。百合、绿豆各50 克，白糖适量。将百合、绿豆洗净，放入锅中煮烂，加入适量白糖即可饮用。本方原用为夏季清心消暑之品，对于肺癌、喉癌、肝癌有内热、口干，特别是喉癌和鼻咽癌放疗后发热、口干口渴和咽痛者也很适宜。

百合煎

为滋阴润肺常用方。用百合和蜂蜜各 50 克，百合洗净脱瓣，浸清水中半小时后取出，放入碗内，加入蜂蜜，隔水蒸约 1 小时即可食用。方中百合滋阴润肺止咳,以蜂蜜为辅佐,助百合之力润肺止咳,兼可调味。可用于肺癌患者肺燥干咳、咯血者,失眠者也可常食。

百合粥

癌症患者常会出现咳嗽、心神不宁、睡眠不好的情况,百合粥是润肺止咳、养心安神、抗癌的佳品。鲜百合 30 克,糯米 50 克,冰糖适量。粳米煮成粥,百合放入共煮,加入冰糖即可食用。百合具有润肺止咳、宁心安神的作用。百合还含多种生物碱,能升高血细胞,对化疗及放疗后白细胞减少症有治疗作用。百合在体内还能促进和增强单核细胞系统和吞噬功能,提高机体的体液免疫能力,因此百合对多种癌症均有较好的防治效果。

果蔬汁类

许多人每天酒肉穿肠过,就是不喜欢吃蔬果,认为太过朴素,以蔬果去招待朋友,更会觉得寒酸。但是今天我们的许多疾病恰恰跟过量的肉食有关,比如大肠癌和乳腺癌等,所以何教授非常主张癌症患者(也包括健康者)的食谱里应该加重蔬菜和水果的比例,适当调减高蛋白质、高脂肪等食品。

生梨汁

生梨 250 克,将生梨洗净切成薄小块,包在洁净纱布中绞汁,即可饮用。梨具有清热生津、润肺止咳的作用,有人将生梨汁称为"天生甘露饮",对癌症患者出现发热津伤、咽痛口渴、干咳少痰者尤为适宜。秋季干燥季节经常食用生梨汁,也有很好的生津润燥作用。

西瓜番茄汁

用西瓜 1 000 克,番茄 250 克。将西瓜洗净,去皮和子,留瓤备用。番茄洗净,用开水冲烫片刻后去皮和子。将西瓜瓤和番茄肉分别绞取汁混合后即可饮用。本品具有清热、生津止渴的作用,西瓜和番茄均具有清热、生津止渴、行水利尿的作用,可用于癌肿出现发热、咽干口渴、小便短赤者。

苹果卷心菜胡萝卜汁

苹果 300 克,卷心菜 200 克,胡萝卜 400 克,将三者洗净切块入果汁机绞汁,加海带粉 2～4 克饮用。苹果具有生津止渴、健脾益胃、养心益气等功效;卷心菜可补骨髓、润脏腑;胡萝卜有健脾和胃、补肝明目、清热解毒的作用,海带可消痰软坚、止咳平喘、散结抗癌。海带中碘极为丰富,它是体内合成甲状腺素的主要原料,而头发的光泽就是由于体内甲状腺素发挥作用而形成的。本方几味合用,可用于治疗癌症化疗后脱发者。

甘蔗马蹄饮

红皮甘蔗 500 克,马蹄(荸荠)250 克。甘蔗去皮,压榨取汁 1 杯,马蹄洗净压榨取汁,两者混合饮用。马蹄性寒,具有清热、利水、化痰的功效;甘蔗亦性寒凉,具有清热生津止咳的作用,两者合用,用于癌症患者放疗后津伤、口干舌燥、烦热者。

五汁饮

清代吴鞠通在其《温病条辨》中有一名方"五汁饮",由梨、鲜藕、鲜芦根、鲜麦冬、荸荠五种组成。其中梨、藕和荸荠都是很常见的蔬果,芦根和麦冬是常用的中药。用洗净的鲜芦根,梨去皮核,荸荠去皮,鲜藕去节,鲜麦冬切碎或剪碎,以洁净的纱布或榨汁机绞挤取汁,冷饮或温饮,每日数次。本品原用于治疗温病口渴甚,咽干和烦躁,吐白沫黏滞不快者。

方中梨可健胃消食;藕具有清热润肺、凉血行瘀、健脾开胃的功效;鲜芦根可清热生津、除烦;麦冬可润肺养阴、清心除烦、生津;荸荠具有清热化痰、消积利湿的作用。合而用之,起到清热、养阴、生津的作用,对于癌症患者出现津伤、皮肤干燥、咽干口渴者尤为适宜。

荷叶鲜果汁

鲜荷叶 200 克,鲜藕 25 克,梨、荸荠和甘蔗各 250 克。鲜荷叶洗净切碎,放入沙锅中,加水煮沸,去渣取汁 500 毫升,将鲜藕、梨、荸荠和甘蔗洗净,去皮、结和核后,切成小块,绞取鲜果汁,再与荷叶汁混合,加入适量白糖和蜂蜜,搅匀后即可饮用。本方可清热泻火,生津止渴,润肺化痰,用于发热后口渴、咽干或肺热咳嗽、干咳少痰者。

新定果蔬汤

在古人"五汁饮"方的基础上,何裕民教授根据多年临床和饮食营养的研究,根据现代人的体质特点,拟定的适于肿瘤患者的保健果蔬汤,具体组成:猕猴桃、梨、葡萄、白萝卜、苹果等,任选 3 种,加入适量的绿叶蔬菜,另加 1 根芹菜,绞汁后温热饮用。

猕猴桃、梨、葡萄、白萝卜、苹果均是抗癌佳果。蔬菜按其品种可分为叶菜类、根茎类、瓜茄类和鲜豆类等。绿叶菜类营养价值丰富,是胡萝卜素、抗坏血酸、维生素 B_2 和膳食纤维的良好来源,脂肪含量较低。叶菜类有较多的叶酸和胆碱,其中以油菜、苋菜、雪里蕻和菠菜等含量最丰富。绿叶蔬菜也是铁、钙、磷等矿物质类的宝库,如芹菜、雪里蕻、油菜等含钙较高,绿叶蔬菜含铁量特别丰富,所以绿叶菜类也很适合化疗后贫血者食用。

此果蔬汤营养丰富,含有丰富的维生素和矿物质,适合于各种癌症患者放疗后,或者肺癌患者出现口咽干燥、津液损伤、营养不足等饮用,对食管癌患者表现为津亏液涸者也尤为适宜。因蔬果大多偏寒凉,故建议温热饮用。

其实本方对于平常之人,特别是夏季,出现热甚津伤、口渴多汗者,也非常适宜。

食疗保健粥

粥在传统营养学上占有重要地位。它与汤食一样,具有制作简便、加减灵活、适应性强、易消化吸收的特点,是食疗方中常见的剂型。

粥,养生最宜

清代黄云鹄在其《粥谱》中谓粥"于养老最宜:一省费,二味全,三津润,四利膈,五易消化",对粥类大力推崇。粥多在早晨食用,以适应人体胃肠空虚的特点。正如宋代张来在《粥记》中所云:"每日清晨食粥一大碗,空腹胃虚,谷气便作,所补不细,又极柔腻,与胃相得,最为饮食之妙诀。"

金元四大家之一的张子和十分倡导食粥和胃养生一法。南宋诗人陆游,深受张子和浆粥食养经验的影响,吟有一绝:"世人个个学长年(长寿),不道长年在目前;我得宛丘(张氏居宛丘,故有别号'宛丘')平易法,只将食粥致神仙。"多么生动和实在!

健脾养胃,食粥最佳

何裕民教授临床治疗肿瘤过程中,强调"调理脾胃为先"。因此他也擅长于用食疗粥作为癌症治疗的辅助方法,认为癌症患者不管是手术、放化疗期间,还是康复期间,经常食粥是保养脾胃,增加营养,提高免疫功能的重要举措,临床疗效也甚好。

癌症患者可以根据不同的症状,运用不同的中药食材,制成相应的食疗粥。粥在制作时,应注意水应一次加足,一气煮成,才能达到稠稀均匀、米水交融的特点。若配方中有不能食用的中药,则可先取中药煮取汤汁,再加入米煮粥。

芋头粥

芋头、粳米各 100 克,共煮成粥。可消疬散结,用于乳腺癌及其他癌肿出现淋巴转移者。

酸枣仁粥

适用于失眠者。用酸枣仁、熟地各 10 克,粳米 100 克。酸枣仁和熟地共煎液,以此汤煮粥常食。

柏子仁粥

柏子仁 15 克,粳米 100 克。柏子仁煎液,以此汤煮粥食用。酸枣仁和柏子仁均具有养肝、宁心安神的功效,此方可养心安神,治疗失眠。

莲子粉粥

莲子可补脾止泻,养心安神明目,对于癌症患者心悸失眠、腹泻者,可食用莲子粉粥。莲子粉 20 克与粳米 100 克共煮成粥食用。莲子所含氧化黄心树宁碱对鼻咽癌有抑制作用,是很好的防癌抗癌之品。

薏苡仁粥

对于胃癌和食管癌等消化道肿瘤和肺癌患者,可常食薏苡仁粥,薏苡仁50克与粳米100克煮成粥食用。薏苡仁可健脾渗湿,和胃止泻,抗癌肿。薏苡仁油对细胞免疫、体液免疫有促进作用,因此可增强免疫力,并有抗癌作用。

黄芪粥/党参粥

黄芪和党参均是补气良药,也是中药方中常用的抗癌中药。癌症患者由于疾病的影响,体质较弱,肺脾虚损、气虚者也较多见,可以食用黄芪粥或党参粥,以补益肺脾,健脾养胃。可用黄芪或党参15克,粳米100克。可分别用黄芪或党参煎取汁液,以此汤液煮粥食用。但需注意,黄芪、党参均属补气之药,肠胃虚弱、常胀气者不宜多食。另外,黄芪粥也是升高白细胞的很好食疗方。

陈皮瘦肉粥

对于脾失健运、食欲不振、呕吐者,可用陈皮瘦肉粥。陈皮9克,乌贼鱼骨12克,猪瘦肉50克,粳米适量。用陈皮、乌贼鱼骨与粳米煮粥,煮熟后去陈皮和乌贼骨,加入瘦肉片再煮至粥成,加食盐少许调味,早、晚餐服用。此方具有降逆止呕、健脾顺气的作用,癌症患者腹胀者可首选此粥。

疗虚粥

对于癌症患者化疗后脱发伴有头晕、身体虚弱者,可用黑芝麻15克,粳米100克,蜂蜜少许。将芝麻淘洗干净,晒干后炒熟,研细备用。粳米洗净,入锅加水,用武火烧沸,再用文火熬煮半熟时,放入黑芝麻细末、蜂蜜拌匀,继续熬煮成粥。也可用桑椹子、枸杞子各15克,大米50克,加水以常法煮粥,每日2次食用。

桃仁粥

对于癌症患者瘀血内结者,症见脘腹刺痛,痛处不移,按之痛甚,食后加剧,或胃肠有包块,舌质紫暗,脉涩等,可选用桃仁粥。桃仁20克,粳米50克,红糖少许。将桃仁去皮,加水磨成浆;粳米淘洗干净。锅置火上,放入清水、粳米、桃仁浆汁，用旺火煮沸后，改用小火煮约20分钟，加入红糖调味即成。此方可活血化瘀、健脾益气。

西红柿花生小枣粥

对于消化系统癌症患者，可以说，西红柿花生小枣粥是不错的选择。做这道粥的时候，先煮花生米和小枣，煮到花生米和小枣基本软烂时加入大米或小米煮成粥。当要吃的时候，再加入切碎的西红柿。每天吃1次或早晚各吃1次。

癌症患者对症食疗方

此外，对于不同的症状，何教授主张针对性地食疗配合，以增强疗效。

化放疗后严重贫血

经常听到癌症患者这样说："何教授，我化疗后贫血得厉害，血小板减少，面色也很差，总觉得疲乏，这样下去可怎么办呢？"这些现象在肿瘤临床治疗中尤为常见。骨髓抑制是肿瘤放化疗的主要副作用，可出现贫血、血小板减少和白细胞下降等表现。而中医药和食疗可以益气养血，保护骨髓，减轻放化疗的副作用。对此，食疗配合意义重大。

红枣粥

红枣是补血佳品，以其为主组成的相应食疗方，对于癌肿贫血、血小板减少患者尤为适宜，红枣粥就是民间老百姓常用的补血养生粥。用红枣10～15枚，粳米100克，冰糖适量。将大枣和粳米洗净，一起放入锅内，加入适量水，先用武火烧沸，再用文火煮成粥，加入冰糖即成，每日1剂，分早晚2次温食。本品健脾胃、补气血，用于癌症患者脾虚、气血不足、头晕乏力及贫血和血小板减少者。

红枣木耳汤

此乃养血补血之名方。红枣15枚，黑木耳10克，白糖适量。黑木耳用温水泡发,洗净,撕成小块,红枣洗净去核。将红枣、黑木耳和白糖同放沙锅中,加入适量清水,煮至红枣和黑木耳熟烂即可。每日1次,连服数日。

方中黑木耳具有益肾补血、抗癌、降低血黏度、抗凝血的功效,红枣是补血佳果。两者合用,具有益肾健脾、养阴补血的作用,对于癌肿患者化疗后出现的贫血、面色无华、头晕、乏力、白细胞下降者,有很好的补血功效。

红枣花生衣汤

红枣50克,花生米100克,红糖适量。红枣洗净,用温水浸泡去核,花生米略煮一下,冷后剥衣。将红枣和花生衣放入锅中,加入煮过花生米的水,再加适量水,用旺火煮沸,再改用文火焖煮半小时左右,捞出花生衣,加红糖收汁即可出锅。

大枣是民间常用补血品,再配以固涩止血的花生衣,具有益气补血、强壮止血的作用,适合于癌症患者气血两虚所致的食少、气短乏力及癌症出血者。

胡萝卜大枣汤

癌症患者体虚贫血,可选用胡萝卜大枣汤。取胡萝卜100克,大枣20枚。胡萝卜、大枣以1000毫升水文火煮至500毫升,早晚2次食用。

红枣百合莲肉羹

红枣、百合、莲肉、白糖各250克,生粉适量。红枣、莲肉煮至熟烂,加入百合(新鲜)、白糖煮烂,再用生粉勾薄芡即成。可用于心血虚亏之心悸、头晕、失眠多梦、面色淡白或萎黄的患者。

现代研究证实,莲肉具有镇静、强心的作用;红枣能提高人体免疫力,抑制癌细胞,促进白细胞的生成,保护肝脏。百合鲜品富含黏液质及维生素,含多种生物碱,能升高血细胞,对化疗及放疗后白细胞减少症有治疗作用。

地黄甜鸡

生地黄250克,母鸡1只,饴糖150克,桂圆肉30克,大枣5枚。将母鸡由背部颈骨至尾部剖开,去内脏、爪、翅尖,洗净,入沸水锅内略焯片刻,捞出待用。将生地切成约 0.5 厘米见方的颗粒,桂圆肉撕碎,与生地混合均匀,再用饴糖调拌后塞入鸡腹内,将鸡腹部向下置于瓷钵中,大枣去核放在瓷钵内,灌入米汤,封口后上笼旺火蒸 2 ~ 3 小时,待其熟烂取出,加白糖调味即成。本食疗方可益气养血、养阴益肾,适用于白细胞减少者。

当归大枣粥

当归 15 克,煎取浓汁成 100 毫升,去渣。加入粳米 50 克、红枣 10 枚、白糖 20 克,加水煮成粥食用,每日早晚各 1 次,适用于贫血气血不足者。

癌症见白细胞低下

癌症患者经过治疗,特别是化疗后,很多患者白细胞低下,有的只有两三千。有患者问,他刚做了第一次化疗,白细胞就下降了,要做 6 个疗程,很担心白细胞会下降太低,一方面免疫力下降,另一方面也担心会承受不了后面的治疗,哪些食物对升高白细胞有帮助呢? 类似这样的情况,临床很常见。

花生山药汤

花生仁 30 克,山药 30 克,枸杞子 15 克,煮汤食用。花生健脾养胃,补益气血;山药健脾益气;枸杞多糖不仅是一种调节免疫反应的生物反应调节剂,而且可通过神经-内分泌-免疫调节系统发挥抗癌作用。枸杞多糖能明显提高吞噬细胞的吞噬功能,提高淋巴细胞的增殖能力。本方常服,有一定的提高血液白细胞数量作用。

黄芪杞子饮

黄芪 5 克,枸杞子 3 克,泡茶饮。或者用黄芪 30 克煎取汁液,用汁液与花生煮汤饮用。黄芪能提高免疫力,可升高白细胞数,花生补气养血,常用黄芪煎水饮用,可明显升高白细胞数,效果显著。

或者用黄芪、石斛、枸杞、大枣煎水饮用，《神农本草经》谓石斛："补五脏虚劳羸瘦，强阴益精，久服厚肠胃，轻身延年。"民间称其为"救命仙草"。本方能提高免疫力，增强补血和升高白细胞作用。

刺五加粉

刺五加研为细末，每次 5 克，温水送服。研究认为，刺五加根的提取物和总苷对动物实验性的移植瘤、药物诱发瘤、癌的转移都有一定的抑制作用，还能减轻抗癌药物的毒性。并能降低由环磷酰胺在实验动物身上引起的慢性中毒症状，对升高白细胞和嗜酸性粒细胞数等均有一定的作用。

放疗后津伤、局部干燥

芹枣汤

芹菜 250 克，红枣 10 枚，精盐、味精、葱花、花生油及其他调料适量。将芹菜洗净，切成约 3 厘米长的段；红枣洗净，去核。在锅中加入花生油烧热，放入葱花煸香，加入芹菜段煸炒，注入适量清水，放入红枣、盐、味精，烧煮至菜熟即可出锅。佐菜汤服用。适用于癌症患者放疗后皮肤干燥、口干津伤者。

沙参麦冬粥

沙参、麦冬各 15 克，大米 50 克，冰糖适量。将沙参、麦冬水煎取汁，加大米煮成粥，冰糖调服，每日 1 剂。沙参、麦冬可益气养阴、润肺生津，可用于放疗后出现皮肤干燥、咽干、干咳等症。

生地石斛粥

生地 15 克，石斛 30 克，大米 50 克，冰糖适量。将生地、石斛水煎取汁，与大米共煮成粥，待熟时冰糖调服，每日 1 剂。生地可清热凉血、养阴生津；石斛可益胃生津、滋阴清热，本方对于放疗后阴伤胃阴虚者较为适合，症见口干唇燥，嘈杂，干呕，或吞咽不利，食后胸膈不适，大便干结，舌光、干绛，脉细数等。

消化功能欠佳

临床中，癌症患者经常出现脾虚、胃口不佳、消化不良的症状，对此，何教授推荐不少历史上的健脾止泻食疗名方。

益脾饼

源于《医学衷中参西录》。白术 30 克，干姜 6 克，鸡内金 15 克，熟枣肉 250 克，面粉适量。白术、干姜、鸡内金研粉，加枣肉制成枣泥，再加面粉、清水，和面做薄饼，烙熟即食。本方用于脾胃寒湿、饮食减少、长期泄泻者。方中白术补气健脾，燥湿止泻；干姜温中补脾；鸡内金健脾消食；枣肉补脾养血。诸味合用，具有补气健脾、消食止泻的作用。

本品对于癌症患者食欲不振、消化不良、脾虚食滞不消、腹泻尤为适宜，可以常做常食。

期颐饼

另一名方，亦来源于《医学衷中参西录》，也是健脾消食的好方。芡实 150 克，鸡内金 30 克，面粉、白糖各适量。芡实、鸡内金研细，过筛备用，鸡内金放入盆中，加沸水浸烫，过凉后再加芡实、白糖和面粉，和面做薄饼进食。方中芡实补脾固肾；鸡内金运脾消食，固精止遗。两者合用，具有补脾消食，固肾止遗的作用。

本品适合于癌症患者脾虚食积、消化不良者，本方对于前列腺癌和膀胱癌尿频者也适合。

乌梅汁

乌梅 12 克，冰糖 10 克，水煎服，适用于脾胃虚损、恶心呕吐、食欲减退者。

山药莲肉汤

淮山药 30 克，莲肉 15 克，先将莲肉浸冷水中 1 小时，然后与山药共煮食用，用于脾虚泄泻者，症见大便时溏时泻，迁延反复，完谷不化，饮食减少，食后脘闷不舒，稍进油腻食物则大便次数增多，面色萎黄，神疲倦怠,舌淡苔白,脉细弱等。

首乌粳米粥

生首乌 30 克,将生首乌煎取浓汁,去药加入粳米、适量水煮粥,调味食用,每日 2 次,用于便秘、失眠者。

癌症患者咳嗽

海参鸭羹

出自清代章穆编撰的《调疾饮食辩》。鸭脯肉 250 克,海参 50 克,黄酒、食盐各适量。鸭肉和海参冲洗干净,切细,放入锅内,加清水适量、黄酒、食盐等调味品,小火炖煮至熟即可食用。鸭肉肉质细嫩,既养阴润肺止咳,又易于消化,适合于体质虚弱者食用;配海参滋补润燥,海参能提高人体免疫功能。本品可滋阴润肺、止咳止血,用于肺癌咳嗽、咯血等症。

花生冰糖汤

花生 100 克,冰糖适量。花生洗净,放入锅中,加清水、冰糖,煮约半小时即成。花生可润肺止咳,冰糖滋阴润肺,两物相合共奏润肺止咳之功。可用于燥邪伤肺的口、唇、鼻、咽的干燥或干咳少痰,痰黏难咳,苔薄少津的调养。

川贝杏仁汁

川贝母 6 克,杏仁 3 克,冰糖少许。川贝母、杏仁(去皮)加水煮沸,加入冰糖,用文火煮熬 30 分钟即可。川贝可补肺化痰,甜杏仁可补肺止咳。本品可润肺宽胸、化痰止咳,用于癌症患者出现咳嗽、胸闷、痰鸣等症。

雪羹汤

海蜇 50 克,荸荠 4 枚,食盐适量,加工制成汤食用。本方可清热化痰、润肠通便,用于痰热咳嗽、大便燥结等。

癌症见放射性肺炎

放射性肺炎是由肺癌、乳腺癌、食管癌、恶性淋巴瘤或胸部其他恶性肿瘤经放射治疗后,在放射野内的正常肺组织受到损伤而引起的炎症反应,临床较常见。多于放射治疗后 2~3 周出现症状,常有刺激性、干性咳嗽,伴气急、心悸和胸痛,并发放射性食管炎时出现吞咽困难。患者在平时生活中要注意避风寒,避免感冒。在平时饮食上宜多食滋阴润肺类食物。

百合马蹄汁

百合和马蹄适量,煮汁代茶饮;也可加入鲜白茅根、鲜白芦根榨汁代茶饮。本方是临床常用之清肺化痰、养阴生津膳食,对于缓解放射性肺炎症状、其他肿瘤放疗见津伤液涸之证以及秋季干咳者,均有较好疗效。

百合银耳汤

百合 10 克,银耳 2~3 朵。将银耳泡发好,摘成小朵备用。百合洗净备用。锅中加水,放入银耳,加入百合,烧开后加入冰糖,小火慢熬即可。银耳可补气和血,滋阴润肺,是肺燥阴虚患者良好的滋补品;百合润肺生津,为滋阴圣药,本方对于肿瘤患者放疗后见放射性肺炎,出现燥咳、口干、胸痛者,尤为适宜,在患者治疗期间和治疗后可常食。

石斛麦冬茶

石斛、麦冬各 10 克,沸水煎煮,代茶饮。唐代道家医学经典《道藏》把铁皮石斛列为中华九大仙草之首。《神农本草经》谓石斛:"补五脏虚劳羸瘦,强阴益精,久服厚肠胃,轻身延年。"现代研究认为,石斛可提高免疫力,具有一定的抗癌作用;麦冬具有养阴生津,润肺清心的功效,可用于肺燥干咳、咽痛、津伤口渴、心烦失眠、肠燥便秘等,本方对于肿瘤患者可常饮,尤其适用于癌症见放射性肺炎人群。

癌症见胸腹水

癌症患者出现胸腹水的很多,常常很难控制。如果在应用中西药物治疗的同时,配合食疗调整,会进一步提高疗效,帮助有效控制胸腹水。

鲤鱼赤小豆汤

临床中,癌症患者,特别是肝癌或其他癌肿转移,出现腹水、肿胀的较多见,在药物治疗的同时,配合利水消肿效果较好的鲤鱼、赤豆和冬瓜等食物,可进一步提高疗效。

鲤鱼赤小豆汤来源于唐代王焘的《外台秘要》,是消肿利水名方。鲜鲤鱼1条(约1 000克)加工处理干净备用,赤豆150克洗净放入锅中,加清水,旺火烧沸后改用文火煮至半熟时,加鲤鱼煮至熟烂即成,不加调料淡食。

本方为利水消肿的常用方,方中鲤鱼可利水消肿、下气止咳、退黄;赤小豆有利水除湿、消肿解毒和血的功效。两者均可利水消肿,合用则更增强利水消肿作用。

本方适合于肝癌患者出现黄疸、腹水,及其他癌肿见腹水征象者,有很好的利水作用,对于营养不良性水肿和肝硬化腹水也适宜。

赤小豆冬瓜鲤鱼汤

在上方基础上,加一味冬瓜,即成赤小豆冬瓜鲤鱼汤,也是利水消肿的有效方。鲤鱼和冬瓜各250克,赤小豆50克。鲤鱼去鳞、鳃和内脏洗净,加冬瓜、赤小豆和适量水一起煮熟后,分次食用。

上方还可进一步演变,用赤豆50克,陈皮6克,洗净后塞入鲤鱼腹内,将鲤鱼放入盛器内,将葱、姜、胡椒粉、食盐调好与鸡汤一起放入盛器,上蒸笼蒸90分钟。鱼蒸熟后出笼,另加葱和其他绿叶蔬菜,用沸汤略烫,投入汤中即成,也具有很好的利水消肿功效。

另外,对于肝癌有腹水者,还可用连皮冬瓜500克,洗净煮水,代茶饮用;或者用鲫鱼250克,去内脏洗净,塞入淘洗净的赤豆100克,煮熟,吃鱼喝汤。

癌症各种出血

三七藕蛋羹
三七末5克,藕汁1小杯,鸡蛋1个,食盐、素油各适量,制成羹食用。

三七可化瘀止血；藕汁能止血散瘀；鸡蛋具有止血、养血的作用，用于癌症各种出血者。

焦豆腐渣

对于有便血的患者，可用豆腐渣（过滤了豆浆后留下的渣滓）6～9克，炒焦，研细，每日服2～3次，用红糖汤送下。

荸荠茅根汁

荸荠、鲜茅根各60克，水煎服，每日2次，适用于尿血、小便不利，舌苔黄腻者。

癌症出现黄疸者

老黄瓜皮汁

黄疸患者，可用老黄瓜皮30克，水煎服，每日3次，连服5日。

茄子生姜粳米粥

茄子50克，粳米100克，生姜5片，将茄子切块后，与粳米、生姜同煮成粥，每日2次，用于黄疸胁痛者。

茵陈蒿干姜红糖汤

干姜3片，红糖适量，茵陈蒿15克，加水煎汤服，用于黄疸肢冷、腹泻者。

其他可参考的食疗方

纵隔肿瘤方

夏枯草30～50克，煎汤，每日饮汤代茶；或者常食淡菜也有益。

唾液腺癌手术及放疗

柠檬洗净，切成小块，用糖或蜜腌1周后食用。

舌癌放疗

金银花30克，煎汤代茶饮用。

睾丸肿瘤

荔枝核100克，煎汤，以汤代水煮粥食用。

黑色素瘤伴低热、盗汗

海带切成丝,用鸭汤煮,常食,用于黑色素瘤伴低热、盗汗者。

关乎食疗的点滴经验

有时不妨饿上一两天

临床经常看到很多患者及家属,唯恐患者营养不够,刚做完手术或者放化疗期间,就一味地给患者吃鸽子汤和甲鱼汤等。殊不知,像胆管、胰腺、肝脏等部位出现病变的患者补益多了,会诱发寒战、高热,再拼命乱补,胃肠负担过重,对病情极为不利。

因此,根据经验,何教授强调:对于这类患者,不妨让患者饿一两天,饿一两天之后胃肠道压力减轻了,也许相关症状可以缓解。当然,这个时候如果体质差的话,可以通过输液方法补充营养。总之,要管好嘴。

怎么对付饥饿感

在临床上经常看到,有的癌症患者接受手术、放化疗后胃口不好,没有食欲,平时饮食也控制得较严格,所以往往会出现有饥饿感的表现。

对于临睡前胃中嘈杂饥饿者,可以用百合鸡子黄汤。

百合鸡子黄汤是张仲景《金匮要略》中的一张名方。用百合 7 枚,鸡蛋黄 1 枚,白糖适量。百合脱瓣,清水浸泡一宿,待白沫出,去其水。放入锅中加清水,旺火烧沸后再改用文火煮约 30 分钟,然后加入鸡蛋黄搅匀,再沸,调以冰糖或白糖进食。

本品原用于百合病吐之后者,为治疗百合病的代表方。所谓"百合病",现代医学没有这个名词,古代医籍是这样描述其症状的:"神情不宁,沉默少言,欲卧不能卧,欲行不能行,欲食不能食。似寒无寒,似热无热。"这些症状,其实在肿瘤患者中也是经常看到的。肿瘤患者往往情绪不好,时而抑郁,时而烦躁,想吃东西,有饥饿感,又觉得没有胃口,坐卧不安。本方中百合润肺安神清心；鸡蛋黄可滋阴清热宁心，合而用之具有清心安神、滋阴润肺的作用，所以非常适合于肿瘤患者食用。

另外，如果睡前有饥饿感，也可以吃点低热量的食物，如 1～2 片面包，少量麦片、芋艿、水果，以及黄瓜和番茄等，以减缓不适症状。但切记不要食用方便面、糕点等高热量的食物。

老人别限制太多

老年人新陈代谢下降，对食物的消化吸收功能降低，胃口不如从前，饭量、食量会减少。老年癌症患者因为肿瘤的局部作用、味觉改变、体内乳酸水平升高、神经内分泌因素、心理因素等影响会出现食欲下降，甚至厌食；热量代谢也发生改变，基础代谢率约增加 10%，脂肪分解加速、合成减少，部分患者会表现为消瘦。另外由于各种治疗所引起生理及心理作用，也加重了患者营养问题。所以对老年肿瘤患者，不要过分限制，可根据患者胃口和食欲情况，适当增加些易消化、易吸收的营养物质，促进患者康复。

胆道感染的饮食防范

胆囊肿瘤、肝癌和胰腺癌等肿瘤，很容易诱发胆道感染，出现右上腹剧烈绞痛，持续性伴阵发性加剧，并可向右肩背部放射，油腻饮食常为胆道感染诱发因素。

扬州市邗江有一位治疗非常成功的胰腺癌患者。他 2001 年时出现黄疸，来何教授门诊治疗。当时所有医生判断他已经不行了，因为他胰体凹凸不平无法手术，他自己本人也是一位中医师，当时家里寿衣都给他做好了。他儿子在上海做汽车生意的，他儿子的女老板是何教授诊治过的肺癌患者，所以当时第一时间就建议他来找何教授，因为彼此都是从事中医的，有共同语言，所以立刻开始中医治疗，他当时知道胰腺癌很危险，但因为是乡村中医，所以不知道危险到什么程度，三五年之间他非常认真地配合，也恢复得非常好，他也接受过中央电视台采访，然后平时还能骑着摩托车给农户送医送药，几乎已经完全正常了。他的女儿在南京上了大学，有一天匆匆忙忙来找何教授，说"我爸最近越来越消瘦了，又有点黄疸出现了"，何教授让他赶紧来一下。后来一询问，他由于康复后散漫了，又开始吃肥肉了，自然就又出现问题。他自己也意识到了，何教授也把他教训了一顿，建议他千万千万谨慎。而他也吸取教训，好好调整以后，这一个小波澜也终于过去了。

所以说，胃部、肝和胰腺生癌的患者，平时一定要严格控制油腻高脂肪食物，不能因为贪嘴出问题！

下部肿瘤远离"椒"类

人体下部的肿瘤，如膀胱癌、前列腺癌、阴茎癌、阴道癌等，有个必须要强调的原则：就是辣椒、花椒、肉桂和茴香等刺激性的食品或调味品千万要少吃，比如火锅就要少吃，火锅里辣椒、茴香等调味品很多，不适合，特别要注意！一方面，过量食用这些食物有可能促进癌细胞的增生，从而加速癌症的恶化。另一方面，中医学认为它们属于辛热之品，容易导致湿热下注（症见小便短赤、身重疲乏、舌苔黄腻、胃纳不佳等）！临床上，如此很容易诱发感染或其他病变，以至于原来的病情加重。

我在成都遇到一位患者，是前列腺癌，70多岁。没有手术，一直在何教授门诊中药调理，效果不错。大家都知道，成都的人很喜欢吃辣，做菜喜欢用花椒，这个朋友也很喜欢。康复得不错后，他对吃也就比较随意了，不像治疗期间控制得严格了，况且这么多年吃辣的习惯一下子也改不了，家属也不在意了。所以就经常让老伴做菜多放点花椒之类的，火锅和辣椒也吃得多起来了，这样没过多久，患者就又明显感到小便淋漓不尽、尿急、尿痛、排尿困难。

临床上这种病症非常常见，所以不可不慎！

过食寒物易伤胃

饮食是人体摄取营养、维持生命活动不可缺少的物质,五味调和才能使人体获得所需要的各种营养。若饮食过寒过热,或五味有所偏嗜,则可导致机体阴阳失调,或致使某些营养物质缺乏而损伤正气。因此,在平时的饮食中,要注意饮食的寒温适度,即饮食无太热亦无过凉,才能为脾胃运化水谷提供必要的条件。

多食生冷寒凉之物,易伤脾胃阳气,导致寒湿内生。何教授有一个胃癌患者,一直康复得很好,但有一天来时情况不好,舌苔白白腻腻的,何教授问他怎么回事,他说在出差的路上,饿得厉害,有人给他一个冰冷的盒饭,吃完他就觉得胃不舒服,从那以后胃就开始疼。

柳公权说过:"不以胃去暖寒物。"癌症患者在治疗期间,经过手术、放疗和化疗等各种折磨之后,脾胃功能很弱,易表现为一派虚寒之象,胃部怕冷。所以对于癌症患者,特别是消化道肿瘤的患者,太烫的不能吃,太冰的不能吃,冷饭也最好少吃。注意胃部保暖,是护胃的重要原则之一。

多吃鱼远离癌症

家禽类、鱼类,肉质偏色淡,热量不很高,营养价值却很丰富,也称为白肉;中医则认为其是中性或寒性的。国际营养学界的一致看法是:白肉中,家禽又不如鱼类。因此,多吃鱼类是维护健康的明智选择。

鱼类含油脂量低、蛋白质丰富,且消化率高达98%,是健康的食品,鱼的长链 ω-3 多不饱和脂肪酸对癌症具有预防作用。

《新版指南》也指出:

有一些证据提示:鱼类及富含维生素 D 的食物能够预防结直肠癌。

畜肉类脂肪以饱和脂肪酸为主,主要成分是三酰甘油,少量卵磷脂和胆固醇。相对于畜肉来说，鱼类饱和脂肪酸含量较少，不饱和脂肪酸含量多于畜肉类。我在上海地区做的研究结果也显示，畜肉类对癌症的危险性较大，而鱼类却有一定的保护作用。

因此，欲远离癌症，适量多吃鱼，这也是一大营养学原则。每天食用鱼 50 ~ 100 克，每周食用 2 ~ 4 次为宜。

黄鱼

有大黄鱼或小黄鱼之分，又称为黄花鱼、石首鱼等。性味甘、平，有补虚益精、养胃暖中的作用。清代医学家王孟英认为其"性兼通补"，说明其具有补和泻的双重作用。

现代研究认为，黄鱼含有丰富的蛋白质、微量元素和维生素，对人体有很好的补益作用，食用黄鱼会收到很好的食疗效果。黄鱼含有丰富的微量元素硒，能清除人体代谢产生的自由基，对防治各种癌症有积极的功效。

小黄鱼价格便宜，是老百姓常食用的鱼类，红烧或者做成小黄鱼羹皆可食用，对于癌肿手术、化疗期间胃口不佳者，非常适宜。

小黄鱼 1 条，去鳞及内脏，与大米煮粥常食，可补气健脾，用于癌症患者体虚食少者。

小黄鱼 1 条（去鳞、鳃及内脏），生姜 5 片，葱 5 根，共炖熟食用，连食数日。可开胃调中，用于癌症患者食欲不振、神疲乏力者。

鲳鱼

多为银鲳，性味甘、平，中医认为其具有益气养血、健胃充精之功效。

现代医学认为，鲳鱼含有丰富的蛋白质、不饱和脂肪酸、维生素和各种矿物质，营养价值丰富。其所含的不饱和脂肪酸，有降低胆固醇的功效，适用于高血脂、高胆固醇的人群。鲳鱼含有丰富的微量元素硒和镁，可预防癌症的发生。

对于癌症患者消化不良者，可用鲳鱼 250 克、扁豆 30 克，加葱、姜煮汤，加盐、味精调味，吃鱼喝汤，可健脾补胃。

鲳鱼 500 克, 党参、当归、熟地各 15 克, 山药 30 克, 先煎药, 滤渣取药汁, 再放鱼煮汤, 吃鱼喝汤。可健脾养血补精, 适用于癌症患者血虚出现头晕眼花、失眠、神疲乏力者。

鲳鱼 250 克, 白芍、白术各 12 克, 煮汤, 食肉喝汤。可健脾补胃养血, 适用于癌症患者消化不良、脾虚泄泻和贫血者。

带鱼

又叫刀鱼、牙带鱼, 中医认为其具有补脾益气, 益血补虚的作用。

带鱼含蛋白质、脂肪、多种不饱和脂肪酸、丰富的维生素、钙、磷、铁、碘等成分。鱼鳞中含 20% ~ 25% 的油脂、蛋白质和矿物质。

带鱼含有丰富的镁元素, 对心血管系统有很好的保护作用, 有利于预防高血压、心肌梗死等心血管疾病。带鱼全身的鳞和银白色油脂层中还含有一种抗癌成分 6-硫代鸟嘌呤, 对辅助治疗白血病、胃癌、淋巴肿瘤等有益。

本品清蒸、红烧、糖醋皆是美味。经常食用带鱼, 具有补益五脏的功效, 对于肿瘤患者脏腑功能虚弱、脾胃消化功能弱、气血不足者更为适宜。如用带鱼 500 克, 去鳞鳃及内脏, 切块。先煮豆豉 6 克, 放入生姜 3 片、陈皮 3 克、胡椒 1.5 克, 沸后下鱼, 煮熟食用。可暖胃和中, 适用于癌症患者脾胃虚寒、饮食减少者。

乌贼鱼

又称墨斗鱼或墨鱼, 味咸、性平, 具有养血通经、补脾、益肾滋阴、调经止带之功效。

乌贼既具有较高的营养价值, 而且药用价值也高。乌贼含有碳水化合物、维生素和钙、磷、铁等人体所必需的物质, 是一种高蛋白、低脂肪的滋补食品。乌贼的墨汁含有一种黏多糖, 有一定的抑癌作用。

乌贼骨为乌贼的内壳, 中医用做止血药。对于胃溃疡、胃酸过多, 癌肿出现消化道出血、吐血和便血, 都有很好的止血止酸作用。乌贼骨对于癌症患者出现的腹痛, 也是止痛良药。

对于肿瘤患者来说, 用乌贼红烧、炖、烩、凉拌、做汤, 都是美味食品。

如取乌贼鱼250克洗净,加连皮冬瓜500克、赤豆100克,加葱和水适量,炖熟烂服食3~5天,可健脾利水,用于水肿和癌症患者腹水者。

教条式的饮食习惯不足取

肿瘤患者一旦患病,对饮食要么想吃什么就吃什么,不注意饮食营养搭配;要么就是对饮食非常小心,生怕饮食不注意,没按照"规定"的来吃,对健康就不利了。所以不少患者饮食很机械,某位权威专家介绍了几个饮食方法,就一丝不苟地执行;或者每天一日三餐是自认为很"科学",严格地按时按量的食谱,多年都不变。

我清晰记得有位患者,是南京的,乳腺癌,康复得不错。她告诉我她的一日三餐饮食安排,列出的食物让我不胜感叹:

早餐7点:一杯酸奶,一碗麦片(只买某个牌子的),1个水果,1个刀切小馒头(绝不过量)。上午9点(绝对准时):2个核桃,3个大枣;中午12点:1小碗杂粮米饭,2块瘦肉,鲫鱼汤1小碗,炒青菜,番茄炒蛋;下午3点:2个白果,1碗薏仁红豆汤;晚餐6点:1碗杂粮粥,1个炒素,1个荤菜;晚上8点:喝杯牛奶。这样的食谱雷打不动,每顿不多吃一口,坚持几年了。

对于这样的食谱,一方面这么严格地遵守每餐食物的种类、时间和量,没必要;另一方面,这样刻板的、教条式的食谱,过于拘泥于此,而且多年不变,并不一定有利于健康,即使营养比较全面,也不会感受到饮食的乐趣。

其实,不同的食物里含有人们所需要的不同营养素,只有合理搭配,摄入不同的食物,做到平衡膳食,全面膳食,才能满足我们的需要,也才能预防由于营养不合理导致的营养不良和营养过剩的发生。所以说良好的膳食是我们对抗疾病的有力武器。

主食不能"敬而远之"

癌症患者患病后,往往青睐于选择动物性食物,如鸡、鸭、鱼等,觉得这些食物蛋白质含量高，有营养，却往往对主食"敬而远之"。很多人认为：主食就是提供热量，没什么营养，饭吃多了会发胖，其实这也是一种认识上的误区。

中华民族素有"世间万物米称珍"之祖训，"得谷者昌，失谷者亡"，我国的先贤从生活实践中已经深刻认识到主食的巨大健康作用，是人体赖以生存的物质基础。

中国的方块字是智慧的符号，自古以来，论及人体健康状态时，常用精、气、神充足加以描述。精、气是生命的支柱，气的繁体字"氣"字里有米，"精"的一半也是"米"，这两个字中都包含有"米"，说明谷类主食对于人体生命和健康的积极意义。

但根据原卫生部 2002 年开展的"中国居民营养与健康状况调查"的结果来看，目前我国居民主食摄入量比以前明显减少，谷类食物消费偏低，而动物性食品(如猪肉、牛肉、羊肉、禽肉和蛋类等)和油脂类的消费在明显增加。殊不知，谷薯类及杂豆类在人们一天饮食中所占的比例是最大的，人们每天需要 250～400 克。谷类和薯类含有丰富的淀粉、一定量的蛋白质、维生素和矿物质，是人们获得热量的最主要、最经济的来源。

所以，癌症患者对主食不能"敬而远之"。

改掉食不厌精的坏习惯

随着时代的变化，食品加工行业的发展，新型食品越来越多，层出不穷，让人们可以尽情享受各种精美食物。对谷类而言，人们也越来越青睐那些精美的食品。因为精加工的食物口感好，外形也好看，因此很受人们偏爱。市场上也可以看到，生产和出售各种精美蛋糕和面包的商店越来越多。

日本大学有学者研究发现：平时好吃高糖类食物(即精制甜品)的人，患肿瘤的机会比普通人高 4～5 倍。一项欧洲研究发现，血糖水平较高的妇女罹患癌症的风险也比较高。无论是空腹血糖还是餐后血糖，都有这种关系。而且,即便身体并不胖,血糖高也会带来更大的癌症风险。这些引起高血糖反应的食物,主要就是精白米面制成的食物和甜品。

大量的科学证据揭示:多吃粗粮、杂粮和粗纤维类食物,能够减少心脏病、糖尿病等慢性病的发生,而且还有多项研究证明,这种膳食能显著地减轻体重。各种天然状态的植物性食物几乎都有利于肿瘤的预防。全谷类食物(即粗粮、糙米、全麦等)虽然食物口感不如精致食品好,不易消化,但其营养价值高,除了含有丰富的淀粉外,它们亦是 B 族维生素的主要来源,也含钾、镁、钙、磷等矿物质和脂肪、蛋白质、膳食纤维等营养素。许多研究证明,这些食品在膳食中的比例越大,则患癌症的风险就越低。

因此,为了长期维持人体健康,人们应该改掉食不厌精的坏习惯,多吃粗加工的谷类,限制摄入精制糖。根据中国人的膳食结构和体质状况,中国营养学会推荐每天来自碳水化合物的热量占总热量的 55%～65% 为宜,而其中精制糖所提供的热量占总热量 10% 以下较合适。

粗粮虽好,但在吃"粗"时,要注意以下几点。

1. 最好安排在晚餐食用:正常人吃的频率以两天一次为宜,"三高"(高血糖、高血脂、高血压)人群可 1 天 2 次。

2. 粗细搭配可互补:粗粮因为加工程序较少,往往不易消化。可以采用粗细粮混搭的食用方式,如饮食搭配以 6 份粗粮、4 份细粮,就很适宜。现在市场上常出现的各种杂粮粥和杂粮米,往往里面含有粳米、杂粮和各种豆类,就是很好的食物搭配方法,可以适当多选用。另外,从营养学上讲,粗细粮混合食用,还能起到营养互补的作用,提高其生物利用率。如将玉米、小米、大豆按 1:1:2 的比例混合食用,再搭配肉、蛋,则整体混合食物的营养价值会提高。

3. 粗粮宜做粥饭:不论哪种粗粮,都是以蒸、煮等少油、少盐的烹饪方法为佳。比如,小米、燕麦、薏苡仁等,都适合煮粥喝,营养又养胃。

一句话,越是粗糙难入口,越是对健康有帮助。对食物来说,回归愈往自然的方向走愈好,从最天然的食品里,获得各种营养是最完整、最均衡和最健康的。

植物性食物是抗癌良药

目前癌症高发,其实病因与不健康的,甚至是有害的膳食和生活方式有关。换言之,即西方的、动物性为主的膳食具有促发疾病的因子,而缺乏促进健康的因子。相反,天然的以植物性食物(谷类、蔬菜、水果、豆类和坚果类等)为主的膳食则具有促进健康的因子。

有人曾比较研究美国2个民间团体的成员,他们的生活非常有节制,不吸烟,不喝酒,动物性食物消费很少,膳食以植物性食物为主,结果表明这两个人群中肺癌、结肠癌、直肠癌(男性)以及乳腺癌(女性)的死亡率均显著低于当地同一性别的其他居民。这表明:即使生活在同一地区、同样的生活条件下,膳食、营养和其他生活方式因素对于癌症的发生有着举足轻重的影响,合理的膳食和平衡营养,特别是多吃植物性食物,少吃动物性食物,可以阻碍促癌过程的进展,减少癌症的死亡率。

好菜胜过好药。植物性食物,如全谷类、蔬菜、水果和豆类等,含有丰富的抗氧化物质,正是防治癌症的良药。其抗肿瘤作用主要通过三方面而起作用:一是可阻断致癌物质的前体;二是可阻碍致癌物质启动;三是可阻断损伤的细胞癌变。

在我们对植物性食物给予肯定的时候,人们往往会有这样的疑问:"植物性食物可能主要就提供维生素、矿物质和膳食纤维吧,含有蛋白质吗? 能满足我们对蛋白质的需要吗?"即使有些人知道植物性食物中也含有蛋白质,但是很多人会认为那是一种"低质量"的蛋白。其实不尽然。植物性食物,如谷类、豆类、坚果和菌菇类都含有丰富的蛋白质,我们每天从谷类中获得的蛋白质大约占一天所需蛋白质的1/3,而且豆类、坚果和菌菇类的蛋白质也属于优质蛋白质。

植物油不是多多益善

现在很多居民,包括癌症患者对食用油存在着认识"误区":认为吃荤油不好,多吃点素油没关系。在我国经济困难的时候,我们没有过多选择,有猪油吃就很好了。现在情况不同了,人们都很注重保健,也有条件去采取各种保健措施。很多居民都有些健康意识,认为猪油、牛油等动物油脂不好,植物油好像多吃无妨。其实这也是认识上的一种误区。

植物油含多不饱和脂肪酸较多,特别是亚油酸含量较高。多不饱和脂肪酸容易发生氧化,导致人体产生大量的过氧化物,俗称自由基。自由基就好像一个个小炸弹一样,存在于我们的身体中。碰到血管就会在血管壁上形成凹槽;碰到脏器就会形成一个个小空洞,对内脏器官造成损伤;在我们体表,就会见到一个个老年斑,促使人体不断衰老,健康受到影响,甚至会导致癌症的发生。

为此,如今一些地方政府有一个很好的举措,向社区居民免费发放控油壶和限盐勺。说明我们的政府已经认识到了目前我国居民膳食中存在的问题,已经采取相应的措施。这是个非常好的举措,值得大力推广。

在选择植物油时,我们要注意植物油的合理搭配。每种食用油所含的各种脂肪酸比例都不相同,因此需要有针对性地合理选择多种食用油(如花生油、玉米胚芽油、大豆油、芝麻油和核桃油等)搭配食用,才能提供人体所需的均衡营养,并且保持摄入油脂的热量占总热量的30%以下,且偏低为好。另外,我们在平时用油时,可适当搭配一些高端食用油,如橄榄油和山茶籽油等。橄榄油和山茶籽油含有丰富的油酸,对预防心血管疾病,降低血液中的低密度脂蛋白,升高高密度脂蛋白,有积极的作用。

坚果类是脂肪和蛋白质的宝库,其所含的脂肪中含有人体所需的必需脂肪酸,容易消化吸收,营养价值又高。故在选用食用植物油的同时,适当搭配食用坚果类食物,如松子、腰果、核桃、花生、开心果、芝麻、瓜子等,对健康更有利。

更新鲜,更健康,更有益

中国菜的烹调加工技术在世界久享盛誉而不衰,但当我们在追求色香味之际,我们是否要冷静地思考一下,各种烹调加工方法是否都对健康有益?

《新版指南》指出:

广东类型咸鱼很可能是导致鼻咽癌的原因之一。咸的和盐腌的食物也很可能会导致胃癌的发生。

韩国的一项病例对照研究也发现:新鲜蔬菜、水果是胃癌的保护因素,但摄入含硝酸盐较多的蔬菜会增加患胃癌的危险。

腌制类食品,如香肠和咸鱼等食物,在加工过程加入很多盐,盐中含有亚硝酸盐、硝酸盐等杂质;蔬菜的保存和处理过程中,也会有大量的亚硝酸盐产生,特别是在蔬菜的腌制过程中,亚硝酸盐的含量明显增高,不新鲜的蔬菜亚硝酸盐含量亦可明显增加。在腌制过程中,腌制食品也易被细菌污染,产生少量的亚硝酸盐,亚硝酸盐可在体内转变成亚硝胺等致癌物质。如咸鱼产生的二甲基亚硝酸盐,在体内可以转化为致癌物质二甲基亚硝胺。咸蛋、咸菜、腊肠、火腿同样含有致癌物质。

另外,在购买的腌制品中,商家也经常会在食品中额外添加亚硝酸盐,它作为一种防腐剂和发色剂,自20世纪20年代就开始广泛地添加在腊肉、腌肉和罐装肉类制品中。它的作用是杀菌,并给肉制品带来一种健康喜人的粉色,还能保持肉类的鲜味,增加肉类的风味。但亚硝酸盐能在我们机体内发生反应,形成亚硝胺,可引起癌症。

所以,在日常生活中,要尽量多进食新鲜的蔬菜和水果,少食或不食腌制类食品,才能在一定程度上减少癌症的发生。

因人制宜话食疗

中医学一直强调因人、因时、因地制宜，其实，这些体现了一个重要的哲学（辩证法）原则：在总原则确定的前提下，还需要具体问题具体分析，分别对待。对应于癌症的饮食调理，也同样需要善于运用这一权变之法。临床上，需根据患者的性别、年龄、营养状况、体质差异、季节和地域特点等，区别对待，方能取得良好效果。

老年患者：以易吸收为准

对于老年人群的生理特点和饮食，古代医家给予了人们很多指导性的经典论述。

孙思邈认为，人到40岁以上，就进入了衰老期，随着年龄增长，抵御疾病侵袭的能力逐渐下降，"四十已上，即顿觉气力一时减退，衰退即至，众病蜂起"（《千金要方·房中补益第八》）。40岁后，人就会觉得精神气力减退，衰退到一定程度时，各种疾病也就找上门来了。因此，孙思邈提出要因人制宜，不同的人或同一个人在不同时期，因体质、气血盛衰有所变化，因而嗜欲也不尽相同。

人们离不开饮食所化生的精气，成年人如此，儿童、婴幼儿如此，老年人更是如此。合理的饮食，是维持老年人健康的需要。"以食治疾，胜于用药"，此是养生，特别是老人养生之大法也。古代先贤主张用食物来调理疾病比用药物来治疗疾病更好。当然，治病有时还必须依赖药物，但始终应以饮食调护为根本。

老年人在饮食卫生方面，尤其需要注意的是：一不能"饮食自倍（过量）"，年纪大的人，不可一次吃得过饱，而是要一日多餐，但每次食用量不要贪多。这样可使食物容易被脾胃消化，气血生化正常。如果每次吃得过饱，可损伤人体。二是"食饮者，热无灼灼，寒无沧沧"，食物别过热或过寒。食物过寒、过热，也不适合老年人。过热的食物会烫伤消化道黏膜，长期食用过热食物，可致消化道黏膜恶性病变；过于冷的食物，能使消化道黏膜、血管痉挛，从而导致胃痛、泄泻等病证的发生。

所以，对于老年患者，我们强调一个原则：顺其自然，以容易吸收为主。当然，这里强调的是一般的老年患者，而对于那些脾气很犟和"梗"的男性患者，也应尽量劝其饮食要以易于肠胃消化吸收的食物为主。

在日常生活的饮食中，要注意饮食物的平衡摄取，以清淡、新鲜、温软为务。坚持"少而多餐"，废除"多而顿食"的饮食习惯，少吃多餐，不要多吃少餐。老人牙齿不济者，还应注意食物要煮烂，宜食软食、易消化食品。

相对于男性而言，通常老年女性本身油腻东西吃得偏少。老年女性患者，年纪一大，胃口不好。对于这些患者，就不要太过于限制和过多饮食禁忌了，以免出现营养供给不足。建议她们吃得慢一点，少量多餐，多吃些易吸收有营养的食物。偶尔吃点腐乳、咸菜等增加胃口的食物，也不宜反对，只是要注意控制这些食物的量即可。

女性患者：严管滥用美容品

如今女性乳腺癌、宫颈癌、子宫内膜癌和卵巢癌的发病率在上升。最新流行病学调查表明：上海、广州等大城市女性人群中乳腺癌发病率连年飙升，已成为城市女性的头号杀手，且呈年轻化发展趋势。其中，13 岁前月经初潮的女性，其乳腺癌的发病率要比 17 岁以上来月经的女性高两到三倍。

造成乳腺癌年轻化的原因是多方面的。首先，年轻女性饮食方式的改变，油脂类摄入过多。很多研究显示：与激素有关的癌症，如乳腺癌和宫颈癌，均与大量摄取动物性脂肪与蛋白质有关。其次，大量使用加入雌激素以达嫩肤效果的美容品。而年轻女性为保持身材，不愿生育或生育后不愿哺乳，也增加了乳腺癌的发病机会。

当下都市女性，对外表尤为重视，担心自己"青春早逝"，美容美体成为如今很多城市女性追求的时尚。很多女性一方面拼命减肥，另一方面又在大量服用滋补美容的补品，如燕窝、雪蛤、蜂胶、蜂王浆和胎盘等，还有各种美容养颜的口服液。而这些美容滋补品中或多或少都含有一定量的雌激素，雌激素是一把"双面刃"，确能延长女性的"青春期"，但长期额外补充大量的雌激素，会不断增加对乳腺上皮细胞的刺激，改变体内内分泌环境，带来乳腺导管上皮细胞增生，甚至癌变。

所以，对于各种女性滋补美容品，尽量不要吃，更不能盲目服用雌激素类的药物。如果一定要吃，要弄清楚其中的成分，要在专业医生指导之下使用雌激素类药物，自己想当然地乱吃，当心后悔莫及。服用雌激素的女性还应定期去医院检查乳腺和妇科，以防意外。

白领患者：限制动物性食品

张仲景在《金匮要略》中指出："凡饮食滋味，以养于生；食之有妨，反能为害。"饮食调理得合理，就利于养生；反之如果饮食不合理，则会成为导致疾病的有害因素。《黄帝内经》中就有"膏粱厚味，足生大疔"之说，古人早就强调：肥甘厚味食物摄入过多，易生疔疮肿疡等多种疾患。

现代营养学也发现，某些营养物质摄入过多，会影响人体健康。动物性蛋白、脂肪（"膏粱厚味"）摄入过多，容易引起高血压病、高脂血症、冠心病等；若长期偏食高热量的肉食、甜品等，也易罹患冠心病、糖尿病等。这在城市居民中尤为明显。

当今城市白领人群，往往应酬较多，高脂肪、高蛋白食物摄取过多，因营养过剩导致的肥胖病、糖尿病、脂肪肝和癌症等慢性病，已经成为白领中的流行病，而且发病呈现低龄化的趋势。今天干扰了大多数城市人群健康生活的，诸如高血脂、高血糖、高血压以及形形色色的亚健康状态等，也都可以寻绎出饮食营养失衡在其间所起的消极恶化作用。如果城市白领再盲目追求动物性食物，盲目过补，则会加重目前的不良势头。因此，饮食营养失衡因素必须引起当下城市白领人群充分的关注和重视。

我曾接受某报记者采访,记者疑惑地问了一个问题:现在白领中流传吃甲鱼防乳腺癌,可以吗?我回答:"吃甲鱼不仅不能预防乳腺癌,还能诱发此病。"临床的确如此,我们发现它们之间存在着某种联系!

英国学者 Doll 和 Peto 在《癌症的原因》中明确提出:"在因癌症而死亡的美国人中,约有 35% 与膳食(不合理)有关。"近 20 年来,几乎所有的经典研究都认为脂肪是癌症的主要膳食危险因素,它与乳腺癌、结肠癌等关系密切。因此,防癌膳食中"控制膳食脂肪摄入在总热量的 30% 以下"是首选。蔬菜和水果越来越被证明是多种癌症的保护因素,包括消化道癌(口腔、食管、胃、结肠/直肠)、呼吸系统癌(咽、喉、肺)以及与内分泌有关的癌(乳腺癌、胰腺癌)。研究进一步表明,蔬菜和水果的摄入量越高,则发生癌症的危险度越小,这其中存在着明显的量效关系。

因此,对常人来讲,特别是白领患者,强调适当偏素,但不主张偏食,更不提倡过量与废食,须适度控制食物的摄入总量(新鲜水果、蔬菜除外)。对一味追求山珍海味、鸡鸭鱼肉、美酒佳肴、大吃大喝;或过分茹素清淡,乃至为追求体型苗条而厌食,长期减食,或只是食素,甚或辟谷绝食等做法,都是应该反对的。

农村患者:因人因地制宜

经济的发展,带来了农村的巨变。相比较而言,虽然我国农村、边远地区的生活条件和饮食营养状况比几十年前有很大改观,但与城市人群相比,我国农村整体生活水准较城市还是要低一些。

从营养学角度,习惯上把癌症分为"贫癌"和"富癌"。就"贫癌"和"富癌"在我国的分布情况而言,因生活水平低下、营养不良等因素而导致的"贫癌",如阴道癌、食管癌和宫颈癌等,往往在农村、贫困地区较多见;而与营养过剩、富营养化有关的所谓"富癌",如乳腺癌、肺癌、结直肠癌等,往往多见于我国城市地区。

所以,对于农村癌症患者,要因人而异,因病而异,根据患者的营养状况,采取合理的营养措施。如果患者是"穷癌",如阴道癌或食管癌,就要根据患者的情况,适当增加营养,而不必一味控制饮食,防止患者出现过度营养不良,加重病情;但农村中的肠癌、乳腺癌等,往往与营养过剩有关,所以要根据患者状态,适当控制饮食和营养,注意管住嘴。

患儿:确保营养

现在肿瘤不仅发病率高,而且有低龄化的趋势,儿童肿瘤也出现高发的趋势。我国儿童肿瘤的发病率大约是104/100万,其中白血病占40%。另外如髓母细胞瘤和胶质细胞瘤、恶性淋巴瘤和骨肉瘤的发病率都很高。

就目前来讲,影响儿童期肿瘤发病率主要的因素,包括环境的污染、生活方式的影响、遗传和基因的变化,特别是环境污染、儿童营养过剩引起的肥胖、缺少运动等因素对肿瘤影响很大。

对于处于生长发育期的肿瘤患儿,因为生长发育对营养素的需要很大,所以要注意确保营养,注意补充蛋白质、钙、铁、锌和各种维生素和矿物质,增加摄取瘦肉、鱼类、蛋和豆制品,适当增加牛奶的摄入,以保证钙的摄取,促进生长发育。

但在保证营养的同时,要注意控制快餐类食物(如汉堡包、炸鸡和薯条等)、各种饮料、甜品和牛羊肉、烧烤类食物。油炸、快餐类和烧烤类食品,往往脂肪含量过多,会导致营养不均衡。长此以往,会对身体健康造成不利影响。临床发现,鼻咽癌患者在年轻人当中较多,与嗜食垃圾食物有关。

所以,对于肿瘤患儿,要根据年龄和营养状况,在确保营养的同时,对食物要注意合理选择。

体弱患者:清补为主

癌症患者患病后,由于接受手术、放化疗治疗、心理因素和癌肿消耗等因素的影响,有些患者往往表现为体弱、体虚的表现,胃口欠佳,脾胃消化吸收功能较弱。如营养不良者、体质偏瘦弱而消化功能欠佳者，可适度多食些易于消化的高热量或动物性蛋白类食物，以增进营养，强壮体质。

但也有些患者急于尽快恢复，明知吃不下，而且消化吸收不了，硬是各种营养补品一味地"填鸭式"强食，结果是不但起不到补益作用，患者却表现出腹胀、腹痛等消化不良的症状，增加胃肠道负担，适得其反！

所以对于这类患者，既不能一味控制饮食，也不能盲目纵食。何裕民教授提出的饮食原则是以"清补"为主。"清补"有两方面含义：一方面是说饮食要慢慢补，不宜急于一口吃个胖子，补得过多，造成营养过剩也有可能导致复发或者转移，所以强调要细火慢熬，慢慢调补。另一方面就是说不要过于进食高脂肪、高蛋白质、高热量的食物，注意平衡膳食、荤素搭配。比如一天一两（50克）肉，一个鸡蛋，二到三两（100～150克）鱼，碳水化合物根据每个人的情况摄入，蔬菜和水果建议越多越好，这就是清补。

这种清补基本上能满足一个人的生理需求，而且很容易吸收，不至于因为补得太过而导致恶性结果的出现。

癌症见营养缺乏患者

部分晚期癌症患者，由于一系列的严重创伤性治疗，再加上腹泻、吸收不良等，导致胃肠道功能受损，吸收障碍；或者因创伤、溃疡、出血、疼痛等，进食受限；或因肿瘤本身的高消耗影响，使得他们表现出营养不良之症。早在20世纪30年代就有研究报道：约有20%的癌症患者直接死亡原因是因为营养不良。特别是诸如胃癌、胰腺癌和食管癌等消化道肿瘤，中晚期出现营养不良率常常较高。

对这类有营养障碍的肿瘤患者，既不能盲目限制饮食，甚至一味素食；又不能拼命进食，虚则不受补，欲速则不达；有时徒增功能障碍。

此时，应以能够消化和吸收为首要原则，吃了不难受为先导；必要时，可静脉或鼻饲补充。口服则先以粥为宜，可仿造广东人做法，粥里放点容易吸收的营养物。一旦胃口好转,则转为软饭为宜。

在坚持合理营养、平衡膳食基础上,可适当提高膳食中动物性食物比例,以获得有效的营养支持,不仅可改善虚弱状态,也可提高手术成功率,减少术后并发症,还可增强机体对放化疗的耐受性,改善其生存质量,促进疾病康复。但加工时一定要煮烂、煮透,易于吸收。

在选择动物性食物时,可多选择鱼肉、鸡肉和鸭肉等饱和脂肪酸含量较少的品种,而对甲鱼、虾蟹、蛋黄等胆固醇较高且不容易吸收的食物要谨慎。

辨证、辨体施食

辨证论治是中医学的一条基本原则,这一原则不仅贯彻于中医临床用药的过程之中,而且也体现在饮食疗法中。

我们经常看到这样的现象,一到入冬,很多人就开始吃补药,或者到医院开膏方进补,而且膏方中一味地追求名贵的中药材,选人参,觉得是越贵越好。觉得所谓进补,就是要用补药。在癌症临床中,这一现象则尤为突出。患者患病后,往往急于求补,其实对病情无益。我曾经遇到一位男性直肠癌患者,体质比较壮实,看到我之后,他急切地问:别人送给他冬虫夏草,能不能吃? 这可是好东西啊,非常补的! 一看患者舌苔厚腻,而且患者说他最近还咳嗽,痰有些黄。很明显,患者目前属于实证表现,再吃补品只会火上浇油,反而不利。

如今我们餐桌上的食物越来越丰盛,我们已经从以前的"吃饱求生存",到现在的"吃好求健康"的状态。今天城市里人的体质特点和以前大不相同,不都是虚。疾病的易罹患倾向也有所改变——代谢综合征、心脑血管疾病、癌症、糖尿病等成为疾病之主体,而不是过去的传染性疾病等。所以,今天的调补也要注重针对性原则,贯彻与时俱进、辨证、辨体施食的原则和精神。

所谓"辨证",就是将四诊所收集的资料、症状和体征,通过分析、综合,辨清疾病的原因、性质、部位以及邪正之间的关系,概括判断为某种性质的"证"。"施食",则是根据辨证的结果,确定相应的食疗方案方法。同样,辨证是决定食疗方案的前提和依据,施食则是实施该食疗方案以治疗疾病的手段方法之一。"辨证施食"是饮食治疗的基本原则。

"体",亦即体质,是指机体在生命发展过程中的某一阶段的生理特性概括。人群中的个体,在其生长壮老已的过程中,由于受天时地利人和等自然因素和社会环境的制约,以及个体自身的遗传和年龄性别等内在因素的影响,形成了个体在机体结构、功能和代谢等各方面的特殊性。所以,不同的人体质类型可能不同,同一个人在不同的时期也可以表现为不同的体质特点。这种特殊性包含了机体的正气之盛衰,脏腑功能之偏颇,身心功能是否协调稳定等,从而体现出个体抗邪能力之强弱。

所谓"辨体",就是将四诊(望、闻、问、切)所收集的人的一般身体信息资料,借助中医理论进行分析,从而概括、判断为某种性质的体质类型。"施食",则是根据辨"体"的结果,确定相应的食养方法。辨体是决定具体食养方案的前提和依据,施食则是实施该饮食养生方案的具体手段和方法。

辨体、辨证施食是中医营养学的重要特点之一,中医学认为由于人体阴阳气血的盛衰,体质可有阴阳气血的偏盛偏衰,因而有不同的体质。对于不良体质,通过辨证施食,能调节机体的脏腑功能,促进内环境恢复协调,趋于平衡稳定。

下面是我们对常见的 8 种体质给予的饮食建议,可供参考。

气虚体质

表现:平素语音低弱,气短懒言,容易疲乏,精神不振,易出汗,舌淡红,舌边有齿痕,脉弱。

特点:元气不足。

宜食食品:具有补气功效的食品,如粳米、小米、山药、红薯、马铃薯、胡萝卜、香菇、鸡肉、鹅肉、鹌鹑、青鱼、鲢鱼、黄鱼等。

血虚体质

表现：面色苍白萎黄、唇色爪甲淡白无华、头晕目眩、肢体麻木、筋脉拘挛、心悸、失眠多梦、皮肤干燥、头发枯焦，以及大便燥结，小便不利等。

特点：血气亏虚。

宜食食品：具有补血作用的食品，如红枣、黑木耳、黑豆、瘦肉、猪肝等。

阳虚体质

表现：平素畏冷，手足不温，喜热饮食，精神不振，舌淡胖嫩，脉沉迟。

特点：阳气不足。

宜食食品：具有温阳作用的食品，如糯米、大蒜、羊肉、猪肉、鸡肉、带鱼、虾、核桃、栗子等，但羊肉等红肉总体上不宜多吃。

阴虚体质

表现：手足心热，口燥咽干，喜冷饮，大便干燥，舌红少津，脉细数。

特点：阴液亏少。

宜食食品：性味寒凉、具有补阴作用的食物，如芝麻、乌贼、龟、海参、鲍鱼、牡蛎、蛤蜊、鸭肉、猪皮、豆腐、豆奶、甘蔗等。

痰湿体质

表现：面部皮肤油脂较多，多汗且黏，胸闷，痰多，口黏腻或甜，喜食肥甘甜黏，苔腻，脉滑。

特点：体内痰湿凝聚。

宜食食品：具有祛除痰湿作用的食物，如赤小豆、蚕豆、扁豆、白萝卜、荸荠、紫菜、海蜇、枇杷、银杏、薏苡仁等。

湿热体质

表现：面垢油光，易生痤疮，口苦口干，身重困倦，大便黏滞不畅或燥结，小便短黄，男性易阴囊潮湿，女性易带下增多，舌质偏红，苔黄腻，脉滑数。

特点：湿热内蕴。

宜食食品：具有清利湿热作用的食物，如薏苡仁、茯苓、莲子、赤小豆、蚕豆、绿豆、苦瓜、鲫鱼、芹菜、莲藕、空心菜等。

血瘀体质

表现：肤色晦黯，色素沉着，容易出现瘀斑，口唇黯淡，舌黯或有瘀点，舌下络脉紫黯或增粗，脉涩。

特点：血行不畅。

宜食食品：具有活血祛瘀作用的食物，如山楂、桃仁、油菜、慈姑、黑大豆、茄子、香菇等，可酌情少量饮用葡萄酒、黄酒，以增加血液循环。

气郁体质

表现：神情抑郁，情感脆弱，烦闷不乐，舌淡红，苔薄白，脉弦。

特点：气机郁滞。

宜食食品：具有行气、降气、调畅气机作用的食物，如高粱、蘑菇、柑橘、荞麦、白萝卜、洋葱、丝瓜等。

总之，要根据个体不同的体质、职业、年龄，以及以往的饮食习惯与病情等，辨体和辨证饮食，相宜用膳，才能做到饮食内容的科学、合理。

依据时令、地域调饮食

因时制宜

因时制宜，指根据季节等时间的特点及其与内在脏腑、气血阴阳的密切关系来选用适宜的食物。对于癌症患者来说，因时制宜而选择合适的食物，也是要遵守的一项饮食原则。

四季气候交替，人类必须顺应自然规律而不可悖。《黄帝内经》主张养生应顺四时而养，如《灵枢·四时气》指出"四时之气，各有所在"，《灵枢·顺气一日分为四时》曰"春生、夏长、秋收、冬藏，是气之常也，人亦应之"，《灵枢·本神》云"故智者之养生也，必顺四时而适寒暑，和喜怒而安居处，节阴阳而调刚柔。如是则僻邪不至，长生久视"。

《周礼·天官》提倡在不同的季节、不同的气候,宜服食不同性味的食物,提出"春发散宜食酸以收敛,夏解缓宜食苦以坚硬,秋收敛吃辛以发散,冬坚实吃咸以和软",简单来讲,就是春天饮食偏酸,夏天偏苦,秋天宜辛,冬天宜补。

春季

中医认为,春天是主阳气升发,气势向上向外的季节,是生机勃勃、欣欣向荣的景象,有利于人体化生气血精液,应尽量少食或不食温燥发物,如狗肉、牛肉、羊肉等;应适应肝的条达之性,多食用辛甘发散的食物,如可食用花生、香菜、菠菜、豆芽等;如果时在早春,要少吃黄瓜、冬瓜、茄子、绿豆芽等寒性食品,多吃些葱、姜、蒜等温性食品,以祛散阴寒之邪。还应当多吃一些鸡肉、动物肝脏、鱼肉、瘦肉、蛋黄、豆浆等营养品,以满足人体功能代谢日趋活跃的需要。

时至仲春,可适当进食大枣、蜂蜜之类滋补脾胃的食物;少吃过酸或油腻等不易消化的食物;多吃一些味甘性平,且富含蛋白质、糖类、维生素和矿物质的食物。这时,正值各种既富含营养又有疗疾作用的野菜繁荣茂盛之时,如荠菜、马齿苋、鱼腥草、蕨菜、香椿等,应不失时机地进食。

迨至暮春,气温日渐升高,应以清淡饮食为主,除适当进食优质蛋白质类食物及蔬果之外,可饮用绿豆汤、赤豆汤、酸梅汤以及绿茶,以防止体内积热。不宜进食羊肉、狗肉、麻辣火锅,以及辣椒、花椒、胡椒等大辛大热之品,以防热邪化火,变发疮痈疖肿等疾病。

夏季

夏季是万物繁茂的季节,阳气外张。阳气虽生于春而极于夏,而阳旺之时,人体的阳气最易发泄。因此,饮食要清淡爽口,易于消化,少食或不食肥甘油腻之品,切忌贪凉饮冷太过,注意保养阳气;夏季是一年中人体代谢最旺盛的季节,也是营养消耗量最大的季节。同时,夏季人的睡眠偏少,休息不好,食欲就不佳。

所以夏季要注意适当"补充",其中包括:蛋白质的补充,要常吃些富含优质蛋白质，而又易于消化的食品，如蛋类、鱼类及含脂肪少的肉类、豆制品、牛奶等；维生素的补充，可多吃新鲜蔬菜和水果，如西红柿、西瓜、甜瓜、水蜜桃、李子、杨梅等，这些都富含维生素 C。另外还需多吃些含 B 族维生素的谷类食物。

夏季汗出较多，盐分丢失也多，适当补充盐分是非常必要的。而且，夏季大量饮水会也冲淡胃液，所以做菜可适当多放些盐。此外，在调味方面，可用醋、大蒜、生姜、芥末等酸、辛、香佐料，可以起到杀菌、解毒和增强食欲的作用。夏季是炎热的，但在饮食方面，有时"以热抗热"会更好些，比如喝热茶可刺激毛细血管普遍舒张，体温反而会明显降低。

秋季

秋季是万物成熟收获的季节，阳气收敛，阴气始生。这个季节的养生应注意收敛精气，保津养阴。饮食上要以养阴清热、润燥止渴、清心安神为主，可选用芝麻、核桃、银耳等有滋润之性的食品。

初秋要平补："秋老虎"颇凶，但要适当减少冷饮以及寒凉食物的摄入。俗话说"秋瓜坏肚"，对各种瓜类宜少食，以防损伤脾胃阳气。因此，应适当加入扁豆、豇豆、薏苡仁等健脾利湿之品煮粥食用，以助脾胃运化。初秋因为气候炎热和湿盛的原因，再加上胃肠功能经过盛夏的消磨，胃肠功能较弱，所以应选用补而不峻、防燥不腻的平补之品，如鱼、瘦肉、禽蛋、奶制品、豆类以及山药、茭白、南瓜、莲子、黑芝麻、核桃等。俗话说"秋藕最补人"，可将糯米灌入藕眼中蒸熟食用。患有脾胃虚弱、消化不良的患者，可以服食具有健脾补胃作用的莲子、山药、扁豆等。

仲秋要润补：在仲秋人体常反映出"津干液燥"的征象，如口鼻咽喉干燥、皮肤干裂、大便秘结等。根据"燥者润之"和"少辛增酸"的原则，一是多食用滋阴润燥作用的食物，如芝麻、核桃、蜂蜜、梨、甘蔗、柿子、香蕉、荸荠、橄榄、百合、银耳、萝卜、鸭蛋、豆浆、乳品等。二是酸甘化阴，宜进食带有酸味的食品，如葡萄、石榴、苹果、芒果、杨桃、柚子、猕猴桃、柠檬、山楂等。其中，银耳含有碳水化合物、脂肪、蛋白质以及磷、铁、镁、钙等，具有滋阴润肺、养胃生津的补益作用,可用水泡发后煮烂,加糖服食,对治疗和预防秋燥有较好的效果;百合也有养肺阴、滋肺燥、清心安神之功效。另外,此时应少吃辛辣的食物。

晚秋要滋补:晚秋气温逐渐下降,在加强营养,增加食物热量的同时,要注意少食性味寒凉的食品,并忌生冷。可用 1～3 个核桃肉(连紫衣)与 1～3 片生姜同嚼服食,来预防秋季多发的咳喘之类呼吸系统疾病。药食兼优的菱角、板栗是调理脾胃的佳品,它们均含有碳水化合物、蛋白质及多种维生素,具有补中益气、开胃止渴、固肾益精等功效。对于有冬季进补打算的人来讲,此时是打"底补"的最佳时期。"底补"可用芡实、红枣或花生仁加红糖炖汤服,或用芡实炖猪肉等。

冬季

冬天是万物收藏的季节,阳气闭藏于内,阴寒盛极。故养生活动应注意敛阳护阴,以养藏为本。适宜选用补益作用较强、益肾温阳作用的食物进补,如鸡肉、鸽肉、核桃仁、芝麻、萝卜、山药、枸杞、黄鱼、鲈鱼等。

民谚云"冬令进补,开春打虎",讲的就是冬令进补的重要作用。近年沪上盛行膏方进补,膏方比较适合慢性病患者、中老年人和青年亚健康者,根据当下人们的体质,不能选用过于滋补的膏方,而要以注意调整为主。尤其是肿瘤患者,更不能过于滋补;主张清补,以调整为宜;牛羊肉等仍以少吃为妙。

除了膏方进补外,在平常的饮食上,还要注意保温、御寒和防燥三原则。

1. 保温:即增加热量的供给,饮食中增加蛋白质的含量,特别是鸡肉、鸭肉、鸽肉、兔肉等的优质蛋白质为佳。

2. 御寒:指通过饮食以抵御寒冷,人怕冷与体内缺乏矿物质有关,要保证豆、肉、蛋、乳的基本摄入量,以满足人体对钾、钠、铁等元素的需求。对于特别怕冷的人,可以多补充些块茎和根茎类蔬菜,如胡萝卜、藕、薯类等,老年人可适当吃些花生、虾皮、牡蛎、蛤蜊和橙子等含钙较多的食物。

3. 防燥：是指通过饮食以防干燥,防止皮肤干燥和口角炎、唇炎等,主要补充富含维生素 B_2 的动物肝、蛋、乳,以及富含维生素 C 的新鲜蔬菜和水果,这正是中医"秋冬养阴"的深刻内涵所在。

现代社会高度发展,将人们带入了一个社会节奏快、工作效率高、生活舒适安逸的时代。人们生存在自然界当中,应当顺应自然界四时阴阳进行养生与饮食,就是"以从其根,故与万物沉浮于生长之门",否则"逆其根,则伐其本,坏其真也"!

因地制宜

所谓因地制宜,就是指根据不同地理环境特点来选用适宜的食物。对于肿瘤患者来说,食疗也要根据地理环境的不同而因地制宜。

我国幅员辽阔、地域宽广,气候多样,不同地区由于地势高低、气候条件的差异,形成了各自的特点。《黄帝内经》认为,由于人们居住的地理位置的不同,气候寒热温凉是有区别的。如《素问·五常政大论篇》说:"天不足西北,左(北方)寒而右(西方)凉,地不满东南,右(南方)热而左(东方)温……地有高下,气有温凉,高者气寒,下者气热。"

由于人们生活的地理位置和生态环境差别较大,生活习惯、饮食结构不尽相同,人的生理活动、体质,以至所患疾病、病变特点也不尽相同。因而,进行饮食调补时,必须注意到地理位置的不同,根据不同地域的特点分别配制膳食,是提高食疗效果的重要环节。事实上,不同地区特有的饮食习惯,本身就是当地人们在长期的因地制宜的饮食选择过程中逐渐形成的。

如西北、东北地势高,阳热之气不足,气候寒冷,宜多选用温热的食物,以温壮阳气,增加抗寒能力;又北方地势高,且多风燥,易于风燥伤肺,宜多食新鲜蔬菜。东南地势低,寒冷之气相对较弱,气候温热,宜多选用清凉淡利的食物。又南方某些地方地势低下,多潮湿,易于湿困脾虚,会阻滞人体经络,引起肢体沉重、困倦等,饮食菜肴中则宜多用辛辣和具有祛湿作用的食物,如辣椒、薏苡仁、荸荠、冬瓜、丝瓜、赤豆等。

又如,我国江南一带居民对谷类的消化能力很强,适合于以谷物为主的碳水化合物来源的饮食结构;而北方则更适合于麦类,西北和内蒙古又嗜食畜肉。相较于西方,我国大多数居民对肉类的消化能力要差一些。此外,我国居民更容易接受烹调后的食物,而西方许多国家只简单加热,甚至对许多食物推崇"生食",后者大多数情况下中国人只是猎奇时偶尔一试。这些都是地理区域决定生产方式,从而影响到生活方式及饮食结构之故。

近年来,关于肝、胃、食管和直肠等部位的癌症与水土环境的关系也有一些研究报道。有些癌症的分布有明显的地区性和地方性特征。我国食管癌分布的总体趋势是北方高于南方,内地高于沿海。我国胃癌发病率以西北黄土高原和东部沿海各地较高。我国肝癌死亡率有南方高于北方、东方高于西方、沿海高于内地的趋势。高发区主要位于广西、广东、福建、江苏、上海、浙江等沿海的某些地区。所以,不同地区的居民,根据当地癌症高发的趋势和特点,应该合理调配饮食,改变不良的饮食习惯和生活方式。具体各种癌症的饮食建议,可以参见下一章节。

癌不同，吃法也不同

1. 指出 20 种常见癌症的患者各有哪些不良饮食习惯和饮食方式。
2. 推荐 20 种常见癌症的饮食调理方法和原则。
3. 给出 20 种常见癌症的有效食疗方，全程帮助抗癌。

食疗与治病一样，若欲取得良好疗效，当注重因病、因人而异。因为不同的病，与饮食关系不一样！不同的人，饮食习惯也不尽相同。下面讨论的是各种癌症不同的饮食调理特点，并介绍不同癌症的食疗方法与具体方案等，可供广大患者参考选用。

肺癌调养：始自饮食

众所周知，肺癌是全世界最常见的癌症，其中大约 3/4 的病例为男性。它是高收入国家最常见的疾病，目前该疾病在一些低收入的国家也呈上升趋势。肺癌发病率高，致死率也高，它引起的死亡几乎占全部癌症死亡数的 18%。

目前，肺癌已位居我国癌症死因的首位。据中国疾病预防控制中心统计，从1973年到2006年的33年间，我国肺癌发病人数上升了465%。肺癌在我国各省都是发病率最高的。其中，尤以北京、东北、云南等地发病尤其显著。而合理膳食，注意营养物质的平衡摄取，则是防治肺癌、降低肺癌死亡率的有效途径之一。

早知得这个病，当初就不抽了

尽管"吸烟有害健康"的道理无人不知，但是吸烟、甚至是癌症患者继续还在吸烟，这就让人们难以理解了——难道生命真这么不值得重视?!

我有一案例，当时在某城市举办"生了癌，怎么吃"的公益讲座。讲座还没正式开始，我就听到台下第一排有位老先生转身对其旁边的听众说："我每天一包烟都不够的。"因为老先生就坐在第一排，所以听得很清楚。我看了看老先生，有70多岁了，挺消瘦。大家知道，来听此讲座的，基本上都是癌症患者或是患者家属。老先生这么大年纪，这样抽烟，可以说是对自己的健康不负责任。

还有一例，我也记忆犹新，可以很好地反映当下很多生活方式不健康者(特别是吸烟男士)的心理。

我曾接受很多患者咨询癌症的饮食问题，成都有一患者特别执着，该男士40岁出头，姓赵，黑黑瘦瘦的，脸色很差，患的是肺癌。对于男同志患肺癌，我一般都要问是否抽烟，赵先生惭愧地说："抽，而且抽得很厉害。以前我抽烟、喝酒、吃辣都无所顾忌的!"赵先生还说了句让我和所有人都要反思的话："人往往就是这样! 如果我不得这病，可能我还会照样抽烟、喝酒、吃辣的!"我觉得这句话反映了如今很多人的心理。健康时不在意、不重视生活方式的问题;想怎么样就怎么样，等到健康出问题了，后悔却已经晚矣! 这种现象在男同志中往往更普遍。

19世纪中叶前，肺癌的发病率很低，可以忽略不计。19世纪中叶后，用纸卷烟草吸食的方式流行后不久，肺癌也就像瘟疫一样在全球蔓延开来,现在则成了世界第一大癌。吸烟会引起肺癌的结论一致是医学界所公认的,也是众所周知的。吸烟可以吸入大量的致癌物,如煤焦油、尼古丁等有害物质,这会损伤肺泡而致癌。

有研究显示,全世界大部分国家90%的肺癌是由吸烟引起的,我国的肺癌高发就与我国的烟民太多有关。同样发病,吸烟者癌症的发病要比不吸烟者早8年。越早开始吸烟,肺癌发病率与死亡率就越高。长期吸烟者的肺癌发病率比不吸烟者高10~20倍,喉癌发病率高6~10倍,食管癌高4~10倍,胰腺癌高2~3倍,膀胱癌高3倍。

吸烟对女性的危害也很大。除肺癌以外,研究显示吸烟女性患宫颈癌与卵巢癌的相对危险程度也很高。吸烟20年以上的女性,其患乳腺癌的危险将增加30%;吸烟30年以上者,这一危险则增加60%。另外,被动吸烟也会导致肺癌的发生,这也是女性发生肺癌的原因之一。有研究显示:一些与吸烟者共同生活的女性,患肺癌概率比常人多出6倍。因此,有时在一个家庭中,虽然抽烟的人只有一个,但是患肺癌的却不止一人。

可以说,吸烟是导致肺癌的主要原因,只要尽早停止吸烟,90%的肺癌都可以得到预防。如果吸烟率逐年下降,那么若干年后,癌症特别是肺癌的发生率和死亡率就会随之下降。美国在这方面已经收获了硕果。美国人从20世纪90年代开始有效全民戒烟,进入21世纪,肺癌的年发病率已经下降了7%以上。

远离厨房油烟

我们知道,肺癌主要发生在男性,原因都很清楚,吸烟是罪魁祸首。但是据统计,近几年上海女性肺癌的发病率上升很快,尤其是40~50岁的女性,患肺癌人数已接近男性,达到1:1。通常,按照西方的研究结果:吸烟才是导致肺癌的主要原因,我国女性烟民的数量并不是很可观,那为什么会出现这样的现象呢?

调查发现,厨房油烟和女性肺癌的发生有明显关系。

在非吸烟女性肺癌危险因素中,超过60%的女性经常与厨房油烟打交道,很多女性烧菜喜欢用高温油煎炸食物和烹炒肉类食品。同时,由于担心厨房油烟会散到房间和客厅里,所以往往厨房门窗紧闭,导致厨房小环境油烟污染严重。高温油烟产生有毒烟雾,久久不散,使局部环境恶化。有毒烟雾长期刺激眼和咽喉,损伤了呼吸系统的细胞组织。如果不加以有效保护,很容易诱使肺癌高发。另外,反复加热的食油,如多次用来油炸食品的食油,不仅本身含有致癌物质,它所产生的油烟中含致癌物质也更多,危害性更大。调查表明,这种病因在中老年女性肺癌患者中特别突出,危险因素是正常人的2~3倍。

此外,饮食业的炊事人员的肺癌发病率较一般职业也高,常在厨房做饭者患肺癌的概率甚至远远高于不常在厨房做饭的吸烟者。究其原因,多半是由于高温烹调习惯所造成的。可以毫不夸张地说,厨房油烟已成为威胁人们生命健康的"隐形杀手"。

要远离肺癌,就应从远离厨房油烟做起,提倡改变烹饪习惯。厨房要经常保持自然通风,同时还要安装性能、效果较好的抽油烟机。此外,炒菜时的油温也要有所控制,尽可能不超过200℃(以油锅冒烟为极限)。多使用微波炉、电饭煲、电烤炉等厨房电器产品,尽量避免油烟的损害,并能够控制油温。多采用低温烹调和食用富含维生素A、维生素C和B族维生素的新鲜蔬菜和水果,不仅可以减少致癌物的影响,也可创造一个无公害的家庭环境,这是每个人都可以做得到的。

β胡萝卜素或许对你无益

早年,很多人的研究使得人们经常把β胡萝卜素描写成一种能使人类免于癌症、衰老、心脏病等疾病困扰的强效营养素。在20世纪末进行的一些初步研究显示:吃富含β胡萝卜素的蔬菜和水果越多,得癌症——特别是肺癌、胃癌、食管癌的可能性越小。

这一结论深深影响着很多癌症患者。我在临床中看到一个现象，很多癌症患者一直在食用很多胡萝卜。

我跟随何裕民教授门诊时，曾遇到这样一位女性，30 岁出头，是个宫颈癌患者。该患者过一段时间就来何教授的门诊改改中药方，康复得不错，精神状态也挺好的。我第一次见到她时，着实吓了一跳，该患者面部发黄，而且手掌和手背也都是黄色的。她并非消化系统肿瘤，按照她的恢复情况，不该出现这样的情形。后来我就从营养学的角度考虑，她是不是橘子、胡萝卜之类的食物吃多了，因为过食这些食物会引起色素沉着。

我问她："您是不是平时很爱吃橘子、胡萝卜之类的？"

她的回答让人很是吃惊："我每天用 5 根胡萝卜榨汁喝。"

我问她："为什么吃这么多？"

她说："我们得了癌症的，也'久病成良医'了，都经常学习一些营养知识，很多报道都说，β 胡萝卜素抗癌，胡萝卜里含 β 胡萝卜素很多啊！"

这不是她个人的认识，其实很多癌症患者都有这样的想法。

但是，目前权威的研究结论告诉人们：

β 胡萝卜素并不是包治百病的灵丹妙药。对于吸烟者，服用大剂量的 β 胡萝卜素反而会增加其患肺癌的可能性。而且，新的研究提示：大剂量的 β 胡萝卜素片剂对某些类型的肺癌死亡率还有明显的负面作用。而且，增加了食用者心脏病发作的概率！因此，不可不慎！

我们不主张大剂量地服用合成的含 β 胡萝卜素的片剂；至于经常吃一些富含 β 胡萝卜素的新鲜蔬菜水果，只要量适当，应该是有益无害的！

一碗狗肉引起的祸端

虽然红肉（猪肉、牛肉、羊肉、狗肉等）对肺癌的影响还需要更多的证据来支持，但临床实践的经验告诉我们：红肉吃得过多，对肺癌同样有危害性。

我曾遇到一位肺癌患者，年纪很轻，35 岁左右。他告诉我，患肺癌之前，自己血脂、尿酸都正常。得了这个病后，家人给他补啊，又是牛肉、羊肉、甲鱼，又是蛋白粉，什么好就吃什么。结果病情不但没有得到缓解，还添了新麻烦，现在血脂和尿酸都高了。

沈阳有一位姓于的老患者，也是肺癌。于老先生经过调养康复得不错，本来就喜欢吃狗肉，得了病之后，一直忌口不吃。2009 年冬天很冷，于老先生觉得自己现在康复得不错，胃口也很好，就跟女儿提出想吃点狗肉，解解馋，哪怕就吃一小口。女儿一开始不同意，后来想想父亲爱吃，现在康复得也可以，也就应允了。谁知于老先生不是吃一小口，而是一吃就是一小碗，后来又吃了几次，3 个月不到就出现骨转移了。

都是贪嘴惹的祸！

还有一位也是沈阳的患者，患肺癌的，病情比于老先生严重得多，但他坚持吃中药，练练郭林功，嘴管得很紧，不乱吃，好多年了，活得挺好！

所以说，管住嘴，对于康复期的肺癌患者意义更大。

美国国家癌症研究所指出，高脂肪饮食已成为肺癌新的诱因。其机制可能与高脂饮食烹调时间长，油温较高，且易于烧焦，会产生杂环胺类致癌物有关。另外胆固醇能刺激细胞增生和诱导纤维肉瘤形成，胆固醇可致性激素结合蛋白降低，使游离雌二醇的量增加，从而增加了癌肿形成的风险。故少食动物脂肪，多吃些番茄、南瓜、苹果等新鲜蔬菜、水果，可减少肺癌的发生。

慎食虾蟹

虾和蟹是上海人特别爱吃的食物，但对于肺癌患者，最好别吃。何裕民教授就有一病例。

上海一位著名曲艺家的夫人，是一位晚期肺癌患者，左肺部手术打开后又缝起来，因为胸部癌细胞转移了，无法手术，她体质比较差没法化疗，也没法放疗。她是 2006 年的患者，主要症状就是左乳房边上剧烈疼痛，因为她胸膜粘连了，还在咳嗽。中药调整三五年后，她非常舒服了，也恢复得不错,由于没有用过放化疗,局部肿块还存在,但她每年秋冬都会出现一个问题,就是间断性地咳嗽。而且,她每次咳嗽都非常有意思,不是因为贪吃了一个蟹,就是多吃了虾!

虾和蟹非常鲜美,但虾、蟹和海鲜类主要是异体优质蛋白质,容易引发过敏。对肺部有疾病的人,非常容易诱发咳嗽,加重病情,要特别注意。何裕民教授对一般癌症患者主张吃点海鱼类的东西,因为是优质蛋白质,但对肺癌患者往往会告诫说:一旦有咳嗽,便需谨慎!

常饮新鲜芦根/茅根汁,一个管用的土法

对于肺癌(也包括鼻咽癌、食道癌等)患者,秋冬季(或者比较干燥的季节)的时候,或者患者干咳少痰、口鼻干燥以及放疗后,导师常常推荐一个简便的土方法,天天饮用新鲜芦根、茅根熬的汁,当茶喝,可清热生津,养阴润燥,润肺止咳化痰,效果甚好!

新鲜的白茅根全国到处有,漫山遍野;芦苇根则南方水田池塘边较多。据说新鲜的白茅根、白芦根现已有了网购,便宜、方便,且效果不错!尤其是白茅根,有凉血止血、清热生津、利尿通淋等功效,清解肺热喘咳尤为良效;芦根入肺经,传统中医学认为它善清透肺热,是历史上治肺热咳嗽、肺痈吐脓等的主要药物,唐代药王孙思邈治疗咳喘脓痰的名方"千金苇茎汤"中,苇茎则是主药,而它就是芦苇的嫩茎,芦根则是芦苇的根茎,应该说两者可看作是一回事,临床功效基本相似。

肺癌饮食金标准

研究证实:少吃高脂肪食物,多吃蔬菜和水果等植物性食物,戒烟限酒,采取积极健康的生活方式等措施,肺癌是可以预防与控制的。

1. 肺癌患者往往肺功能受损明显,呼吸道抵抗力较低,故要绝对禁烟和辛辣之品,并保证食物中含有充足的膳食纤维,避免感冒,保持大便通畅。

2. 宜多食增强机体免疫、有对抗肺癌作用的食物,如甜杏仁、酸奶、薏苡仁、香菇、四季豆、豆制品、花菜、卷心菜、大蒜、洋葱、山药、红薯、白萝卜、菱角、银耳、黑木耳、核桃、莲子、百合、大枣、桂圆、石斛、河鱼、茯苓、冰糖杏仁糊等。

3. 放疗时易引起口燥咽干、咳嗽少痰等症状,饮食以滋阴养血为主,可进食枸杞子、瓜类、香蕉、桃仁、西红柿、荸荠、藕、蜂蜜、鸭等。

4. 化疗时,药物毒性较大,气血大伤,宜补益气血,饮食上可选用动物肝脏、瘦肉、蛋、香菇、木耳、花生、大枣、胡萝卜、樱桃、黑芝麻、鱼汤、黄芪炖鸡等。

5. 患者有咳嗽、咳血等症状时,宜增加养阴润肺和止咳止血收敛的食物,如杏仁、百合、藕节、柿子、鸭梨、山药、丝瓜、银耳、橘皮、枇杷、罗汉果、无花果、桃、橙、柚、荸荠、蜂蜜、莲子、饴糖萝卜汁、川贝杏仁汁等。此时,慎食河鲜海货,如虾、蟹及贝壳类等食物。

肺癌食疗方

1. 银杏红枣粥:银杏 25 克,红枣 20 枚,糯米 50 克。将银杏、红枣、糯米共煮成粥,早晚空腹食用,有解毒消肿的作用。

2. 冰糖杏仁糊:甜杏仁 15 克,粳米 50 克,冰糖适量。将甜杏仁与苦杏仁用清水泡软去皮,捣烂加粳米、清水及冰糖煮成粥,隔日 1 次,具有润肺祛痰、止咳平喘、润肠等功效。

3. 甘草雪梨煲猪肺:甘草 10 克,雪梨 2 个,猪肺少量约 250 克。梨削皮切成块,猪肺洗净切成片,挤去泡沫,与甘草同放沙锅中。加冰糖少许,清水适量小火熬 3 小时后服用。每日 1 次,具有润肺化痰的作用,适用于咳嗽不止者。

4. 沙参天冬炖鸭汤:南沙参 5 克,天门冬 3 克,鸭肉 100 克(去皮)。南沙参与天门冬用纱布包好,与鸭肉同炖至熟烂、去渣,吃鸭肉喝汤。可养阴润肺、化痰止咳,适用于中晚期肺癌患者。

5. 对于肺癌痰多色白者,可用生萝卜榨汁,每日饮 3 次,每次 20 毫升;或者生萝卜去心,加入川贝 3 克、冰糖 15 克,煮 30 分钟饮汁。

6. 黄芪 250 克煮汤,以此汤煮食猪肺,用于肺癌体虚,动则气喘者。

7. 生蒲黄 150 克、五灵脂 50 克,共煎液,以此药液煮粥食用,用于肺癌胸痛,或有咯血者。

8. 秋梨白藕汁:鸭梨和藕各 100 克,鸭梨洗净去皮和核,藕去节,将两者切碎绞汁后饮用。本品可清热润肺生津,可用于肺癌见干咳无痰或少痰、皮肤干燥者,也适用于肺癌患者作为秋季调理饮用。

口腔/咽喉癌症:康复靠食养

口腔癌、咽癌和喉癌(合起来)是世界上第五位最常见的癌症。其中男性发病率是女性的 3 倍。现在研究认为,食物和营养在防范口腔癌、咽癌和喉癌等方面具有重要作用;合理食物和营养还可以促进这类癌症的康复。

"烫"出来的癌症

古人认为食物的温度会影响身体,指出"水谷之寒热,感则害人六腑"。是说饮食的冷热对胃肠道影响非常明显,过寒过热则会损伤人体脏腑,导致疾病。

我在重庆举办讲座,询问当地的工作人员:"重庆地区什么癌症发病率较高?"当地朋友说:"常见的肝癌、肺癌在我们这儿发病率不是很高,而口腔癌、喉癌却高发!"我听了一开始也不解,我到全国很多地方做讲座,很少有声称当地口腔癌、喉癌高发的,为何重庆地区高发呢? 我同时也发现,广东地区口腔癌也高发。

《新版指南》中明确指出:

马黛茶是口腔癌、咽癌和喉癌的原因之一。

马黛茶是一种南美洲某些地区盛行的高温饮品。说明过热的饮料、食物对口腔和咽喉反复损伤，久而久之，会引起局部组织病变，甚至引起癌变。

因此，我们认为，之所以重庆和广东地区口腔癌、喉癌与咽癌高发，与重庆地区居民喜食火锅、广东一带的居民喜喝"工夫茶"、喝煲汤，而且要趁热饮用，关系很大。火锅中高温的食物和热茶反复刺激口腔、咽喉部的黏膜，高温会使口腔黏膜上皮发生破损、溃烂、出血等，如果反复受到不良刺激，就可能诱发癌症。可以说，高温食物和饮料对口腔和咽喉部组织造成的损伤，是导致这些部位癌变的原因之一。

中国各地都有各自的饮食文化和习惯，有些习惯并不一定对健康有利。从根本上改变我们的日常膳食和习俗，可能是很难的。然而不利于健康，尤其是不利于癌症康复的习俗必须改变！只要认识到了这一点：这么做是值得的，并要能坚持住！

嚼食槟榔之嗜好要改改

槟榔是常用的驱虫药，为棕榈科植物槟榔的干燥成熟种子。主产于印度尼西亚、马来西亚及我国的广东、海南、广西、云南等地，这些地区的居民非常喜爱嚼食槟榔。有的地方，吃槟榔甚至就像吸烟、饮酒一样平常。湖南省是我国的槟榔消费大省，当地似乎人人爱吃槟榔。

湖南有一家媒体报纸，曾约笔者写篇关于湖南口腔癌高发原因及预防的文章。笔者认为，湖南省之所以口腔癌发病率较高，与当地过分嗜好嚼食槟榔不无关系。

嚼食槟榔，对我们的健康影响很大。据医学流行病学统计，嚼食槟榔与口腔癌有着密切的关系。嚼槟榔除了使牙齿变黑、磨损、牙龈萎缩，造成牙周病、口腔黏膜下纤维化及口腔黏膜白斑症外，更可怕的是它的致癌和促癌作用。研究已经确定：槟榔中的槟榔素具有致癌性。据调查，88%的口腔癌患者有嚼食槟榔的习惯。口腔癌的发生率因近年来嚼食槟榔人口的增加，正在逐年上升。因而，使得国人的口腔癌已跃升为十大癌症死亡原因之列。

如吸烟且嚼食槟榔，则危害更大，更易引起口腔癌、喉癌、咽癌和食管癌；如吸烟、嚼槟榔又合并饮酒，致癌危险性则尤其强烈。

由此可见，为了您的健康，请勿嚼食槟榔！

烈性酒：口腔/咽喉癌的大敌

大量研究明确指出，烈性酒是口腔癌、喉癌、咽癌的主要诱发因素，临床上，因为长期过量饮用烈性酒而致此类癌症的，十分普遍。

芜湖有位患者姓文，刚刚40岁，先是发现喉癌，然后又发现食管癌，再后来又发现口腔黏膜癌。何教授就很奇怪，先后3个月，一个还没搞清楚，另外一个又发现问题了。何教授一看他，食管白斑很厉害，身体很壮实；又问没有家族史，而且他的食管癌是发生在食道上端的，然后看着他，教授就笑了，说："不用问，你非常好酒，是吧？"他说："对啊，我酒量特大，而且喜欢喝白酒。"何教授说："你这三个癌都只有一个原因，就是高烈度的酒精，把黏膜给烧伤了。"他老婆指着他鼻子说："我让你别喝你不听，现在医生也这样说了！"他摸着鼻子，笑了笑："我猜也大概差不多。"

其实，临床上这种情况非常多见。因此，无论是防范，还是治疗，杜绝烈性酒都是关键措施。

口腔癌、咽癌、喉癌饮食金标准

1. 禁烟，禁油炸、腌制类食物，忌吃槟榔。

2. 喉癌要绝对禁辛辣食物，避免坚硬、粗糙之物。

3. 禁止饮酒，尤其是烈性酒。

4. 多吃新鲜的蔬菜和水果，特别是维生素C含量高的食物，如苦瓜、柑、橘、橙、柚、枣、草莓、猕猴桃等。

5. 放疗后要注意颈部皮肤的保护，食物不宜过烫，以免损伤口腔黏膜,吞咽动作宜缓慢,以免呛入气管,诱发剧烈咳嗽和咯血。

6. 患者因放疗引起津液损伤,出现唾液分泌减少,可多选用湿性食物,如西瓜汁、瓜类、蒸蛋、柠檬、青菜汤、鱼汤、肉汤、酸梅汤等。

口腔癌、咽癌、喉癌食疗方

1. 西瓜翠衣茶:西瓜表皮 50 克,加水煮汤,取汁代茶饮,每日 1 剂。用于口腔癌见肝火上炎者,症见头晕、头痛、面红、目赤、易怒、口苦、口干舌燥、口臭等。

2. 四米粥:薏苡仁、糯米、槐米、粳米各 25 克煮粥,每日 1 剂。用于口腔癌属于痰湿积聚者,症见体形肥胖,多汗且黏,口中黏腻,胸闷,痰多,面色淡黄而暗,容易困倦,身重不爽,大便正常或不实,小便不多或微混浊,平素舌体胖大,舌苔白腻等。

3. 苦瓜绿豆汤:苦瓜 600 克,绿豆 150 克,盐少许。新鲜苦瓜切开去核,用清水洗干净,切成大块。绿豆用清水浸透,洗干净,沥干水。锅内加入适量清水,先用武火煲至水沸,然后放入苦瓜和绿豆,待水再沸,改用中火继续煲至绿豆熟烂,以少许盐调味,即可以佐膳饮用。本膳食可清热解毒,利尿消暑,适宜于口腔癌患者。

4. 橄榄茶:取橄榄两枚,绿茶 1 克。将橄榄连核切成两半,与绿茶同放入杯中,冲入开水加盖 5 分钟后饮用,适用于咽癌患者。

5. 车前子、车前草各 15 克,共煎汤,以汤煮粥食用。用于喉癌放疗后有喉头水肿者。

6. 竹叶 10 克煎汤,加少许薄荷油,冰后服用。用于喉癌放疗患者。

7. 薏苡仁汤:薏苡仁 60 克淘洗净,加水适量煎汤饮服。每日 1 剂,分 2 次服,连服 2~4 周为 1 个疗程。可健脾利湿,益胃补肺,清热消痈,利水抗癌,适用于喉癌声音嘶哑患者,也可作为防治胃癌、肠癌、宫颈癌的辅助食疗汤。

食管癌：烟酒是帮凶

食管癌是常见的一种消化道恶性肿瘤，占城市恶性肿瘤死亡率的第4位、农村的第3位。全世界每年约有20万人死于食管癌，我国是食管癌的高发国家，也是食管癌死亡率最高的国家之一。全世界每年食管癌新发病例约31.04万，而我国就占16.72万。高发区主要集中在河南、河北等中原地区以及广东潮汕地区等。

拿什么拯救癌症之乡

众所周知，我国河南省林县（今河南省林州市）食管癌高发。科学研究发现，其原因之一可能是与当地居民喜食腌菜，而腌菜中亚硝胺的检出率和检出量均较高，且腌制食品普遍缺乏维生素C有关。也有研究发现，当地粮食中亚硝胺的阳性率为23.3%～33.3%，且前体物质含量也高。此外，对该县495口饮水井的监测结果表明，绝大多数井水中均可检出一定量的硝酸盐和亚硝酸盐。我们知道，硝酸盐、亚硝酸盐和亚硝胺是导致消化系统肿瘤发病的危险因素。因此，要降低这些地方食管癌的发病率，非得从饮食与饮水改善做起，否则，一切都是舍本逐末。

霉变食物：元凶之一

流行病学调查证明：霉变食品中含有亚硝胺。食管癌的发生与长期进食霉变的食物、粮食被真菌污染也有关。有实验证明，将某些真菌菌株接种到含有一定量的亚硝酸盐、硝酸盐的玉米面中，可使玉米中胺类增加，在合适的条件下，胺类可合成亚硝胺。

在我国食管癌高发区（河南林州市），除了食物和饮水中含有一定的致癌危险因素——硝酸盐和亚硝酸盐外，这里也曾有常年吃霉变食品的习惯，如霉变红苕渣、玉米面等。有研究人员从当地人喜欢吃的酸菜中分离出真菌培养物,发现这种物质具有促亚硝胺合成及致癌作用。

饮酒又抽烟,食管受不了

食管癌病位在食管,类似于中医学所说的"噎膈""膈证"。中医学认为,凡嗜酒无度,又多进肥甘之品,则酿痰生湿,痰气交阻于食管,噎膈随之而形成。故《临证指南医案·噎膈》指出噎膈的病因是"酒湿厚味,酿痰阻气",《医碥·反胃噎膈》认为"酒客多噎膈,好热酒者尤多,以热伤津液,咽管干涩,食不得入也",阐明了饮食不节,过度饮酒是食管癌发生的重要因素。

现代研究也证实:

酒与多种呼吸/消化道肿瘤,包括肺癌、鼻咽癌、喉癌、食管、胃癌、肝癌和胰腺癌等的发生,都有较为密切的关系。而且,日饮酒量与危险的增加成正比。

研究表明:香烟中至少含有 50 多种致癌物。这些物质被香烟燃烧后产生的焦油物质覆盖住,贮留在口腔、鼻腔、咽喉和肺内。吸烟可增加口腔、唇、咽、喉、肺、胃、膀胱和胰腺等癌症发病的危险性。吸烟亦可增加食管癌发生的风险,而既吸烟又饮酒是比单一嗜好更有害的坏习惯。饮酒与吸烟有协同致癌作用,使致癌作用产生叠加效应,导致患食管癌的风险骤增。当吸烟者吸入一口烟,同时喝下一口酒,便会将口腔内和咽喉部位的焦油物质冲洗下去。酒精会溶解香烟中的致癌物及其他有害物质,当酒精不断刺激食管壁并导致黏膜充血时,烟草的致癌物质会更强烈地刺激食管,久而久之就很容易导致食管癌发生。

应酬时,吃着美味佳肴,抽着烟,喝着酒,这样的现象在我们周围已经非常普遍。但现在你可得小心了,科学告诉人们,长期饮酒又抽烟,可能诱发食管癌。

所以,抽着烟,喝着酒,这种看似很享受的行为,特别是男同志,要格外注意了,或许你离癌症不远了!

新的类型：白酒惹的祸

在临床跟诊中,常常发现很多年轻的(30多岁)男性,来自非食管癌高发区,却年纪轻轻患上了本病。导师老到地直奔主题,询问当事人:好喝酒?且常常"酒品"很好,好"感情深,一口闷"！几乎对方(或家属)百分之百回答:是啊！过去就是这样,天天白酒,一沾酒,就好一口闷！导师把这类归为新的(食管癌)类型:烈酒一口闷型。而且,目前患者或潜在患者正在明显增多之中！

2012年,我在沈阳举办讲座,讲座结束,有一男同志,50出头,黑黑瘦瘦的,因患食管癌前来咨询。按照我们的经验,北方的男同志患食管癌和肝癌的,大多好酒,而且好白酒,且喝得猛。我先问他,平时喝酒吗?他说,喝,喝得很厉害,喝酒喝了20多年了,每天2顿,每顿至少半斤白酒,一顿不喝都不行。我知道,这病就是喝酒给喝出来的。他告诉我,患病2年了,最近又发现结节病灶,甲状腺和和胸骨间有肿块阴影,医院怀疑是肿瘤转移了。我在给他一些建议时叮嘱他,酒一定要戒了。但患者的回答让我吃惊,我有时还喝酒,朋友一起聚会,别人劝他喝,不喝面子过不去啊。

这样的例子不少,常常听到有肿瘤患者,特别是男性患者,得了病之后,还照样抽烟喝酒,饮食也不注意节制,后来出现转移复发的比比皆是。

所以说,患癌后,在癌症治疗和康复阶段,首要的就是改变以前不良的生活习惯和饮食方式,养成健康的生活方式,才能在一定程度上防止癌症的复发和转移,促进康复。

喜热饮也是危险因素

《新版指南》中指出:

有充分证据显示,马黛茶很可能是食管癌的发病原因之一,马黛茶对食管的损伤很可能与其温度很高有关系,而与香辛料本身没关系。

中国食管癌发病率是世界平均水平的 8 倍, 广东则更高, 达 48 倍, 与当地人喜热食热饮有关。食管癌被外国人戏称为"中国癌症", 因为中国人爱喝开水, 喝热汤, 喝热茶, 吃火锅等高温食物。

现在很多人喜欢闲暇时泡杯工夫茶, 殊不知, 现冲现泡"趁热喝"的茶, 可能为食管癌埋下隐患。原因在于, 滚烫的水会烫伤食管黏膜, 引发口腔黏膜炎、食管炎等, 虽短期内自我会修复, 但反反复复, 时间久了, 可能触发癌变。调查表明: 新疆哈萨克族人常喝滚烫的奶茶, 潮汕人喜欢工夫茶, 山西太行山地区的人爱喝大碗烫粥, 目前这些地区都成为食管癌、贲门癌、口腔癌的高发区。法国某些地区也特别高发食管癌, 研究显示: 与当地居民酷爱喝滚酒(红葡萄酒加热了, 滚烫地喝)有关。

因此, 习惯于吃烫饭、喝热饮的人, 要注意患食管癌的风险。

性急、快、粗糙, 伤了食管

除此之外, 研究及临床观察表明, 食管癌患者在生活和个性上往往具有以下特点:

一是食管癌以前在农村高发, 大多数患者生活习惯随便、家庭条件一般, 因此, 有人把食管癌归为典型的"贫癌"范围。

二是绝大多数食管癌患者生活方式粗糙, 脾气急, 性子躁。表明在饮食行为方面, 每每吃得快, 吃得急, 如狼吞虎咽。

三是很大一部分患者十分固执, 且喜好钻牛角尖, 要用一般劝慰方法改变其行为较难。

我注意到, 门诊食管癌患者中, 超过 90% 属于那些性子急, 吃得又快又烫的人!

因此, 对于本病患者, 重在纠其"急""糙"的性格特征。适度纠正其急躁、毛糙的行事风格, 特别是吃东西。让患者学会慢慢地吃, 细细地咽; 别吃得太烫, 别性急往下咽, 带馅儿的食物可能外面不烫里面烫, 吃的时候尤其要当心; 喝热饮千万不要用吸管; 别吃得太粗, 是促进本病康复的关键。

在此基础上,推而广之,建议他做什么都放慢一点,慢半拍更好,并当面建议家属予以关心,理由是可以明显减少患者的痛苦,多数患者能欣然接受。与此同时,还要努力纠正其固执及好钻牛角尖的性格。使患者学会自我调控,放慢生活节奏,改变急躁易怒的脾气。

食管癌饮食金标准

1. 禁烟酒,忌红肉、加工肉制品类。

2. 忌过硬、粗糙、刺激性、霉变、腌制类食物,不吃槟榔。

3. 多吃非淀粉性蔬菜、水果。多吃富含维生素 C 的食物,如番茄、柑橘类水果、猕猴桃、酸枣、芒果等食物。

4. 食管癌患者常进食困难,尤其是治疗期。因此,治疗期一般以半流质为主,常需少量多餐,七分饱为度。菜、饭常宜煮得很烂,细嚼慢咽。各种菜蔬也尽可能切得细点,以利于通过食管和伤口。食物宜寒温适度,过度寒凉会引起疼痛,还会诱发复发。

5. 补充营养:食管癌患者会出现吞咽困难的现象,同时机体消耗量大,饮食要软、易消化,可给予半流质和全流质,以补充营养。

半流质食物,如:稠粥、烂面条、馒头、馄饨、包子等;

全流质食物,如:粥、蔬菜汁、水果汁、豆浆、酸奶、稀羹、肉汤、银耳加冰糖煮汤、白萝卜煎汤加蜂蜜、莱菔子汤、藕粉、椰子汁、西瓜汁等。

必要时可给予匀浆膳,要素膳及混合奶等膳食,易消化吸收。原料可选择:米饭、粥、面条、鸡蛋、馒头、鱼、虾、瘦肉、猪肝、胡萝卜、荸荠、油菜、冬瓜、土豆、牛奶、豆腐、豆浆等。

食管癌食疗方

1. 五汁饮:梨、藕、甘蔗、荸荠、麦冬适量。将梨、荸荠洗净后去皮并切碎;鲜藕去皮、节洗净并切碎;麦冬洗净切碎;然后将上述各味一同混合后用纱布包好后绞取其汁,或用榨汁机取汁即可。本方具有生津止渴,清热解毒的作用,尤其适合于食管癌患者。

2. 果汁膏:取甘蔗、西瓜、生梨、橙、橘、龙眼中的 5 种榨汁,加入牛奶及生姜汁少许,用蜂蜜收膏,饮用时稍加水服用。此方具有利咽、宽中的作用,适合于食管癌患者。

3. 芝麻、核桃仁各 250 克,共研细末,少加白糖拌和食用。适用于各类食管癌。

4. 枸杞乌骨鸡:枸杞 30 克,去骨乌骨鸡 100 克。将上述两者加调料后煮烂,打成匀浆或加适量淀粉或米汤成糊状,煮沸即成。适用于食管癌体质虚弱者。

5. 鸡蛋菊花汤:鸡蛋 1 个,菊花 5 克,藕汁适量,陈醋少许。鸡蛋液与菊花、藕汁、陈醋调匀后,隔水蒸熟即可,每日 1 次。适用于食管癌咳嗽加重、呕吐明显者。

6. 大蒜泥 15 克,胡椒末 3 克,薤菜 200 克洗净切碎末,入粥略煮,经常食用。用于食管癌而有胸背疼痛者。

7. 半夏、胆南星各 30 克,生姜 3 克,共煎药汁,以药汁代水煮成 1 日量的粥,分次服食。适用于食管癌痰涎甚多者。

8. 流质饮:对于食管癌进食困难,出现营养不良者,可用鸡肉、瘦肉、鱼类、虾和蔬菜等,先洗净,去骨、去皮、去刺,切成小块煮熟。馒头除去外皮,鸡蛋煮熟去壳分成块,莲子先煮烂,红枣煮熟去皮去核,将所需食物经过加工、煮熟后混合,加适量水一起捣碎搅匀,待全部呈无颗粒糊状再加少量盐、植物油边煮边搅拌,待煮沸后 3～5 分钟即可食用。

胃癌:高盐/腌制是风险

胃癌是世界上第四位最常见的癌症。在世界的很多地方胃癌相当常见,我国也是胃癌的高发国家,高发区主要集中在沿海及西北各省市,如上海、江苏、甘肃、青海等较为突出。胃癌通常是致死性的,在癌症死因中居第二位。

世界各国普遍认为胃癌主要是由于环境因素(包括生活方式)所致的恶性肿瘤。美国癌症研究所的资料显示,在众多的致癌因素中,饮食不当是最大的致癌诱因,通过改变饮食结构,可以明显降低胃癌的发病率。

管好你的盐勺子

我曾经与福州某医院的一位肿瘤科医生交流,他说:"上海地区肺癌发病率比较高,而我们福州地区是消化道肿瘤发病率比较高。"我就让其说说原因,他说:"上海是我国经济发达地区,相对来讲,环境污染较重,肺癌发病率就比较高。而我们福州地区的很多老年人喜欢吃咸鱼干,吃咸菜和腌肉,所以消化道肿瘤发病率比较高。"这位肿瘤科医生的话,不无道理。

几十年前,我国居民生活水准普遍比较低,新鲜有营养的蔬菜吃得较少;加之我国很多地方都有喜欢吃腌制食物的习惯,特别是到了冬季,很多家庭都喜欢腌制咸菜;临近春节时,更有不少人喜欢腌制咸肉和咸鱼。这一现象,在老年人当中尤其普遍。

多项相关研究认为,盐和腌制食物摄入过多会导致胃癌的发病率增高。一些研究表明,胃癌的病因可能与环境中硝酸盐和亚硝酸盐的含量过高,特别是饮水中的硝酸盐含量偏高有关。日本是世界上的长寿国家,但日本胃癌高发,研究认为原因之一可能与其爱吃咸鱼和咸菜有关,因为咸鱼中胺类(特别是仲胺)含量较高,而咸菜中亚硝酸盐和硝酸盐含量较高。这些都有利于亚硝胺的合成,从而引发癌症。

《新版指南》中也指出:

咸的和盐腌的食物很可能会导致胃癌的发生。

我国胃癌发病率也较高,之所以如此,主要与我国人民食盐摄取量高和喜食腌制品有关,特别是老年人,这种习惯尤为明显。世界卫生组织

（WHO）推荐我们每人每天食用的食盐不超过 6 克。辽宁和山东人喜欢喝酒，饮食偏咸。食盐可增强渗透压，有较强的腐蚀性。较高的食盐摄取量能腐蚀胃的黏膜，发生萎缩性胃炎，而萎缩性胃炎则很可能是胃癌的前期症状。高盐饮食也可损伤胃黏膜，破坏胃黏膜屏障，促进亚硝胺吸收，从而增加机体对致癌物的易感性及胃癌发生的危险。有人曾在食盐摄取量较多的国家，如日本与葡萄牙进行了 30 多年的流行病学调查，发现他们居民的中风与胃癌的发病率都很高。

腌制食品，如熏鱼、咸肉、香肠、腌咸菜等食物里亚硝酸盐含量较高，尤其是腌制蔬菜，高含量的盐、亚硝酸盐及低维生素 C，与胃癌关系密切。

所以为了健康，爱吃腌制食物和口味重食物的习惯，要改改了！

为什么宁波温州多胃淋巴瘤

饮食和胃癌的关系与某些地区水产品、贝壳类、鱼类食用多，也可能存在某种联系。

何裕民教授诊疗过许多胃癌患者，同样是胃癌，却有一个非常明显的分布倾向：像宁波、温州等沿海地区，患淋巴瘤的胃癌患者特别多，有企高趋势。当然，具体原因有待进一步的研究，何教授认为可能与当地居民喜食海鲜、贝壳类食品，盐摄入多有很大关系。

总之，一方水土养一方人，一方水土也可导致一方的病。

压力加生活方式不当，胃癌缠上

目前，我国人民的生活水平有了很大的提高，生活方式也发生了翻天覆地的变化，但由此引发的问题同样不容忽视，人们开始体会到现代生活方式不健康给自身带来的痛苦。

2009 年我跟随何裕民教授门诊时，遇到一位朋友。他对我们说：他哥哥在美国一家公司从事计算机工作，工作压力非常大，平时生活也不规律，吃饭经常凑合，出差是家常便饭。因为打拼过度劳累后，出现胃部疼痛,后确诊为胃癌,那年才39岁。

这类因劳累过度出现身体疾患的不在少数。报纸上报道那些英年得病或早逝的精英们,他们往往压力超载,工作超速,体力超支;同时保健意识少,而实际保健行动更少,这些人都是疾病的高危人群,如此积年累月下来,身体的健康就会敲响警钟!

还有一例,也可以说明一些问题。

2009年我在广州讲座,广州一电视台记者对我进行采访,顺便向我咨询。她弟弟是胃癌,38岁。弟弟以前在广州一家国企是个小领导,工作很舒服,收入也不少。几乎天天应酬喝酒,后来企业卖给美国一家公司,美国派人来进行管理。工作制度、作息等方面都严格起来了,工作压力、节奏也大大加强。这位记者说,5年内,弟弟的单位先后有3位男同志和2位女同志患了肿瘤。她弟弟则得了胃癌,后来进行化疗,出现肾功能衰竭,现在腹水也出现了,消不了。可以说,如果不是不良的饮食和生活方式、压力等后天因素,她的弟弟可能不至于这么年轻就患癌。这位记者说完还补充了一句:我们在电视台工作,也是压力很大的职业,我们也是疾病的高危人群啊! 此话不无道理。

《黄帝内经》指出,人之生病,"非天降之,人自为之"。就是说,人所患的疾病,并不是自然的因素形成的,而主要是人们自己造成的,如不良的生活方式,不合理的饮食行为和结构,抽烟、酗酒、作息不规律等因素。古代经典著作里的这句话就提示人们:保护健康,避免疾病,多半取决于自己的日常所作所为。

因此,如今的人们应该对健康进行好好思考,我们在维护健康的方式和生活态度等方面,是否应该做一些合理的调整?

"虚则补之"与"实则泻之"

我常常听到有患者询问:"我是胃癌患者,人也较消瘦,想补补增强体质,但又怕补得不对,对病情不利,那该怎么补呢?"

确实，"补法"是中医学的重要方法之一，但有适应证。不是虚证患者就不适宜吃补药，如果不分虚实，乱用补药反倒有害，只能越补越糟。

的确，胃癌患者体质往往较差，适当的补益可以提高抵抗力。但进补要慎重，要根据患者的体质情况，因人而异，遵循"虚则补之""实则泻之""寒者热之""热者寒之"的原则。

患者进补时，要区分是阴虚还是阳虚，阴虚者（症见胃隐隐作痛或胃脘嘈杂，或脘痞不舒，饥不欲食，口干欲饮，饮水而不解渴，或者见大便干燥，小便短少，舌红少津，苔少或无苔，脉细数等）宜清补（补阴），可选用山药、鸭、莲子、银耳、冰糖、藕、豆浆、蜂蜜、百合等；阳虚者（症见临床以胃脘部隐痛，每遇寒冷而发，喜温喜按，饮食减少且喜进热食，口淡不渴，舌淡苔白滑，脉沉迟无力等）宜温补（补阳），可选用鸡肉、糯米、鲢鱼、草鱼、荔枝、核桃、红糖等。

合理饮食，防治胃癌

合理饮食，少吃腌制食物，减少用盐量，减少动物性食物的摄入，多吃蔬菜和水果，可很好地减少胃癌的发生。

有研究表明：随着膳食营养素中蛋白质、脂肪和胆固醇比重的增高，患胃癌的可能性亦相应上升。有研究者就荤素饮食与癌症关系，在两个特殊的人群中做了 20 年回顾性流行病学调查。荤食组每人每日脂肪提供的热量超过总热量的 35.45%，而素食组少于 20%。结果是荤食组癌症发病率比素食组高 13.2 倍，荤食组肺癌、胃癌、肝癌、肠癌占癌症总例数的 72.73%。

国外有多项研究显示：多吃蔬菜和水果可预防胃癌。如国外有研究指出：多食新鲜蔬菜、水果、低盐饮食，同时避免抽烟，能够减少2/3～3/4的胃癌的发生。新鲜蔬菜及水果含有丰富的维生素 C、维生素 E 和类胡萝卜素等抗氧化成分，增加这些物质的摄入与胃癌发病率呈显著负相关。其原因可能与维生素 C、维生素 E 和类胡萝卜素等抗氧化成分能够阻断亚硝胺在体内合成,阻断多环芳烃类的生成,甚至可以使已转化的细胞逆转,从而减少致癌物的生成有关,从而具有防癌作用。

洋葱能降低胃中亚硝酸盐含量,更重要的是洋葱中含有一种栎皮素的物质,为天然的抗癌物质。研究显示,经常吃洋葱的人,胃癌发病率比少吃或不吃洋葱的人要少25%,患胃癌的致死率也低了30%。

山药原名薯蓣,是物美价廉的补品,补而不腻,香而不燥。历代医家盛赞山药为"理虚之要药"。中医认为其具有健脾补肺、止渴、益精固肾的功效。山药熟食,有健脾益气、补肺润燥的作用,凡久病之后脾胃虚弱,倦怠乏力,食欲不振;肺气虚燥,痰喘咳嗽,皮肤干燥等症,皆可作为滋补食疗佳品。山药食用,烹可为肴,蒸可为糕,多做甜食;还可以切片煎汁当饭;又可以轧细,煮粥喝。

被喻为"抗癌核武器"的菌菇类,包括冬菇、香菇、金针菇等以及木耳,含有丰富的抗癌物质,能起抗癌功效,不仅能控制癌细胞的发展,并能使已形成的癌细胞萎缩。

番茄也是抗氧化剂,特别其所含的番茄红素,能中和体内自由基,对于阻击胃癌和消化系统癌症有帮助,对预防乳腺癌和前列腺癌也有效。

大蒜是公认的防癌食物,有明显的抗癌功效。大蒜被形象地称为"肠道的清道夫",它可降血脂、提高免疫力、抗肿瘤。有研究指出,大蒜年摄入量与胃癌的发病呈明显的负相关。食用生大蒜多的人群,胃癌发病率非常低。原因是大蒜能显著降低胃中亚硝酸盐含量,减少了亚硝胺合成的可能,因而有防癌效果。大蒜素不但能杀伤体外培养的胃癌细胞,而且可以抑制体内移植的胃癌,是一种较理想的干预胃癌发生的食物。

有研究发现,多吃花椰菜对防治食管癌、胃癌等也都有作用。

胡萝卜是被积极推崇的抗癌佳品,对于胃癌来说,它能够调节细胞分化,防止胃黏膜变形、坏死,从而起到防治胃癌的作用。

在抗癌水果中,草莓的作用位居首位。新鲜草莓中含有一种奇妙的鞣酸物质,可在体内产生抗毒作用,阻止癌细胞的形成。

"吃葡萄不吐葡萄皮"运用在饮食抗癌上也非常贴切。葡萄,尤其是葡萄皮中含有的花青素和白藜芦醇都是天然的抗氧化剂,有抑癌的功效,可抑制癌细胞恶变,破坏癌细胞的复制能力。

胃癌饮食金标准

1. 忌霉变、坚硬、粗糙、油腻、黏滞不易消化食物。忌烟、酒、煎、炸、烟熏、腌制、辛辣刺激性食物。少吃甜食、红肉类。

2. 可适当食用酸奶、水果、深色蔬菜,花椰菜、卷心菜、大蒜、洋葱、山药、西红柿、红薯、胡萝卜、白萝卜、白术、大枣、藕粉、鸭肉、带鱼等。

3. 宜多吃能增强免疫力、抗胃癌作用的食物,如山药、扁豆、大蒜、薏苡仁、菱角、金针菜、芦笋、茄子、海带、香菇、蘑菇、灵芝、葵花子、黑木耳、猕猴桃、无花果、苹果、鸭、豆腐、鲫鱼、鸽蛋、酸奶、海参等。

4. 出现恶心、呕吐时,可用清淡流质饮食,如牛奶、酸奶、豆浆、生姜粥、藕粉、新藕加荸荠绞汁、莱菔子汁、绿豆汤、陈皮红枣饮等,也可以用生姜汁加入汤药中,或生姜涂舌上,有一定的止呕作用。也可用银耳汤、红枣汤、白萝卜汁代点心用。也可选用柚子、橘子、枇杷、核桃、无花果、藕、梨、芒果、乌梅、莲子等食物。

5. 腹泻患者,可多选用低脂清淡的汤和粥类,如苹果酱、米汤、生姜汤、鱼汤、淮山药芡实熬粥等。也可选用扁豆、杨梅、芋艿、栗子、石榴、莲子、芡实等食物。

6. 胃癌患者接受化疗后,往往会出现很多副作用,如胃口差、食欲缺乏等症状,饮食应以健脾开胃、提高食欲、助消化为主,可给予水果(山楂、柑橘、葡萄、梨、猕猴桃、苹果等)、白萝卜、山药、薏苡仁、扁豆、酸奶、酸枣、豆浆、酸梅汤等。也可选用具有益气健脾、助消化作用的中药,如党参、白术、鸡内金、麦芽、神曲等。

胃癌食疗方

1. 薏苡仁 50 克,加入大米 150 克,煮饭或粥,适用于各类胃癌患者。

2. 山药粥:淮山药和熟薏苡仁各 100 克,芡实 50 克,蒲公英(洗净,鲜 100 克,干 20 克),老紫草 30 克。取淮山药、熟薏苡仁、芡实、蒲公英、老紫草同煮成粥。治疗胃癌、肠癌见胃肠功能差,或放化疗后大便溏泻,消化不良者。

3. 薏苡仁赤豆汤:薏苡仁和赤豆各 100 克。取薏苡仁和赤豆一起煮汤,早晚分食之。适用于胃癌手术、放疗、化疗后患者。

4. 核桃 2 个,榧子 3 个,侧柏仁 30 克。捣碎水煎服,用于化疗后脱发患者。

5. 石斛 200 克,煮药取汁,以汁煮粥,适用于胃癌术后或未手术而口干、恶热者。

6. 卷心菜洗净,以冷开水冲洗,稍干,将卷心菜榨汁,每日饮汁 2～3 次,每次 50 毫升,用于胃癌时有胃痛者。

7. 八月札、白花蛇舌草、半枝莲各 30 克,共煎药取水,以此水煮饭,适用于胃癌未能切除者。

8. 栗子、芡实和莲肉各 100 克,共煮成羹,作为点心食用,适合于胃癌康复期患者。

胰腺癌:大半是吃出来的病

胰腺癌让人闻之"色变",被国际外科界列为"21 世纪的顽固堡垒""癌中之王",是一种极为凶险、高度恶性的消化道肿瘤。近年来,随着人们生活水平的不断提高,一些国家(包括我国)人们的饮食结构向高蛋白、高脂肪、高胆固醇、低纤维素方向改变,胰腺癌的发病率在不断增高。有调查资料显示:中国胰腺癌发病率原来仅占常见恶性肿瘤的 1% 左右,而现在已成为我国肿瘤发病率近期升高最快的恶性肿瘤之一。而且这种凶险的疾病正日益呈现年轻化的趋势。胰腺癌发病的高峰年龄段整整提前了近20岁,由10年前的平均60岁提前至现在的40岁左右。

"癌王"专盯"成功人士"

何裕民教授从事癌症治疗近30年,他接诊的胰腺癌患者不下千余例,对胰腺癌的治疗颇有心得。从长期与患者的接触中,何教授发现一个鲜明特点:胰腺癌在CEO(企业首席执行官)中易见,或者说相当多的事业成功人士在不知不觉中,被凶险的胰腺癌所击中。

何教授分析其缘由,主要有两方面因素:第一,企业家、企业高层管理者压力很重,不会轻松。第二,由于工作原因,他们应酬比较频繁,烟酒、肉食自然少不了。胰腺作为重要的消化腺,反复受肉类食物激活,可刺激其增加分泌量,久而久之,胰腺容易受累。压力是心理因素,应酬是饮食因素。两者都相当于癌细胞生成和增长的加速度、踩油门因素,所以导致胰腺癌高发了。

甲鱼断送了性命

人们常常以讹传讹,误认为癌症患者是体虚,需补,而补食野生甲鱼最好。其实,此言大谬也。我们在临床上遇到过许多例胰腺癌患者,因摄入这些食物过量后诱发胃脘(胰腺)痛,甚至2～3小时后出现黄疸而病情恶化的。这方面的教训太深刻了。

何教授经常说起一个典型的案例,也是引起他注意这一问题的导火索。

1997年有一个患者,这个患者的名字到今天何教授都记得很清楚,是个70岁左右的男性,人高马大的,生了胰腺癌。在何教授那里控制得很好,已经2年多了。结果有一天,在外地的女儿给他带来两个甲鱼,一个甲鱼二斤四两(1 200克),一个二斤八两(1 400克)。当天晚餐先把二斤八两的烧了吃了,当晚八点肚子疼痛急性发作,儿子第一时间求助,何教授建议赶快就近诺进医院,结果第二天黎明去世了。

我在温州时,也遇到这样的实例。

一位男性胰腺癌患者,家人给他吃甲鱼、鸽子等大补之物,后来病情不仅没好转,反而迅速严重。南京有位老太太,看年龄快 80 岁了。老太太有一女儿不幸患了胰腺癌,做母亲的心疼自己的孩子,到处给女儿买补品来补,光吃补品就花了好几万。老太太还请人到乡下摸野甲鱼给女儿吃,结果女儿病情不仅没见好,反而越来越严重。所以说,甲鱼乱补不得!

吃甲鱼吃出问题来的,不仅仅是胰腺癌,也包括其他癌症,特别是消化道肿瘤,几乎每年都会有不下几十例因此而出了大问题。所以,必须管好嘴。

从现代认识来看,这类食物刺激了消化生理机制,短期内诱使胆道和胰腺分泌亢进。因癌肿关系,局部本身又存在着某些不畅通,以致诱发胰体分泌的消化酶自体消化或梗阻,促使病情骤变,趋于恶化。因此,对于这类患者,饮食调整是关键。

大闸蟹似毒蝎

众所周知,南方人很喜欢吃大闸蟹。我跟随何教授门诊时,听何教授说过,秋风起的一段时间,某一天门诊,上午竟然有 4 位患者(胰腺和消化道肿瘤)先后述说,都是吃螃蟹出现了疼痛等的问题。

何教授有一位胰腺癌患者,是北方人,一直以来饮食控制比较严格,在何教授门诊中药调理,康复得很好。来上海复查时的一个晚上被送进医院急诊,医生做了一个紧急处理后有所好转了,但所有的检查医生都对他做出一个非常悲观的预测,说你这个胰腺癌区剧烈疼痛,指标也不好,肯定是复发了。因为该患者一直是何教授的患者,所以何教授去看他。和患者一样,何教授也想不通,患者本来一直康复得很好的,怎么就复发了呢? 然后何教授细心地问了患者的助手,他的助手回答,昨天有朋友请他吃饭,他一口气就吃了两个大闸蟹。何教授明白什么原因导致复发的了。抓住这个线索以后,何教授就直截了当告诉他,你这次急性疼痛发作,以至于送急诊,就是因为那两只大闸蟹。患者开始还死活不承认,何教授就搬出"肥肥"沈殿霞,她也是胰腺癌,就是一口气吃了几个大闸蟹以后再也没有挽救回来。这个患者对助手说,今后再也不敢乱吃了。

螃蟹是高蛋白的,更不要说它是寒性的,高蛋白很容易引起胆汁和胰腺分泌急速剧增,本身消化道有病变的很可能引发消化道疼痛,最后可能送命。

胰腺癌,总以清淡为宜

根据我们的观察,也是何教授长期总结的经验,胰腺癌患者饮食一定要以清淡为宜,少量多餐,油腻之物一定要控制,尽可能不要一次性加重胃肠、胰腺的负担。

何教授有一位胰腺癌患者,此人当时手术失败,腹部手术打开后又关上的。患者当时年龄 67 岁左右,由于是一位家庭主妇,没有很高文化。医生瞒着她说是胰腺炎,其实她是胰腺癌周边有淋巴转移,但肝脏还是可以的,无法手术也没有化放疗,以后就一直使用中医治疗。由于她本人不知道病情,所以没有太多顾虑,当腹部出现胀气、疼痛这些症状改善了以后,她的情况恢复得特别好,三四年间非常太平。她是杭州人,每年冬天她都要到杭州去,这样五年后一次她又去杭州过春节,期间跟几个老姐妹们一起爬山游玩,都非常开心。但从杭州乘火车回上海时,路过嘉兴买了粽子,她把何教授给她的告诫忘了,当时就吃了一个冷粽子,然后就闷着不舒服了。回到上海家里后开始大便不行,疼痛加剧,至那以后,她的肠胃一直没有再舒服过,再调整也没用。何教授当时的解释是:既油腻又冷的食物,使得肠道梗阻加剧,并诱发了局部的胰腺炎。

其实,胰腺是分泌各种消化酶的,特别是蛋白酶,蛋白质摄入一多,就刺激胰腺应激性地大量分泌。但这些患者本身相关组织结构有异常,胰管可能有问题,而胰和胆管在壶腹部常是共享开口的,因此,轻者可能诱发疼痛,重者诱发黄疸。

有研究显示,总脂肪(特别是饱和脂肪酸)、胆固醇以及过多的从脂肪中获得热量与胰腺癌发生呈正相关。有人通过膳食分析也发现,随着食肉量增加,胰腺癌的死亡率也增加,但对水果、蔬菜和谷类却没有得到一致性的结果。笔者在攻读博士期间的研究也提示:高脂肪、高胆固醇类食物,如甲鱼、肥猪肉、牛肉和羊肉等对本病具有危险性。而增加新鲜蔬菜和水果摄入,摄取营养均衡的饮食,并注意保持正常体重,则可降低胰腺癌危险性。

世界癌症研究基金会和美国国家癌症研究所联合出版的《食物、营养与癌症预防》一书中详细总结了饮食与胰腺癌关系的研究结果:富含蔬菜和水果的饮食很可能减少胰腺癌的危险性,植物性食品中的膳食纤维和维生素 C 可能有保护作用。而红肉(猪肉、牛肉、羊肉)、富含胆固醇和高能量的食物可能增加危险性。

所以,作为重要原则,本病在治疗及康复期间的患者,饮食总体以清淡为宜,以易消化的食物为主,不可过食过饱,尤其对高脂肪、高蛋白类的食物,如甲鱼、蟹和虾等都要谨慎,对牛羊肉等富含动物脂肪的食品,也应慎重食用!

胰腺癌饮食金标准

1. 避免食用油炸、煎、烤的食物,主要采用以清蒸、清炖等以水为介质的烹调;不吃霉变、变质的食品;避免辛辣刺激、腌制的食物。

2. 手术后患者要根据病情和手术中的情况,来确定采用何种饮食。一般地说,手术后 3 天内禁食禁水,主要通过周围静脉营养和中心静脉营养来维持机体的生理需要。当排气后,可适当吃些无油全流质食物,如米汤或蔬菜汁等,刺激胃肠道,待胃肠道逐步适应后,根据病情再改为低脂半流质或低脂普食。

3. 出现脂肪痢时,可选用清淡素流质、少油无渣软饭,如山楂加红糖汤、葡萄汁加红糖、山药粥、淮山药芡实熬粥、苹果泥、胡萝卜泥、面汤等。

4. 多吃新鲜蔬菜水果,多选择粗粮,如全谷类、红薯、玉米、小米、豆类、豆浆、花菜、卷心菜、大蒜、洋葱、山药、西红柿、萝卜等,一旦消化功能有所恢复后,可适当少量地吃些鸭肉、海鱼、黄鳝等,但仍以清蒸、清炖等烹调方式为宜,且应该尽可能地撇清汤面上的浮油等。

5. 出现白细胞和血小板下降者,可少量食用有助于升高白细胞的食物,如黄鳝、泥鳅、黑鱼、瘦肉、大枣、核桃和花生等。

6. 贫血时,以食补为重,以易于消化、吸收的食物为主,切忌过于肥腻。可适量食用花生、猪肝、赤豆、鱼、瘦肉、熟地、红枣、鹌鹑蛋、里脊粥、藕粉糯米粥、木耳红枣汤等。人参、黄芪等益气中药,也有一定的保护骨髓、提高血细胞的功能。

胰腺癌食疗方

1. 对于各类胰腺癌患者,可用生山楂 30 克,煎水代茶饮;或者海带做菜肴,亦可煎汤代茶饮。

2. 桑菊枸杞饮:桑叶、菊花、枸杞子各 9 克,决明子 6 克。将上述 4 味药用水煎熟,代茶饮,可连续服用。有清肝泻火、利胰腺的作用。

3. 紫草煎:紫草根 30 克,将紫草根煎熟即成。每日 1 剂,此膳可清热解毒、凉血抑瘤。

4. 淡豆豉瘦肉红枣汤:淡豆豉和瘦肉各 50 克,红枣 7 枚,清水 9 碗。将淡豆豉、瘦肉、红枣放入水中,煎 6 小时后剩 1 碗时即成。每日 1 次,每次 1 剂,可连服 3 个月,具有清热解毒、活血作用。

5. 山楂香蕉饮:山楂和香蕉各 20 克,红枣 50 克,红糖 15 克。将上述山楂、香蕉和红枣加水 1 000 毫升共熬成汁,加红糖调味服食。本膳尤其适用于胰腺癌食欲减退者,并有腹痛、呕吐时更为适合,有消化道溃疡者不宜饮用。

6. 山楂橘皮茶：绿茶 6 克，山楂 2 片，橘皮 6 克。将上述 3 样放入杯中，加入沸水冲泡即可饮用。本品适合于胃肠道癌症患者，尤其是胰腺癌见腹胀、食欲不振者。

7. 藕粉糯枣粥：糯米 50 克，粳米 100 克，大枣 6 枚，藕粉适量。糯米、粳米和大枣一起煮粥，粥将成时，调入藕粉再煮熟即可食用。本品香软适宜，尤其适合于胰腺癌患者营养缺乏者。

肝癌：不会吃，就无法康复

肝癌是世界上第六位最常见的癌症，在中等和低收入国家中较为普遍。我国是肝癌大国，据估计全世界几乎有一半的肝癌在我国。从肝癌的地区分布特点来看，华东、华南和东北明显高于西北、西南和华北，沿海高于内地。肝癌在癌症死因中位居第三位，肝癌引起的死亡约占全部癌症死亡的 9%。

肝癌与吃的关系密切。根据美国著名肿瘤营养学家坎贝尔教授在中国所进行的权威而严谨的研究结论显示，中国人肝癌的高发与吃得不妥休戚相关；肝癌的治疗与康复，同样与吃有关。可以说：不学会合理、科学地吃，肝癌患者就无法获得长期而真正的康复。

黄曲霉毒素是"元凶"

江苏的海门、启东等地是中国肝癌高发区，在门诊中患者成群结队。据报道，启东肝癌发病率是全国平均水平的 3 倍多，1 万人中有 6.5 人是肝癌患者。据统计，启东居民每死亡 5 人中，就有 1 人为癌症；3 个癌症患者中就有一个是肝癌。

启东为什么肝癌高发？这里面有很多因素，其中食品中的黄曲霉毒素是危险因素之一。有研究发现，20 世纪 90 年代的时候，启东是以玉米为主食的，那时家家户户都吃玉米。因为启东气候潮湿，容易造成玉米发霉;结果,人吃了霉变的玉米就增加了致癌的机会。当地研究机构曾通过实验证实,用含黄曲霉毒素的霉玉米喂饲鸭子,结果33.3%诱发肝癌;大鼠实验肝癌的诱发率为66.7%。

黄曲霉素的毒性很强,其中黄曲霉毒素B1(AFB1)的毒性和致癌性最强,比氰化钾大100倍。黄曲霉毒素污染可发生在多种食品上,其中以玉米和花生的污染最为严重。我国南方高温、高湿地区,一些粮油及其制品容易受到黄曲霉毒素的污染,这是导致我国,特别是启东等地肝癌高发的原因之一。

黄曲霉毒素具有耐热的特点,裂解温度为280℃,几乎不溶于水。大家知道,我们家庭的烹调食物温度,一般不会达到280℃的高温。也就是说,当粮油作物发生霉变时,通过一般常用的洗涤烹调方法是难以祛除其所含的黄曲霉毒素的。

因此,在控制黄曲霉毒素暴露方面,防止粮食霉变和改变主食结构是主要的措施。当家庭中发生花生和粮油等作物出现霉变的情况,我们要坚决放弃食用。

高蛋白质膳食是诱发因素

饮食与肝癌的关系一直引起人们的关注。饮食过于肥甘,吃得太好,高蛋白质膳食也是肝癌的促进因素。

《中国健康调查报告》的作者坎贝尔教授在中国进行了长期的疾病与膳食关系的调查。由于受到成长环境的影响,坎贝尔教授曾是个肉食主义者,年轻的时候非常喜欢吃肉。在坎贝尔教授从事研究的过程中,无意中接触到一些研究课题后,他慢慢开始改变了他的饮食观。其中,还发生了一些有趣的故事。

1960年时,菲律宾儿童的营养比较缺乏,作为学者,坎贝尔教授参与了菲律宾儿童营养救助计划。结果意外地注意到几个不寻常的现象:他发现当地花生被黄曲霉毒素污染非常严重。黄曲霉毒素是导致肝癌的很强的致癌物，所以，菲律宾儿童死于肝癌的比例非常高。

当时，在西方国家中，一般肝癌的患者大多都是在40岁以后才发病。可他们见到的菲律宾最小的肝癌手术案例，还不到4岁，这非常令人震惊！但比这个更震惊的是当坎贝尔教授深入去观察：到底是哪些儿童最容易患肝癌时，他发现了一个更惊人的结果：来自于富裕家庭，动物性蛋白质吃得比较多的儿童，罹患肝癌的比例比较高。

这个观察与当时人们普遍的想法是完全矛盾的。当时很多人认为，肝癌是因为蛋白质摄取不足，加之营养不良；然后又吃了这么多的致癌物，比如黄曲霉毒素才会得病。营养很好，怎么会得肝癌呢？坎贝尔教授发觉菲律宾临床观察的结果却正好相反。同时，他正好看到一篇印度研究团队的研究报告，试验结果与他自己在菲律宾所见现象（富裕的儿童罹患肝癌的结果）不谋而合！

从此，坎贝尔教授进行了深入研究，最后发现：富营养化、动物性蛋白摄入过多，是诱发肝癌的因素之一。对于动物性食物摄入过多致肝癌的结论也得到了更多其他证据的支持。

有研究者测定了74例肝癌患者和27例健康对照血清维生素C、维生素E、三酰甘油、胆固醇、高密度脂蛋白、低密度脂蛋白、丙二醛的浓度。发现肝癌患者血清三酰甘油、胆固醇、低密度脂蛋白和丙二醛浓度升高；维生素C、维生素E和高密度脂蛋白水平则降低。这也说明高蛋白、脂肪类食物摄入增加而含维生素C较多的蔬菜和水果摄入不足，与肝癌的发生有所相关。

酒精：肝癌的罪魁祸首

《黄帝内经》提出，饮酒应适可而止，切不可"以酒为浆"。有许多来自东北等北方的肝癌患者中，男性患者几乎无一例外都是好酒的，且往往是烈性白酒。酒精对肝的损伤是非常明确的，可以说在北方，酒精性肝损伤是肝癌高发的最主要原因之一。酒精性肝癌患者一般都有乙肝基础，乙肝基础加上酒精伤肝，加重了肝癌的发生发展。

2009 年我在天津举办讲座，中午吃饭时，一位挺高大的男士突然来到席间，连声说："打扰了，打扰了！"在座一同吃饭的其他朋友告诉我，该男士姓崔，35 岁，是肝癌患者。崔先生拿出自己的检查报告，提示左肝癌，有长期乙肝、肝硬化病史。崔先生告诉我，医生给自己诊断出是左肝癌，下周就准备手术。他父亲也是左肝癌后来被切除，现又在右肝发现了病灶阴影。崔先生忧心忡忡的对我说："我这个病肯定是遗传我父亲的，我担心自己将来也会出现父亲这种情况，您看会这样吗？"患者一副恐惧，甚至绝望的表情！对此，完全可以理解。当时，我问他："你平时经常饮酒吗？"他回答说："是的，我一直好酒，而且喝得挺厉害的。"我告诉他："这个病，从你父亲的患病情况来看，虽不排除有一定的遗传可能，但关键还是后天生活方式问题。如果你不大量喝酒，可能你就不会生肝癌？即使生了癌，或许也不是 35 岁生癌，而是 65 岁，或 75 岁才会生。35 岁与 75 岁生癌，你说哪个危害更大？"

还有一案，我也记忆深刻。

有一位东北的患者，体检怀疑是肝癌，癌肿大约有 6 厘米，因为症状不明显，所以患者并没有觉察，但肿瘤医院已经基本确诊了。患者女儿来咨询我关于她父亲饮食等的问题。她父亲 50 多岁，女儿说父亲在企业是个领导，平时工作压力很大，饭局是家常便饭，应酬饮酒更是司空见惯，明知酒伤身，常常也不得不喝。用他父亲的话说：人在江湖，身不由己啊！这句话或许也道出了当下很多在职场上打拼，饮酒过量而倒下的人的心声。当然其父亲肝癌的发生，有很多因素的作用，但是我们不可否认其肝癌的发生，工作强度大、压力，再加之过量饮酒对肝损伤的影响。

所以说，生活方式对癌症的发生与发展影响很大。我们有很多理由可以说明，癌症是一种生活方式病，通过科学的生活方式完全可以减少癌症的发生。

水源污染：潜在的危险

水源污染主要是由于自然界影响或人类活动造成的，如土壤及表层中的有害矿物质溶入水体中；工业、农牧业、养殖业和生活污水的直接排放等。我国水源污染情况很严重，中国有四分之一的人口在饮用不符合卫生标准的水，"水污染"已经成为中国最主要的水环境问题。

饮水污染对肝癌高发所起的作用，也经常被人提及。早在20世纪70年代，我国著名流行病学专家苏德隆教授就对江苏启东居民饮用水进行了细致的调查研究，用流行病学方法分析肝癌发病率、死亡率与饮水类型的关系。在启东，从饮水与肝癌关系的流行病学调查看，不同饮水类型居民的肝癌发病率由高及低依次为：宅沟（居民住宅周围的天然或人工的水塘）水、泯沟（两块农田之间，用于灌溉的水塘）水、河水、浅井水、深井水。有研究认为：饮水污染可能与乙型肝炎病毒感染和黄曲霉毒素形成三个环境因素组合而具有致癌作用。

肝癌饮食金标准

1. 肝癌患者消耗大，平时应适当注意补充蛋白质、维生素、矿物质；但切忌短期内大量食用高蛋白质食物，以防血氨浓度急剧上升，造成肝昏迷。

2. 肝癌患者肝损明显，解毒功能下降，要严格禁烟、酒和辛辣食物。

3. 有黄疸时禁脂肪和油腻食物。腹腔积液时，要限制盐的摄入。

4. 并发食管和胃底静脉曲张时，食物忌粗糙、坚硬，不宜过烫。慎食芒刺较多的鱼类（如草鱼、鲤鱼、鲫鱼）和其他带刺食品，以防止芒刺划伤曲张的静脉，造成消化道出血；此时，少刺的鱼类，包括一些海鱼，仍可食用。一旦恢复后，草鱼、鲤鱼、鲫鱼等仍可食用。

5. 重型肝炎患者食欲差，腹胀明显，饮食应以流质、半流质为主，例如蔬菜汁、果汁、酸奶、豆浆等，也可适当服用多酶片、酵母片等，以助消化。也可选用具有健脾消胀的食物,如可用白萝卜、萝卜汁、鸡内金、橘皮、山药粥、白萝卜加大米稀粥、莱菔子粥、荸荠猪肚羹等。

6. 肝癌患者禁食羊肉、狗肉、霉变食物、蝎子、蜈蚣、生鱼等。尽量少吃甜食、牛奶、贝壳类海产品等。

7. 可多食橘子、菠萝、苹果、大枣、花菜、大蒜、洋葱、黄瓜、菠菜、荠菜、西红柿、红薯、萝卜、黄鳝、豆浆、菌菇类、薏苡仁、陈皮、茯苓、绞股蓝等;有腹水的可多喝鱼汤、冬瓜汤等;有燥热的则可喝绿豆汤、枸杞菊花茶等。

肝癌食疗方

1. 新鲜佛手,或加新鲜香橼,切成小片,以糖腌渍1周后食用。用于肝癌有恶心、呕吐者。

2. 对于肝癌上腹饱胀者,可用蘑菇250克煨汤,即将熟时,放入100克草头,煮熟即可食用,此方具有健脾消食、顺气除胀的作用;对于肝癌上腹胀、厌油腻或有肝区疼痛者,可用山楂去皮和核,切成小丁,煮烂、稍加糖食用。

3. 生首乌核桃羹:生首乌400克,核桃肉100克。生首乌与核桃肉皆打成细末拌匀即可。每日1次,每次20克,睡前用温开水送服。具有养血滋阴、润肠通便功效,适用于肝癌便秘者。

4. 山药扁豆粥:淮山药30克,扁豆10克,粳米100克。将山药洗净去皮切片,扁豆煮半熟加粳米、山药煮成粥。早、晚餐食用。具有健脾化湿的作用,用于晚期肝癌患者脾虚泄泻等症。

5. 黄芪、党参各50克煎汁,以药汁煮粥食用,适于肝癌术后体虚或放疗期间体虚乏力者。

6. 对于肝癌黄疸而有瘙痒者,可用丝瓜络50克煮水饮用,同时用丝瓜络轻轻擦患者瘙痒的皮肤;或者用鲜生姜切成薄片,用此薄片轻擦皮肤。

7. 生石膏 250 克,加水煮沸后去渣,以此水煮豆豉 25 克至水干,食豆豉,用于肝癌发热、恶寒而不出汗者。

8. 藕汁炖鸡蛋:藕汁 30 毫升,鸡蛋 1 只,冰糖少许。鸡蛋打开搅匀后加入藕汁、少许冰糖稍蒸熟即可。此方具有止血、止痛、散瘀作用,肝癌有出血者可用。

肠癌:过食肥甘是祸根

结肠癌与直肠癌可统称为肠癌,在我国尤其是城市地区,它们的发病率近几年明显上升。我国近 30 年的统计资料显示,大肠癌的患病率已从 20 世纪 60 年代的低于 10/10 万,上升至 20 世纪 80 年代的 20/10 万以上,近期某些发达城市更是高达 46/10 万。根据对我国北方地区十几个城镇的普查资料显示,城市特别是大城市,大肠癌的发病率明显高于小城镇和农村。在城市中,体力活动少的人群发病率又高于体力活动多的人群。有人宣称,在"生活方式西方化"的国家中,70 岁以上的人有一半以上会出现各种类型的大肠肿块,其中 20% 会发展成恶性肿瘤。

肠癌:饕餮者易被缠上

从各个国家对肠癌病因学研究结果看,肠癌发病 83% 是由饮食及环境因素所决定的。其中饮食因素又最为关键。主要诱因就是高脂肪、高蛋白质、高热量、低膳食纤维的西方膳食模式。为什么西方发达国家肠癌发病率高?其主要因素就是饮食过于肥甘。据此,有人认为吃得越好(指动物食品吃得多),越容易得肠癌。

也就是说饕餮(贪食、好吃)者易被肠癌缠上。

有研究人员曾经比较了世界上 32 个国家的环境因素和癌症发病率的关系。他们发现结肠癌和肉类食品之间的关联关系是癌症与膳食因素间最具代表性的关联关系之一。

我最近在东北遇到一位肠癌患者,50岁,是当地一乡镇的领导,患癌前体重有100多千克。2011年3月开始大便习惯改变,不成形,次数增多,没当回事!他觉得自己身体很好,没得过啥毛病,能吃能喝,几乎天天应酬,怎么可能有问题呢?2011年10月大便开始出血。到医院用肠镜一检查,是乙状结肠癌。后来接受肠癌改道手术,又接受放疗和化疗,生活上也不方便,痛苦不堪。他懊恼地对我说:"以前自己天天应酬,烟酒不断,总觉得自己身体很好,没重视健康问题。本来我有机会被继续提拔的,现在得了这病,就别指望了,都是这病给害的。"其实,是他自己害了自己,肥胖、应酬太多、好吃酒肉,才导致了肠癌。

从这个案例也看出,时下很多人对健康不重视,总觉得癌症离自己很遥远,自己身体很好,而忽视了一些癌症的早期信号,等到健康出现了问题,再来救治,为时已晚矣!

人们常说:健康是"1",财富、地位、名誉等只是这个"1"后面的"0",没有健康这个"1",后面再多的"0"也无意义,就像小沈阳在春晚小品中所说"人最痛苦的是什么?人死了,钱没花完"一样。

补品:常会"雪上加霜"

很多患者在对于肠癌的饮食上,也有认识上的误区。

有一位女性告诉我,她丈夫是直肠癌,接受了化疗,病情控制得不好。还有血脂高,体型偏胖,现在胃口不好。她问我:"别人送了很多补品,其实对于这些补品,我们也搞不懂它们有什么作用,不过补品嘛,总觉得肯定是补的!扔了也可惜。所以就给他吃了,吃了后体力可以,癌症却这么难以控制呢?补品到底能不能吃呢?"

其实,答案一目了然。肠癌本即营养过剩引起,再给予补品补充,不是火上浇油吗?怎么能够帮助控制病情呢?

遗憾的是,目前社会上,像这样对疾病本身不了解,盲目进补的不在少数。因此,要预防肠癌,帮助患者康复,必须降低膳食中脂肪的摄取,少用补品。

我怎么才能管住嘴

在临床中，癌症患者经过手术、放化疗等治疗后，往往胃口很差，没有食欲，特别是在临床治疗期间，饮食往往更少。但肠癌患者往往胃口好，食欲佳，加之家属一味强塞，饮食不加以控制，常常会带来不良后果。

身边有这样一位男性朋友，江苏人，2011 年夏天查出结肠癌，当时 48 岁左右，兄弟三人，没有家族史。这位朋友患病前开了一家工厂，整天忙着做生意、喝酒应酬，很豪爽的一个人。用他的话来说，生意人嘛，应酬是少不了的。后来检查患了结肠癌，到南京一家三甲医院做了肠癌根治术、化疗，一切都较顺利。化疗期间，很多患者胃口不好，恶心，呕吐，吃不下东西，但这位朋友胃口仍然很好，比照顾他的家人胃口都好，每顿都能吃一大碗饭，除了不敢喝酒，其他荤菜样样都吃。江苏人特别爱吃甲鱼补身体，家属看患者胃口好，就隔三差五给他补甲鱼。2012 年年初，患者感到右上腹疼痛，因急性胆囊炎住院，住院后发现患者肛周有小结节，后行 PET－CT 检查，结果发现了复发结节。

常常听到肠癌患者这么说："孙老师，我胃口太好了，怎么才能管住嘴巴，少吃一口？"让人哭笑不得。

临床中，这样的因"祸从口出"的例子不少。当然该患者病情复发，有很多影响因素，但其不合理的饮食对其病情发展起到了促进作用。

所以，肠癌患者一定要注意管好嘴，控制饮食，纠正患病前嗜烟好酒、饮食厚腻的习惯，最大程度地减少癌症复发和转移的可能性。

西方型膳食增加复发概率

饮食因素已被证实是结肠癌的危险因素，但它对已患结肠癌的患者有何影响呢？

美国麻省 Dana－Farber 癌症研究院肿瘤科的研究人员就此问题展开

了研究。

研究选取了 1 009 名在 1999 年 4 月至 2001 年 5 月已参加一项随机辅助化疗临床试验的Ⅲ期结肠癌患者进行前瞻性观察,在接受辅助化疗期间和化疗后 6 个月,对患者的饮食情况使用一种半定量食物频率调查问卷来了解。研究人员根据因素分析确定了 2 种主要的饮食结构:精细型和西方型。精细型的特点是水果和蔬菜、家禽、鱼的摄入量较大,而西方型则以肉类、脂肪、精粮和甜点为主。通过随访了解肿瘤的复发或死亡情况。结果显示,平均随访 5.3 年,共 324 人出现复发,223 人因肿瘤复发而死亡,有 28 人因其他原因死亡。以西方型饮食结构为主的患者,在五分值高位与低位相比,无病生存期、无复发生存期和总生存期都短。这些与性别、年龄、淋巴结、体重指数、躯体活动和体力状态无关。相反,精细型患者肿瘤复发或死亡情况无明显变化。由此有研究者认为,对于接受手术和辅助化疗的Ⅲ期结肠癌患者,以西方型膳食结构为主的患者与肿瘤复发风险高和生存期短相关。

由此可见,对于肠癌患者,手术、化疗期间以及治疗后该如何饮食,在一定程度上决定着患者的复发、转移以及生存期情况。肉类和脂肪在膳食中的比例过高是影响肿瘤预后的危险因素。有资料显示,日本民众每天的肉食摄入量在 30 克左右,日本的女性罹患大肠癌的死亡率是十万分之七。而英国人每天的肉食摄入量增加到 197 克,患大肠癌的女性死亡比率,十万个人当中增加到二十个。而美国人肉食的摄取量平均每天高达 280 克,它的死亡人数提升到十万分之三十。这告诉我们,随着肉食量的增加,脂肪摄入得愈多,大肠癌的死亡率也随之增加。

膳食纤维是个宝

现在人们患病之后,往往都是通过食用肉类、蛋、奶等动物性食物来补充营养的,很少有人认为蔬菜和水果也是营养物质。

之所以会有这样的现象,是因为过去我们很穷,动物类食品严重不足,营养不良占多数,以致人们形成了这样的错误认识:蛋白质对人体很重要,肉类含有很多蛋白质,要补充蛋白质,就要多吃肉。人们相信蛋白质是肉类食品的"营养核心",所以肉类已经成为很多人饮食中蛋白质的主要来源。而且早在19世纪,人们就把蛋白质相当于肉类的代名词。这种观念上的联系对人类思维的影响长达100年以上。其实,此见大谬也!不仅如此,这种根深蒂固的错误观念及习惯,给我们的健康带来了非常消极的后果!

最新的权威研究表明:对于城市里的癌症患者,如肠癌、乳腺癌等,可以说吃肉不是补,而是害!多吃蔬菜水果也许会救你的命。

蔬菜和水果含有大量的膳食纤维,膳食纤维的作用现在越来越得到人们的认可。尽管膳食纤维不易被消化,但对健康确实非常关键。膳食纤维能把体内的水分带到小肠中,促进胃肠蠕动。消化不了的纤维有点像黏稠的纸,在进入小肠的过程中,会沿途吸收有毒有害的化学残留物质,而这些残留物质有可能是致癌的。如果人们每天摄入的纤维量不足,就会患上便秘、痔疮、静脉曲张,甚至肠癌等。有研究报道:食物通过大肠的时间,与肠癌的发病率是息息相关的。通过时间短,肠癌的发病率就低。也就是说:大便畅通,肠癌的发病率低。当膳食以植物性的食物为主,充满着高纤维的成分时,残留物就容易被身体排泄。而如果我们的膳食以动物性食物为主,缺少膳食纤维,就会延长食物通过大肠的时间,加重肠道的负担。

因此,在食谱里应该加大蔬菜和水果的比例,适当减少高蛋白质、高脂肪等食品,对于肠癌患者,这尤其重要。

肠癌患者健康食谱

既然高脂肪、高蛋白质和少纤维(粗粮、蔬菜和水果是高纤维食物)的饮食结构容易使人得大肠癌,那么什么样的食谱是肠癌患者的健康食谱呢?

美国农业部 1992 年推出食物"金字塔",塔底由各种谷物、面食、米饭组成,塔的中部是蔬菜和水果,塔上部是肉类、家禽、水产品、蛋类、豆类和奶制品,塔尖是高脂食物,他们认为这样的食物结构有利于防治肠癌,这种食物结构正是亚洲,特别是我国 20 世纪 80 年代以前代表性的日常食谱。

因此说,从防癌抗癌这个角度出发,保持我国传统的饮食结构就是"健康食谱"。

肠癌饮食金标准

1. 慎食辛辣助湿热之品,如花椒、胡椒和桂皮等。

2. 禁烟、酒、盐腌、油炸等食物,少吃红肉、加工过的肉类、贝壳类、甜食、动物内脏等。

3. 可多食具有抗肠癌、增强免疫作用的食物,如核桃、薏苡仁、玉米、芋艿、无花果、菱角、芦笋、胡萝卜、西红柿、甜杏仁、刀豆、扁豆、花菜、卷心菜、大蒜、洋葱、红薯、山药、鲳鱼、黄鱼、海参、菌菇藻类、酸奶、水果、木耳银耳粥等。

4. 有便血者,应给予少渣高蛋白、半流质饮食。便秘者,宜多饮水,可适当食用一些能润肠通便的食物,如蜂蜜、香蕉、叶类蔬菜、水果、麻仁粥、芝麻粥、红薯粥等。

5. 多吃具有减轻化疗副作用的食物,如猕猴桃、无花果、苹果、橘子、绿豆、赤豆、黑大豆、薏苡仁、核桃、香菇、丝瓜等。

肠癌食疗方

1. 马齿苋绿豆汤:马齿苋 500 克,绿豆 100 克。将马齿苋和绿豆洗净,加清水 1 000 毫升,急火煮沸 5 分钟,文火煮 30 分钟,滤渣取汁,分次饮用。可清利湿热,主治大肠癌属湿热下注型,症见小便短赤、身重疲乏、腹部胀痛、便中夹血、舌苔黄腻、脉濡数等。

2. 木耳银耳粥：黑木耳、银耳各 20 克，粳米 50 克。黑木耳、银耳和粳米洗净同煮粥，可滋阴补肾，主治大肠癌属肝肾阴虚型，症见腹部胀痛，腰膝酸软，形体消瘦，五心烦热，头昏耳鸣，盗汗口干，舌质红或绛，舌苔少或无，脉细数等。

3. 木耳金针乌鸡饮：黑木耳 15 克（水发），金针菜 30 克，乌鸡 1 只（约 500 克）去毛及内脏。先将乌鸡炖 1 小时，再放入黑木耳、金针菜，炖至各物烂熟，入少量盐及调味品，佐膳食用。主治肠癌属肝胃阴虚型，症见腹部隐痛，可触及肿块，大便干结如粒状，口干口苦，纳呆或有呕吐，舌质红，脉细数等。

4. 猪血鲫鱼粥：生猪血 200 克，鲫鱼和大米各 100 克。将鲫鱼除鳞，去肠杂及鳃，切成小块，和猪血、大米煮粥食用。每日 1~2 次。适用于大肠癌属气滞血瘀型，症见腹胀刺痛，腹块坚硬不移，下痢紫黑脓血，里急后重，舌质紫暗或有瘀斑，舌苔黄，脉涩或弦涩等。

5. 薏苡仁、扁豆与粳米煮成粥或饭食用，可用于肠癌术后身体虚弱或大便溏薄者。

6. 乌梅 250 克，加入干姜 20 克、黄连 15 克、木香 10 克，冰糖适量，煮成酸梅汤饮用，适合于肠癌有便血、腹痛者；也可在煮粥将成时放入荠菜成荠菜粥食用，此方用于肠癌便血或手术后。

7. 柿饼 3 个切成小块，放入糯米粥中煮食，再加入少许冰糖。适用于肠癌大便次数多、便血及体质亏弱，经常盗汗者。

乳腺癌/卵巢癌：管控饮食促康复

乳腺癌是世界上女性最常见的癌症，随着工业化和城市化的进程，以及早期检查的大量开展，我国乳腺癌发生率（发现率）在快速增加中。可以说，乳腺癌是现在中国城市女性中最致命的"健康杀手"之一。据国际癌症研究机构最新公布的数据显示，与 2008 年数据相比，2012 年全球乳腺癌发病率增长 20% 以上,乳腺癌死亡率增长了 14%。2012 年,中国新增 18.7 万例乳腺癌患者,因乳腺癌死亡人数为 4.8 万例,共 69.7 万人患乳腺癌。

卵巢癌的情况类似于乳腺癌,其发病率近年来在中国大城市中也在快速上升中。两者都与饮食、肥胖及雌激素升高等因素有关。

饮食难逃瓜葛

尽管乳腺癌/卵巢癌的病因至今还不十分清楚,但有许多证据说明饮食因素与这两种癌症的发病有着明显的关系。

何教授有一位患有乳腺癌多年的网友,主治医生曾不止一次地提醒她,不要吃牛羊肉等高热量食物,少吃海鲜、螃蟹等。看了何教授的有关文章后,她深刻地反省自己。2008 年 3 月复发前几个月,她曾一口气吃了 8 只螃蟹,并在冬日的休闲中经常和朋友们去吃涮牛羊肉。于是再次复发转移了,肿瘤指标疯长几十倍。2009 年发病前的 2 月份,又值冬春的季节,好了伤疤忘了疼的她,一周内又 2 次吃涮牛羊肉,且狂吃;回到家乡后,朋友又请她吃蟹黄包子,于是几十天内肿瘤指标狂涨,而肿瘤指标的狂涨就意味着癌细胞重新裂变的开始。

乳腺癌的高发,与高脂肪、高蛋白质的动物性食物摄入越来越多有明显的关系。故流行病学专家提出警告:如果我们不降低饮食中动物性食物的摄入量,乳腺癌的发病率还会继续飙升。

美国一直以来是乳腺癌发病率很高的国家。有研究发现:移居美国的日本人改用美国的饮食后,乳腺癌的发病率随之明显升高,逐渐与美国人水平接近。也有研究报道:中国人到欧美国家后,饮食结构和方式逐渐和当地趋同,乳腺癌的发病率也开始接近于欧美国家。

卵巢癌的情况也类似于乳腺癌。为什么移民后,基因没有改变,而乳腺癌的概率大幅度升高,几乎跟美国的女性差不多呢? 饮食因素的改变就是罪魁祸首!

我们比较一下中国、日本和美国的饮食差异,不难了解食物谱与疾病谱的对应关系。相对于美国,中国、日本都是以植物性食物为主的国家;在日本,食物中脂肪提供的热量占总热量的比例为 10% ~ 15%;而在北美洲,这个比例增加到 40%。因此,人们得出一个结论:遗传因素并不是患乳腺癌的主要决定因素,后天生活环境的改变,高脂肪和高蛋白的西方膳食结构,才是导致乳腺癌/卵巢癌发病率增加的主要因素。可以说乳腺癌(也包括卵巢癌)也是一种与高脂肪饮食及高营养状况密切关系的疾患。

近 30 年来,亚洲的情况发生了根本性改变。随着亚洲国家经济情况的改善,这两种癌症的发病率也直线攀升。例如,上海某区 20 世纪 90 年代末乳腺癌的发病率几乎比 20 世纪 80 年代末上升了一倍!现在,这两种癌症都已成为中国城市女性的高发癌症了。而促使发病率快速攀升的主要因素之一,就是膳食结构的快速改变——快速高脂肪、高蛋白质化!

肥胖者此类癌症高发

俗话说:一胖百病缠。肥胖对人们健康的危害,早已人尽皆知。它不仅会成为心脑血管疾病的"导火索",更是引起人类致命杀手"癌症"的直接诱因。国际抗癌联盟 2009 年发布研究结论说:肥胖与酗酒是(城市)癌症的元凶。因此,控制肥胖是防范癌症的关键!

2003 年世界卫生组织和世界粮农组织发布的《膳食、营养与慢性病预防》的专家报告中,就明确提出了膳食和生活方式因素与肥胖、2 型糖尿病、心血管疾病、骨质疏松、癌症发病危险性相关关系的证据,这个资料尤其提到人们要控制肥胖。

《新版指南》指出:

肥胖女性比肥胖男性患恶性肿瘤的危险更高,即胖易致癌。有充分的证据显示,身体肥胖度较高可以导致乳腺癌(绝经后)和子宫内膜癌等。

国外的研究明确提示,这两种癌症,特别乳腺癌,肥胖者更容易患。

天津有一位乳腺癌患者,35 岁,身高 160 厘米左右,她告诉我:"当自己查出来是乳腺癌时,体重有 85 千克,后来又查出自己患有糖尿病。去看医生,医生告诉她,你现在的治疗方案就是两个字:减肥!"确实,不减肥不行了。该患者以前特别爱吃肉,喜好香肠、腊肠之类的。后来她痛下决心,少吃肉、多吃些植物类食物,再加强运动,效果还真好! 当我看到她时,大约 65 千克左右,效果很明显。她告诉我,虽然有糖尿病,但她控制饮食,多运动,基本上没什么问题。乳腺癌手术后,现在康复得很好。

还有一例,也值得我们思考。

2009 年我在广州遇到一位乳腺癌患者,60 岁出头,曾咨询关于乳腺癌什么能吃、什么不能吃的问题。看了她的体型,挺着个肚子(向心性肥胖),她说自己有三高(高血糖、高血脂、高血压)。看到她这个体型和有"三高",我估计她平时饮食肯定有问题,就问她:"你平时常吃什么?"她说:"我很喜欢吃酱牛肉,今天中午吃的猪大肠,晚上回去女儿给我做了猪蹄吃。"我说:"你的饮食有问题,再这样吃下去,会有不良后果的。"她困惑地问:"我的饮食有问题吗? 我这么多年几乎一直都是这么吃的啊?!"问题就在于此。可以说很多女性患者饮食上有误区。这是无知造成的,必须赶快改正。

可以肯定地说:肥胖和乳腺癌/卵巢癌的关系非常密切。肥胖和这些癌症的关系可能和肥胖者身上脂肪过多,就会刺激体内激素水平的提升,如脂肪细胞能释放雌激素,会增加女性肥胖者患癌的风险。

另外,肿瘤康复期的营养过剩也有很大的危害,会为肿瘤复发推波助澜。也有研究证实,乳腺癌康复后,肥胖者更易于复发,可不慎乎?!

高脂肪→雌激素→癌变

30 年前,乳腺癌的发病率在欧美发达国家非常高。因为欧美的主导性饮食是以动物脂肪类为主体的。而在当时的中国，人们以谷物类为主食，人们的餐桌上往往只有几个蔬菜，荤菜吃得很少。所以乳腺癌在中国发病率很低，但是近 30 年来中国的情况发生了很大变化，现在我们的餐桌上肉鱼蛋奶应有尽有。

有报道说，以肉食为主比以素食为主的妇女乳腺癌的患病率增加30%。研究证明，脂肪摄入量与体内雌激素水平有关。从高脂肪饮食改为低脂肪饮食后，几周内细胞质内的雌激素受体水平就会下降。还有一些研究表明，低脂肪饮食和避免肥胖可以延长乳腺癌患者的生存期。

研究证实，女性激素，包括雌激素和黄体酮水平过高与乳腺癌密切相关。对女性的一生来说，动物性食物对女性雌性激素的影响，明显高于植物性食物对女性雌性激素的影响。

根据坎贝尔教授《中国健康调查报告》的数据，西方女性一生中的雌激素水平至少要比中国农村妇女高出 2.5 ~ 3 倍。这样巨大的差异造成的影响是十分巨大的。

因此，引用世界上最著名的一个乳腺癌研究机构的阐述：

大量证据证明，雌激素水平是乳腺癌发病危险的决定性影响因子。雌激素不仅直接参与癌症发病的过程，它也往往会提示有在乳腺癌危险中发挥作用的其他雌性激素的存在。雌激素和相关激素水平升高实际上是摄入高动物蛋白、高脂肪、低纤维的传统西方膳食的结果。

我在临床和讲座过程中接触过很多癌症患者，据观察，癌症患者，譬如胰腺癌、胃癌会出现消瘦或营养状况不佳的情况。但乳腺癌/卵巢癌患者，消瘦或营养不良的很少，很多患者甚至出现超重、营养过剩的现象。很多乳腺癌患者还在想方设法吃各种补品，认为自己是癌，肯定就是虚，要补，所以盲目食用蛋白粉、甲鱼、虾等高蛋白、高脂肪食物的大有人在！我们的观察表明：与其他癌症不一样的是：乳腺癌/卵巢癌患者手术、化放疗后一定要严格管住嘴，注意控制体重，降低雌激素水平。

要让乳腺癌发病率、死亡率降低，最主要的措施之一是减少动物性饮食和脂肪的摄取；多食用绿色蔬菜、水果和豆制品，才能够有非常明显的帮助。

贫穷时代的习惯要改改了

过去，亚洲人因为贫穷，膳食纤维主要以谷麦类为主。当时的体质普遍不如欧美人，所以当年倡导"一杯牛奶可以强壮一个民族"。在国人体质偏弱的社会条件下，牛奶的确对人体的蛋白质摄入起到了很关键的作用，有其积极的意义。

时至今日，越来越严重的富营养化，导致了"富癌"剧增！说明我们吃得太多了！现在，牛奶和蛋已经不是城市里"富贵病"人群（或潜在的危险人群）所必需的。今天，我们每天从食物中获得的蛋白质已足够了，这种根源于贫穷时代的饮食观念及习惯需要改一改了！

我国和菲律宾的调查发现，牛奶摄入量与乳腺癌和肝癌有关系。而且，实验也发现，黄曲霉素会致癌，促进（启动）因素就是牛奶。坎贝尔教授在其所著的《中国健康调查报告》中明确指出：牛奶里含有大量的酪蛋白，酪蛋白可能有促癌效果（启动了黄曲霉毒素致癌过程）。

所以，建议大家少喝点牛奶，喝点酸奶，或者喝点豆奶，一样可以达到效果。

补药要谨慎，小心别补癌

临床观察提示：补药在补"身"时，可能也在补"癌"，常吃人参、甲鱼往往会导致乳腺癌反复发作！停食 2 年后，有效控制的也不少见。这可能与人参、甲鱼刺激雌激素水平升高，从而不利于乳腺癌患者的康复有关。

北方有一位乳腺癌患者，73 岁，儿女很孝顺。给她买人参、蜂王浆、哈士蟆油（是雌蛙怀卵成熟后的输卵管），补得太厉害了，没过多久，老太太出现鼻子出血，癌细胞转移到腹股沟部位了，儿女都很后悔。

类似的情况太多了,让我们悟出一点:乳腺癌/卵巢癌患者最好别滥补。

蛋白粉:此类患者的"白粉"

我经常接受一些乳腺癌患者咨询,经常会询问:"我得了乳腺癌,蛋白粉能吃吗?"很多乳腺癌患者本已体重超重,甚或肥胖,是吃出来的癌症;却还在盲目补充蛋白粉,确实是很大的误区!吃出问题的也大有人在!

胡某是何裕民教授的老患者,求诊时乳腺癌局部伤口溃疡,肿块呈菜花状,向外突起。何教授试用外敷"消瘤粉""消瘤散",加内服中医药制剂后,大有改善。坏死组织成片脱落,伤口变小、结痂。亲属来看她,送了几罐蛋白粉,由于听我们的建议,她初起不敢贸然用。一段时间后,因感冒体力较差,胃口欠佳,经不住老伴相劝,食用1周蛋白粉后,体力有增、胃口稍好。然而,每日注意伤口的她,突然发现原来已平整了的胸壁又长出了菜花样组织,且长势很快。知道坏事了,旋即停用。加强中医药调治后,胸壁又渐见平整、缩小。念蛋白粉保质期将过,另一方面也听信他人之说,总认为补是没坏处的,上次可能是偶然。胡某大胆再吃,仅2~3日,伤口即见变化,流脂水增多,组织隆起。到此时方坚信蛋白粉也同时补了"癌细胞",也促进癌细胞疯长,以后再也不敢食用了。

我们的经验:这类女性患者同样要控制高蛋白质的摄入,建议用适当的优质蛋白质代替原先强调的高蛋白饮食和蛋白粉,豆类、海鱼中都含有优质蛋白,比蛋白粉和一般动物食品中的要好得多!

美容产品:千万小心

中国乳腺癌流行病学调研项目日前发布结果,显示在中国,特别是上海、北京等发达的大城市,女性乳腺癌发病率这些年快速攀升。而且我国女性乳腺癌患者发病的中位年龄为48岁,比西方提早了整整10年。越发达地区,本病发病越早,患病的妇女概率越高。也就是说,乳腺癌的发病出现了年轻化的倾向。这与年轻女性过多(或喜好)使用美容产品和美容补品也不无关系。

有位乳腺癌患者对我说,自己原先患有乳腺小叶增生(其实严格意义上,这个不能算是种"病",在女性中很多见,不必过分担心)。听别人说,女性35岁以后体内雌激素会下降,容易衰老,要补充雌激素。后来她就经常吃胎盘、喝蜂王浆,以求驻容,不久就从乳腺小叶增生转成乳腺癌,现在是后悔万分!

女性爱美,为了延缓衰老,总喜欢买点滋补的营养品或美容产品,希望青春永驻。一些经济条件优越的女性,在补品上更舍得花钱。可是,补品是把"双刃剑",因为女性美容产品,如果真的美容有效,大多是通过提高体内雌激素水平发挥作用。雌激素水平一高,皮肤就会水灵灵的,显得比较润滑而嫩。但高雌激素水平与乳腺癌的发生发展又密不可分。乳腺组织是雌激素的"靶"组织,身体内雌激素的水平过高,雌激素与孕激素的平衡失调,都是促使乳腺癌发生发展的危险因素。

因此,美容品千万谨慎!补得过量常会适得其反,甚至造成难以挽回的悲剧。而对有乳腺癌家族史或已经患了乳腺癌的女性,要慎用美容产品。还要避免过量食用富含雌激素的食物,如西洋参、蜂王浆、胎盘、花粉、甲鱼等。

合理饮食减少乳腺癌三四成

我在杭州碰到一位乳腺癌患者,50多岁,体型偏胖。她纳闷地问我一个问题:"我20年前有乳腺小叶增生和纤维瘤,后来通过手术切除了。怎么自己2年前会查出来是乳腺癌呢?"患者不解的是,自己手术把隐患给拿掉了,为什么还会有乳腺癌?

我就向患者了解她的饮食情况,患者告诉我:"自己得病前,每天早上一支蜂王浆冲水喝,坚持有5年了;都说老年人容易患心血管疾病,听说维生素E对抗血栓很好,我就连吃了3年的维生素E。还有我特别爱吃海鲜,几乎每天两顿海鲜(中餐和晚餐)。"看了患者列给我的食物,我基本了解她发病原因了。蜂王浆里雌激素含量高;维生素 E 又名生育酚,能抗不孕不育,有升高雌性激素的作用,提高生育能力;海鲜是高蛋白类食物。因此,她会得乳腺癌不奇怪,因为吃得太好,高蛋白脂肪和雌激素摄入太多了。

多摄入蔬菜和水果,对于防治乳腺癌具有重要意义。建议在膳食中,多增加蔬菜和水果的摄入量,减少动物脂肪和高蛋白在膳食中的比例。通过控制饮食、合理饮食,癌症发病率可以减少30% ~40%。

豆类:保乳佳品

碰到乳腺癌患者,包括妇科肿瘤(如卵巢癌、子宫内膜癌、宫颈癌等)等患者,她们几乎都会问我同样一个问题:大豆能不能吃? 豆制品,如豆浆、豆腐和豆腐干能吃吗? 大多数患者想吃又不敢吃,原因据说是大豆里面有异黄酮,有雌激素样作用。此说传播甚广,不得不提出说明一下!

众所周知,食用大豆是中国人的发明,已经有几千年的历史。有许多研究充分肯定豆类可以防治乳腺癌。有研究发现,随着豆类食物的摄入量的增加,特别是食物中豆类蛋白质在总蛋白质中所占的比例增加时,妇女乳腺癌的发病率明显降低。这主要是因为豆类中的植物雌性激素可以在肠道内被胡萝卜素转化成一种新的物质,而这种新的物质可以抑制体内的"激素依赖性致癌物质"对乳房的致癌作用。

大豆中的大豆异黄酮是一种植物雌激素,它与雌激素的结构和分子量相似,它能与雌激素受体选择性的结合,在女性体内对雌激素有双向调节作用:当人体内雌激素水平偏低时,异黄酮占据雌激素受体,发挥弱雌激素效应,表现出提高雌激素水平的作用;当人体内雌激素水平过高时,异黄酮以"竞争"方式占据受体位置,同时发挥弱雌激素效应,因而从总体上表现出降低体内雌激素水平的作用。因此,它是天然的植物雌激素,能在体内起雌激素样作用;但与合成激素是完全不同的物质,无合成激素的副作用。异黄酮的抗癌作用并不完全是抗雌激素作用，还可以作为抗氧化剂防止脱氧核糖核酸（DNA）氧化性损害，通过诱导肿瘤细胞凋亡、抑制肿瘤细胞的癌基因表达等抑制肿瘤生长。研究发现大豆异黄酮对前列腺癌、结肠癌、胃癌和肺癌均有保护作用。

不仅仅机制研究确定了这一点，大量的流行学调查同样肯定了这一点。2008年日本政府资助的一项研究发现，常吃豆制品的女性患乳腺癌的危险较低。日本东京国立癌症医疗中心科学家发现，血液中大豆异黄酮浓度高的女性要比浓度低的女性患乳腺癌的概率小。异黄酮浓度最高的女性患乳腺癌的危险是浓度最低女性的1/3，而且经常吃大豆的老年妇女患心脏病的危险也较低。

研究人员发现：美国白人女性的乳腺癌发病率是中国和日本女性的4～7倍，因为亚洲女性更多地摄入了大豆类食物，这些研究结果发表在美国《癌症流行病学、生物标志和预防》期刊中。

美国研究人员发现：从小就大量吃大豆的美国亚裔妇女，患乳腺癌的风险可降低58%；青春期或成年期后食用大量大豆，这一效果有所减弱，但患乳腺癌的风险仍能减少20%～25%。而且，这一效果适用于该研究中的所有妇女，不管她们是否有乳腺癌家族病史。

据此，西方也越来越认可大豆的保健作用。美国在食品和药品之间专门列出了"营养辅助食品"这一类别，并将其分为"有潜在功能性的食品"和"已确立功能的功能性食品"两类。或许很多人不知，美国人原先对大豆不感兴趣，不认同的，而现在中国的大豆则被宣布是"已确立功能的功能性食品"。

有调查发现，1992—2002年期间，美国大豆食品的零售销售额呈持续增长趋势。这说明美国普通民众越来越认可大豆食品的健康保健作用。

人们进一步发现：豆浆的摄入量与乳腺癌的发病率也呈负相关。吃得越多，发病率越低。因此，要预防乳腺癌的话，主张每天应喝3～4杯豆奶。例如,美国食品与药品管理局(FDA)已建议每人每天至少应摄入4杯豆奶,如果一天摄入的大豆制品占总食物量的2%~4%,患乳腺癌的危险性就可降低50%。

对于卵巢癌,豆类同样是有意义的,值得推荐。

正因为这样,所以,科学家誉大豆为"天然癌症预防剂""女性健康保护神"。

当然,对于豆类,我们主张要会吃! 要注意以下三点:

首先,一般而言以水解后的豆类更合适些。所谓水解,就是溶解在水里后再做成豆浆、豆制品类。

其次,大豆是天然的好! 研究人员警告说,人工合成的大豆异黄酮,特别是那些以"补充剂"形式提供的,可能还会增加患乳腺癌的危险。因此,不要听信商家之说,多吃点豆制品、豆浆即可!

再次,大豆蛋白质含量高,肾脏功能不好,或者尿酸偏高的肾癌患者,不宜多吃!

女性的其他抗癌佳品

乳腺癌患者宜多食用薏苡仁、花菜、卷心菜、荸荠、洋葱、莴苣、红薯、丝瓜、白萝卜、芦笋、南瓜、香菇、鸭肉、海带、文蛤、牡蛎、青鱼、虾皮、马兰头、牛蒡菜、桑椹、猕猴桃等食物。

除此之外,我们还提倡女性多吃大蒜、芋艿、大枣、灵芝类、麦胚芽、绿茶和含碘的食品,合理摄入这些食物,均有助于防治乳腺癌/卵巢癌。

大蒜不仅可以预防乳腺癌而且还可以治疗乳腺癌/卵巢癌。这是由于大蒜中富含有一种物质,它对乳腺癌细胞的形成具有明显的抑制杀灭作用,这种物质的功效还在于它能够激活和增强人体的免疫系统,除能促进正常细胞的生长外,还能达到消灭乳腺癌/卵巢癌细胞的目的。

芋艿,又称芋头、毛芋,为天南星科植物芋的根茎。民间视芋头为滋补之物,常吃能强身健体。芋艿熟食有补益润燥的功效。近年研究还发现,芋头有抗癌抑癌作用,可增强人体的免疫功能,特别对于乳腺癌、甲状腺癌、恶性淋巴瘤及伴有淋巴肿大、淋巴结转移者有辅助治疗功效。

大枣可以抑制乳腺癌/卵巢癌细胞的形成。这主要是因为大枣内含有大量的环磷酸腺苷和可提高机体免疫功能的维生素。

灵芝不仅能增强人体的免疫系统,还对乳腺癌/卵巢癌细胞的形成具有抑制作用,对缓解患者症状,改善生活质量,进一步防止癌症转移和复发均有积极意义。

麦胚芽可降低血液中某些乳腺癌/卵巢癌诱发因子的含量,对预防这两类癌有益处。每天吃一些用麦胚芽做的食物,可在半年内使患者的癌前息肉明显缩小。

绿茶除含有大量具有防癌抗癌的维生素和微量元素外,还含有多种能阻止和减慢多种癌症发展各个阶段的生物活性物质,所以也有助于预防乳腺癌/卵巢癌的发生与发展,促进患者的康复。

如果人体缺碘,就会给乳房等带来灾难。美国科学家埃斯金博士通过动物实验发现,食物中缺碘的大白鼠比食物中含有足量碘的大白鼠患乳腺癌明显要高,他对乳房发育异常的患者采用碘疗法,收到很好的效果。因此提倡多吃些富碘食品,如海藻、海带等。海带、海藻、紫菜统属海藻类食物。海带有化痰软坚散结功用,海带、紫菜等还含有一种褐藻胶和硒元素,可降低乳腺癌、肠癌、冠心病、心脏病的发生率。

但现在城市里的女性,很多伴有甲状腺结节,对于这类女性,富碘食品,如海藻、海带等又得谨慎些,否则会顾此失彼,导致甲状腺出问题。

乳腺癌/卵巢癌饮食金标准

1. 忌烟、酒、肥腻、油煎、霉变以及辛辣刺激性食物。

2. 少吃甜食,忌红肉、甲鱼、蜂产品、哈士蟆油、蛋白粉、紫河车等富含雌激素或有助于雌激素合成的食物。

3. 增强免疫、抗复发，可选用香菇、桑椹、猕猴桃、芦笋、南瓜、虾皮、青鱼、大枣、洋葱、大蒜、薏苡仁等。

4. 抗感染、抗溃疡，可用鲫鱼、带鱼、茄子、金针菜、银杏、葡萄、马兰头、油菜等。

5. 消肿胀，可用薏苡仁、丝瓜、赤豆、鲫鱼、海带、芋艿、葡萄、田螺、荔枝、荸荠等。

6. 胀痛、乳头回缩，宜用茴香、葱花、橙、柚子等。

7. 患者可适量补充含维生素 D 的食物，如海鱼；适当进食一些含硒的食物，如鱼类、猪腰、荠菜、大蒜、土豆、香菇、洋葱、番茄和南瓜等。

8. 卵巢癌患者术后，饮食宜清淡，多食用富含纤维素、微量元素的食物，如香菇、黑木耳、豆类、海带、紫菜、新鲜的蔬菜和水果等。

乳腺癌/卵巢癌食疗方

1. 丝瓜络 100 克，橘核 30 克。共煎液，以此汤煮粥或饭，常食。用于各类乳腺癌患者。

2. 蒲公英粥：蒲公英 50 克，粳米 100 克。将蒲公英洗净，切碎，煎取药汁，放入粳米煮为粥；作早餐食用。可清热解毒，消肿散结，适宜于乳腺癌初期热痛者。

3. 夏枯草蜂蜜粥：夏枯草、糯米各 100 克，蜂蜜适量。将夏枯草加水煎汁，去渣取汁，加入水及糯米煮粥，熟时加入蜂蜜即可，每次 1 碗，每日 2 次，连服 3 周。可清热解毒，散结消肿，适宜于乳腺癌见有肿块者。

4. 逍遥鲫鱼汤：丝瓜络 15 克，当归和白芍各 9 克，橘皮和柴胡各 5 克，白术和茯苓各 6 克，水发香菇 20 克，鲫鱼 1 条（500 克左右）。鲫鱼去鳞鳃及内脏洗净，用葱、姜、黄酒、盐腌渍。将丝瓜络、当归、白芍、橘皮、柴胡、白术、茯苓水煎去渣取汁，油锅烧热，放入鲫鱼煎至两面微黄时取出。锅内放入葱、姜略炒，放入药液、盐、黄酒、胡椒面、香菇，烧沸后放入鱼，汤变浓后加入味精，淋入麻油即可，食鱼喝汤。此方可健脾舒肝、理气解郁，适宜于乳腺癌见有乳房肿块者。

5. 象贝、半夏各 15 克,青皮 10 克。共煎液,以此汤煮粥或饭,常食。用于乳腺癌手术后,已有腋下淋巴转移者。

6. 忍冬藤 100 克煎水代茶饮用。用于乳腺癌术后进行放射治疗或皮肤红肿者。

7. 黄芪、天冬各 15 克,共煎液,以此汤煮粥或饭,常食。用于乳腺癌手术后气血虚弱者。

8. 太子参 100 克,女贞子 20 克。共煎液,以此汤煮粥或饭,常食。用于卵巢癌手术后气血虚弱、胃纳不佳者。

前列腺癌:远离"壮阳食品"

前列腺癌是男性生殖系统常见的恶性肿瘤,主要高发于膳食和生活方式都非常西方化的国家和社会中,特别是欧美各国发病率较高,东方国家发病率比较低。但是近年来我国的前列腺癌发病率也开始快速上升,尤其是大城市上升趋势更为明显。国人膳食结构的快速改变,特别是高脂化,是其中的一个重要原因。

当心牛鞭要了你的命

中国自古以来,"吃什么补什么"的观念根深蒂固。很多前列腺癌患者认为,多吃所谓的"壮阳食品",如海狗肾、牛鞭、鹿茸、麻雀等,对治疗和康复会有好处,因此盲目乱服,导致疾病进一步加重的案例比比皆是。因此,当心牛鞭要了你的命!

我 2009 年在广东遇到一位前列腺癌患者,患者姓李,较年轻,才 40 多岁,是某单位的领导,平时应酬很多,酒、狗肉和羊肉吃得很多。他自己也承认:"我知道是什么原因得这个病的,就是由于过度抽烟、吃喝引起的。"他不解地问我:"很多人都说吃牛鞭对我这病有好处,怎么我吃了牛鞭之后,症状反而加重了呢?"我说:"对你来说,保健品并不适合,特别是牛鞭、鹿茸之类的补品,富含雄性激素,更不能乱吃!"他惊愕地问我:"牛鞭不能吃吗?别人推荐给我吃的!我们这种单位,吃喝不愁的,朋友还特地送给我吃,别人也是出于好心嘛,现在才知道牛鞭对我不合适。"

这种好心办坏事的例子很多,不得不慎!

补肾品→刺激前列腺→加速癌变

众所周知,前列腺癌与雄性激素升高密切相关。它的合理治疗,控制雄性激素是关键。很多男性向来好补,而且好补肾,市场上也充斥着各式各样的补肾品,吸引人的眼球。但是补肾之品,特别是"壮阳"类的补肾品,大多数是有升高雄性激素作用的,如海狗肾、牛鞭、鹿茸等都类似。体内雄性激素升高,内分泌进一步紊乱,会进一步加重病情。

因此,前列腺癌患者远离这些都来不及,还敢乱补?!

维生素 E 补充剂加大致癌风险

维生素 E 是一种脂溶性维生素,共有 8 种化合物形式,其中 α 生育酚是自然界中分布最广泛、活性最高的维生素 E 形式。维生素 E 在其防癌抗癌研究方面一直是人们研究的关注点。在以往的研究中,人们普遍认为维生素 E 具有很强的抗氧化作用,可保护机体细胞免受自由基的侵害。

但 2012 年美国癌症协会发布的防癌指南指出,在一项大型研究中,研究人员对比研究了服用维生素 E 补充品和安慰剂下的癌症风险。研究发现,维生素 E 补充剂组与安慰剂组在癌症发病率方面没有差异。

另外,有研究者对比硒和维生素 E 补充剂对前列腺癌风险的影响,结果发现,硒和维生素 E 补充剂没有降低前列腺癌风险。甚至正相反,服用维生素 E 补充剂的男性群体可能还具有患前列腺癌的较高风险。

其实大剂量摄入维生素 E(每天摄入 800 毫克至 3.2 克),不仅有致癌风险,甚至有可能出现中毒症状,如肌无力、视觉模糊、恶心、腹泻等表现。

因此，在美国最新的防癌抗癌指南中，明确指出目前并不建议人们通过服用维生素 E 补充剂来降低患癌症或慢性疾病的风险。可以表明，维生素 E 对肿瘤的影响，需要更多的研究证据。

其实，维生素 E 在自然界中分布甚广，如植物油、麦胚、坚果、种子类和豆类等，都含有丰富的维生素 E，因此只要食物摄入正常，一般情况下不会缺乏维生素 E。

喝牛奶得悠着点儿

牛奶营养丰富，以往中国人受经济条件限制，牛奶喝得少，营养跟不上。现在生活水平提高了，喝牛奶的人越来越多。牛奶已经不是以往的"奢侈品"。但凡事"矫枉不可过正"，牛奶喝多了，对健康的益处恐怕要打折扣。

在膳食和前列腺癌之间，最紧密、也最特殊的关联性是奶制品摄入量与前列腺癌的关系。2001 年哈佛大学的一篇综述，提出了非常充分的证据：绝大多数研究（在 14 项病例对照研究中，有 12 项研究/9 项队列研究中的 7 项）都证明：奶制品的摄入量和前列腺癌的高发之间存在着正相关关系。那些摄入奶制品量最高的男性，他们前列腺癌的发病危险是那些摄入奶制品量较低者的 2 倍，而他们当中，恶性或致命性前列腺癌的发病危险则是后者的 4 倍多。

换句话说，已经有大量证据证明：动物来源的食物与前列腺癌相关，奶制品摄入对前列腺癌发病有促进作用。这些研究结论是不容置疑的，因为每一项研究背后，都至少有十几项深入分析和细致考察的单项研究。如此大量的文献无疑是非常有说服力的。

因此，为了爱护你的前列腺，男性喝牛奶得悠着点儿，别把它当成饮料喝！

过多的钙是促癌因素

钙是人体必需的常量元素,它在构成骨骼和牙齿、维持细胞正常生理状态、维持神经肌肉活动以及促进酶活动等方面发挥了重要的作用。中国营养学会推荐成年人钙的摄入量是 800 毫克/日,即每天钙的摄入达到这个量,不至于出现钙的缺乏和过多问题。但在如今膳食补充剂日渐发展的环境下,补充钙产品的人群越来越多,可能钙缺乏的问题得到了改善,但钙过多的现象就变成了人们要面临的问题。

现在很多研究认为,男性摄入过多的钙,会增加前列腺癌的风险。美国一项前瞻性研究显示,大量摄入钙与男性前列腺癌危险增加有关。被研究的对象为 29 133 名 50~69 岁的芬兰吸烟男性。参试者填写食物调查问卷,共有 27 028 名参试者完成了随访调查,在 17 年的随访中,共发生 1267 例前列腺癌。研究者发现,钙的摄入量与前列腺癌危险有很强的正相关关系。与摄入钙 1 000 毫克/日相比,摄入钙≥2 000 毫克/日者,多变量相对危险为 1.63($P > 0.000 1$)

美国费城的研究人员通过近 10 年的流行病学调查也证实:多食奶制品会增加男性发生前列腺癌的危险,这与奶制品中的高含钙有一定的关系。

除此之外,钙摄入过多还有增加肾结石的危险性,且抑制其他矿物质,如铁、锌和镁的吸收,并且降低其生物利用率,因此,我们建议钙的可耐受最高摄入量不超过 2 000 毫克/日。

蔬果就是最好的补药

令人庆幸的是,蔬菜和水果中的一些植物化合物有一定的抗前列腺癌作用。世界卫生组织、美国农业部等的研究,指出每天至少摄取 5 份蔬菜、水果,就可以降低 20% 的患前列腺癌的风险。

《美国国家癌症研究所杂志》曾报道说:对大蒜和其他葱属蔬菜的研

究表明,每天摄入 10 克以上葱属蔬菜的人患前列腺癌的可能性大大降低。

番茄红素是一种重要的类胡萝卜素,广泛存在于水果及蔬菜中,番茄、杏、番石榴、西瓜、番木瓜和红葡萄均含有较多的番茄红素,其中尤以番茄中的番茄红素含量为最高,被喻为番茄中的"黄金",因此,番茄也被美国《时代》杂志评为对现代人最健康的食品之一。

研究证实:多吃番茄可预防前列腺癌、卵巢癌、胰腺癌、膀胱癌,特别对于前列腺癌有很好的防治效果。其抗前列腺癌作用已被大量研究所证实。哈佛大学在 1995 年做过试验,48 000 例男性中,每周食约 20 个番茄那一组(即吃番茄比较多的一组),患前列腺癌的机会减半。

现在很多人认为,所谓补品,就是价格贵的,稀有的东西,其实不然。往往身边被我们所忽视的寻常食物,就有很好的保健抗癌作用。可以说,对于前列腺癌患者来说,番茄就是他们的补品,番茄炒蛋、番茄蛋汤就很好。

豆类: 前列腺癌的拮抗者

大豆产品含有 5 种已知的抗癌因子,其中之一是植物雌激素(异黄酮),这是大豆食物特有的抗癌因子。科学研究认为:大豆异黄酮对前列腺癌有明显的治疗作用。高浓度大豆异黄酮能阻止人体内皮细胞增生和血管形成,抑制肿瘤细胞生长所需的血管形成,断绝肿瘤组织的营养供给,使肿瘤组织死亡。

因此,建议前列腺癌患者多多享用豆类食品。当然,与乳腺癌等一样,也主张水解(豆腐、豆浆等)为佳。

南瓜子: 天然抗前列腺癌药

很早人们就发现,南瓜子对前列腺炎效果不错。美国研究表明:每天吃上 50 克左右的南瓜子,可较为有效地防治前列腺疾病。这是由于前列腺分泌激素的功能要依靠脂肪酸,而南瓜子就富含脂肪酸,可使前列腺保持良好功能。其所含的活性成分可消除前列腺炎初期的肿胀,同时还有预防前列腺癌的作用,故不妨常常食用之。食用方法:生南瓜子30 ~ 50克,去壳(亦可炒熟)食之,每日2次,可长期服食,对改善症状帮助不小。

前列腺癌饮食金标准

1. 少油腻,不吃肥肉、加工肉类,少喝牛乳及乳制品,以易消化食物为主。

2. 忌烟、酒、咖啡、热性和辛辣刺激性食物,如桂皮、花椒、辣椒、胡椒等。

3. 忌壮阳食物,如羊肉、狗肉、动物肾、牛鞭、鹿茸等,少食虾仁、核桃和韭菜。

4. 小便不通,宜吃田螺、鲤鱼、蛤蜊、银鱼、芹菜、莴苣、冬瓜、海带等。

5. 多饮水、多排尿,不憋尿。可食用海鱼、豆类、土豆、绿茶、藕、豆浆、芋芳、番茄、南瓜子等,多吃蔬菜、水果等。

前列腺癌食疗方

1. 玉米须车前饮:玉米须50克,车前子20克,生甘草10克。车前子用纱布包裹,与玉米须、生甘草加水煎煮,去渣取汁温服。每日3次,适用于湿热型前列腺癌,症见腰痛、小腹腹痛,小便点滴不畅,尿道灼热,口苦口黏等。

2. 赤小豆茅根汤:赤小豆、白茅根各100克。白茅根加水煎煮取汁,再与赤小豆同煮食用。适用于湿热血瘀型前列腺癌,症见腰痛,小便点滴不畅,尿道灼热,刺痛,口苦口黏,排尿困难或见血尿等。

3. 芪杞瘦肉粥:黄芪和枸杞各30克,猪瘦肉50克,粳米100克。黄芪、枸杞、猪瘦肉和粳米共煮成粥,适用于脾肾两虚型前列腺癌,症见疲乏无力，体形消瘦，面色无华，腰疼身痛，动则气促，小便不畅，不思饮食等。

4. 石韦 30 克，木通 10 克，共煎汤，以汤代水煮粥食用。用于前列腺癌小便不畅、淋漓难尽者。

5. 银杏 10 个，去壳煮汤，加入糖少许，每日食用。用于前列腺癌术后身体虚弱、夜尿甚多者。

6. 橘络茶：橘叶和橘络适量，煮沸代茶饮，用于前列腺癌下部胀痛者。

7. 淮山药 20 克，山萸肉 10 克，女贞子 10 克，瘦猪肉 50 克。将前 3 味煎汤去渣，取汤液，加瘦肉煮熟，用盐调味服食。本品对于前列腺癌见肾虚、体虚者，可常食。

鼻咽癌：远离辛辣腌制是关键

在全世界大部分地区，鼻咽癌较为罕见，但在我国南部沿海和周边，以及从这些地区移居国外的人群中，鼻咽癌的发生率较高。其中，我国南方的广东省和香港特区是在全世界范围内鼻咽癌发生最多的地区，世界人口标化发病率男性高达 30/10 万，女性为 13/10 万，特别是佛山、广州等地形成一个高发核心地带。所以，鼻咽癌又被称为"广东癌"。

广东类咸鱼：可疑的作祟者

研究发现，"广东癌"之所以在广东地区高发，与当地的饮食习惯有着密切的关系，广东地区的人尤其喜欢吃咸鱼。

《新版指南》明确指出：广东类型咸鱼很可能是导致鼻咽癌的原因之一。

研究发现，广东地区人们好吃的咸鱼有两种：一种是将捕到的鱼先放上一段时间，待鱼变质发胀、发臭后再加盐腌制，晒干后就成为有特殊气味的"霉香咸鱼";另一种是将捕捞的鱼及时加盐腌制,7天后再晒干,这种咸鱼,当地人称其为"实口咸鱼"。研究人员用前一种咸鱼喂养大鼠所做的实验中发现,大鼠鼻腔及鼻旁窦癌肿发生率增加,且吃得愈多,这些部位发生癌症的概率也愈高。

进一步的研究揭示:咸鱼导致鼻咽癌有两大原因。一个是"霉香咸鱼"中,含有很高的 N-二甲基亚硝胺和 N-二乙基亚硝胺;进一步的模拟实验中证实:含上述亚硝胺的咸鱼可引起局部细胞的突变;另一个导致鼻咽癌高发的原因是咸鱼中存在一些可以活化 EB 病毒的化学物质,而感染 EB 病毒又是公认的可以诱发鼻咽癌细胞增生的活化剂。

我在广州、深圳举行讲座时,亲身见证了广东鼻咽癌高发的事实。讲座结束,很多患者前来咨询关于鼻咽癌的饮食问题。其中有一名患者让我记忆深刻。该患者姓李,40多岁,是深圳的一位公务员。鼻咽癌康复8年了,现在康复得不错,还经常去做义工,服务于社会,和我已成了好朋友。李先生和我一起吃饭,他告诉笔者,广东这里有吃咸鱼的习俗,自己从高中开始,就几乎每天吃咸鱼、咸菜。

我国地域辽阔,民风和民俗差异也很大。由于为了适应当地气候特点、食物结构特点以及生活习惯等原因,很多地方都形成了各自所特有的饮食习惯和风俗。但有些不健康的饮食习惯,我们必须加以改变。特别对于肿瘤患者,尤为重要!

吸烟诱发鼻咽癌

我有这样一位患者,年逾60岁。患者告诉我,他自己从18岁就开始吸烟,香烟已经成为他40多年来最亲密的"伙伴"了,后来已经到了每天没2包烟不过瘾的地步。1年前被诊断出患了鼻咽癌,很明显,这和他吸烟太厉害有一定关系。

研究发现,吸烟会诱发鼻咽癌。重度吸烟者发生鼻咽癌的危险性比不吸烟者高2~4倍,并且和吸烟的量及吸烟的持续时间成正比。当烟雾进入肺,再从鼻腔喷出时,刺激了鼻黏膜上皮,导致黏膜上皮不典型增生、蜕变,当这种增生与蜕变难以控制时,便促使形成了肿瘤。长期处于被动吸烟的环境,也有这种倾向。

所以,为了自己和他人的健康,请尽快戒烟!

垃圾食品作的孽

有一个现象值得重视:垃圾食品有可能导致鼻咽癌;而且,往往这些患者都很年轻。跟何教授一起门诊时就碰到过多例,大多只有 20 多岁。

对非高发地区年轻的本病患者,经何老师追问,大多是喜欢吃汉堡包、炸鸡、薯条、披萨饼之类食品的。有个案例很典型。

这个女孩是无锡人,22 岁,14 岁就到了英国去留学。家庭条件特别好,在国内时中餐就一直食用汉堡包、炸鸡;到英国留学以后,更是将炸鸡、薯条等"垃圾食品"当成主食了。到 20 岁就发现生了鼻咽癌。

"过量食用油炸类食品,摄入的脂肪过多,会导致营养不均衡。长此以往,会对身体健康造成不利影响。"何教授是这样说的。因为这些食物都是油炸的、高热量的、高盐的、重味的,有可能导致年轻人得鼻咽癌。这类情况很常见!

一家全球最著名的垃圾食品跨国公司,曾在公司网站上建议员工别吃自己公司生产的油炸烧烤类食品鸡翅、鸡腿等,因为可能存在安全问题,便是一种警示!

鼻咽癌饮食金标准

1. 禁烟、酒、辛辣、油炸、烧烤类食物。辛热香燥食物易助热伤津,宜少食用。

2. 不吃腌制类食物,特别是广东式腌制鱼。

3. 放疗期间食物宜软,忌坚硬、粗糙、过烫之物,以免损伤被放疗射线灼伤的口腔、咽部黏膜。

4. 放疗后引起的口干咽燥,应以生津润燥为饮食原则,如茶叶水、柠檬水、水果汁、葡萄糖液、西瓜汁、橙汁、乌梅汤、绿豆汤、梨汁、橘汁等。可多食用枸杞子、石斛、麦冬、菊花、芦根、甜杏仁、红枣、荸荠、白萝卜、梨、山楂、柑橘等食物。

5. 免疫功能降低者,可适当选用灵芝、黑木耳、银耳、香菇、蘑菇等菌菇类食物,也可多食用海带、紫菜、瘦肉、鱼类、新鲜的瓜果以及豆类食品等。

鼻咽癌食疗方

1. 佛手、竹叶各 3 克,煎汤代茶饮用,用于各类鼻咽癌患者。

2. 茅根芦根茶:用鲜茅根和鲜芦根各 30 克煎汤代茶饮。

3. 寒水石 50 克,竹叶 15 克,金银花 20 克。3 味一起煎汤,用此药汁煮粥食用,适用于鼻咽癌放疗过程中。

4. 决明子 30 克,煎汤代茶饮用,也可含漱,用于鼻咽癌咽喉疼痛者。

5. 石斛生地绿豆汤:石斛 12 克,生地 15 克,天花粉 10 克,绿豆 100 克。将石斛和生地用纱布包,绿豆加水煮烂,取出药渣,加入适量冰糖及冲入天花粉,分次服用,对于鼻咽癌流涕、流血、头痛或放疗口干燥时均可食用。

6. 石斛 30 克,竹叶 10 克,煎汤代茶饮用,用于鼻咽癌放疗后口干者。对于鼻咽癌放疗后口干、便秘者,也可用玄参、生地各 30 克,共煎汤,以此汤煮粥食用。

7. 山药肉片:山药 50 克,瘦猪肉片 100 克。同炒食,对于鼻咽癌有乏力、便稀时较为适宜。

8. 通鼻汁:生萝卜汁适量滴鼻,每次 1～2 滴,可用于鼻咽癌痰多而鼻塞者。

肾癌：需防范过食伤肾

肾癌是世界上第15位最常见的癌症,据估计,2002年全球发生的肾癌患者约为20万人,约占全部新发癌症病例数的2%,5年生存率平均为50%。

当心过食蛋白质累坏肾脏

蛋白质是构成生命的物质基础,对人体非常重要,但是对于肾脏有疾患,特别是肾癌患者来说,就不是多多益善了。蛋白质过多,大量的氨基酸从尿中排出,会影响肾脏,增加肾脏排泄负担,影响肾功能。而且易出现消化不良,还会造成肠道毒素太多。

因此,凡可能影响肾功能或加重肾脏排泄负担的食物都要少吃,包括如大豆类(黄豆)、豆腐、海鲜、浓肉汤、甲鱼等。

含嘌呤高的食物须谨慎

肾癌患者往往肾脏负担较重,因此含嘌呤高的食物必须要注意。如动物内脏、沙丁鱼、浓肉汤、凤尾鱼、干豆类、豆腐、牛肉、羊肉、贝壳类水产、海鲜类、熏火腿、鸽子、鸭、鹌鹑、鹅、鳗鱼、鳝鱼、啤酒、香菇、蘑菇之类,含嘌呤都比较高,有可能诱发痛风,或加重肾脏负担。

可适当摄入少嘌呤的食物,如奶类、蛋类、水果、土豆、卷心菜、胡萝卜、黄瓜、茄子、芹菜、冬瓜、莴笋、西红柿、白菜、南瓜等食物。

预防肾癌,瘦一点更安全

对现代人来说,人们更多的是要关注营养过剩的问题,而不是花很多精力去讨论营养不良的问题。美国健康基金会的主席、著名的流行病学专家欧尼斯特·怀特博士,统计后发现大约有50%的男性癌症患者和

60%的女性癌症患者都与营养过剩有关。

科学家们进一步明确了更为青睐"肥胖一族"的肿瘤,分别是:肾癌、胰腺癌、结直肠癌和乳腺癌。研究也证明,肥胖者发生肾癌的风险比正常人要高。

体重指数是国际上公认的体格评价指标,是评价营养状况和肥胖等级的重要方法。其计算公式为:体重指数(BMI) = 体重(千克)/[身高(米)]^2,亚洲标准为 18.5 ~ 22.9 为正常水平。研究人员发现,胰腺癌、直肠癌、肾癌和乳腺癌等与肥胖也都有一定的关系。对此,中国工程院院士、中国疾病预防控制中心营养与食品安全研究所陈君石所长曾形象地说:"人们的腰围每增加 1 英寸,得癌症的风险就会增加 8 倍以上!"并建议:"每个人都应该在正常体重范围内尽可能地瘦,将体质指数(BMI)控制为 21 ~ 23,中国人则应保持更低,为 18.5 ~ 23。并且保证 10 年内超重或肥胖人群的比例不超过目前水平。"

《新版指南》中也指出:

有充分的证据显示,身体肥胖度较高可以导致肾癌。

研究显示,脂肪细胞在产生激素和生长素方面十分活跃,有促进细胞分裂和增生的特点,当更多的细胞增生时,有些增生细胞可能会变异为恶性细胞,从而导致癌细胞的快速增生。因此,保持正常体重是防癌治癌建议中的重要一条。世界癌症研究基金会研究小组专家说:"我们建议在健康范围内,人们应尽可能保持苗条,并在成年后把控制体重变成一种习惯。"

免疫针,适可而止

由于西医对肾癌没有特别好的治疗方法,化疗、放疗都不行,所以许多医师往往习惯于多用安慰性的药物,如胸腺肽。

胸腺肽(又名胸腺素)是胸腺组织分泌的具有生理活性的一组多肽。它可维持机体免疫平衡状态,增强 T 细胞对抗原的反应,提高癌症患者的免疫功能,减轻放(化)疗所产生的副作用。但近年来,相关胸腺肽不良反应的报道日趋增加,如可致发热、过敏反应、过敏性休克、胃肠道反应等。因此,对中壮年患者,建议胸腺肽之类免疫针不宜常用。此时,可以长期用点中医药,合理饮食,积极锻炼,增强自身抵抗力才是关键,这样有助于更好的康复。

成都中医药大学附属医院的一位女主任医师患的是肾癌,手术后打了几次干扰素(也是一种免疫针),结果仅有的一只肾出现肾功能不全,吓坏了,匆匆赶到上海找何裕民教授。导师告诉她,这是他碰到的第四例类似患者了。赶快停用,中医药调整为主,现在情况还不错。

少盐、少糖、少油更安全

盐、糖和油是我们日常生活中所不可缺少的,但过多的摄入,特别是钠盐摄入过多是不符合生理要求的,它是导致高血压的重要因素。对于肾癌患者来说,适当地控制盐的摄入量更为重要。

钠离子主要存在于细胞外液中,是维持细胞外液晶体渗透压的主要成分。这对细胞内外、机体内外的液体平衡非常重要。肾癌时,肾脏对钠的调节功能受到影响,钠的排泄障碍,高盐饮食就会加重肾脏的排泄负担。由于钠的增多,水液发生潴留,往往表现为水肿及高血压。

因此,如果患者有明显水肿或血压升高时,应该禁盐,包括含盐的食物(如红烧菜、咸糕点、方便面等)、小苏打、酱油等都在禁忌之列。这种情况见于急性肾癌初期、慢性肾癌急性发作期和原发性肾癌综合征患者。无盐饮食可能会影响患者的食欲,可以用无盐酱油,或醋、姜、蒜等调味品以增进食欲。禁盐时间的长短应根据具体情况而定。轻微水肿、高血压以及水肿、高血压消退后的患者,可采用低盐饮食,每日钠盐摄入量为3~5克,患者可食用低钠盐,不要吃咸鸭蛋、咸菜和各种腌制品等,这适合于急性肾癌、慢性肾癌及肾癌综合征恢复期患者。若患者未出现过水肿、高血压,或者水肿及高血压消失者,食盐量也不宜过多,饮食以清淡为宜,可多吃蔬菜、瓜果。

所以肾癌患者选择饮食时,少盐、少糖、少油更安全。

肾癌饮食金标准

1. 忌烟、酒、咖啡、辛辣刺激性食物等,水肿和高血压者忌盐及咸味食物。

2. 多吃有清热利尿作用的食物,如绿茶、冬瓜、西瓜、黄瓜、西红柿、芹菜、海蜇、田螺、海带、紫菜、墨鱼、青鱼、鲫鱼等。

3. 经常食用具有分解致癌物——亚硝胺作用的食物,如胡萝卜、南瓜、豆芽菜、龙须菜等。

4. 宜多吃能抗肾肿瘤的食物,如海参、海蜇、无花果、黄瓜、木瓜、柚、荸荠、薏苡仁等。

5. 宜多吃增强体质、提高免疫力的食物,如青鱼、淡菜、芡实、莲子、核桃、苹果、猕猴桃、芝麻等。

6. 肾癌患者多伴有肾亏,多食补肝肾之品,如桑椹、栗子、枸杞、核桃仁、莲子、黑芝麻、芡实、黄鱼、海蜇等。

7. 血尿者宜吃无花果、乌梅、柿子、莲肉、藕、金针菜、芹菜、甘蔗、荸荠、桑椹等。

肾癌食疗方

1. 牛奶蛋清莲子糊:鲜牛奶 250 毫升,鸡蛋 2 个,莲子 50 克。将莲子磨粉,加适量水,煮莲子粉成糊状,放入冰糖或白砂糖、牛奶和鸡蛋清拌匀,煮沸即可,每日或隔日 1 次。适用于肾癌化疗期间食用。

2. 砂仁淮山炖猪肚:砂仁 15 克,淮山药 50 克,猪肚 1 只。砂仁打破,将砂仁、淮山药纳入猪肚内,加水适量,慢火炖至猪肚烂熟,少量盐调味。适用于肾癌化疗期间食用。

3. 蔗浆荸荠露:雪梨汁 1 份,甘蔗汁 2 份,荸荠汁 1 份。三者和匀冷服,或加热后温服,适用于肾癌放疗期间食用。

4. 杜仲 30 克煎汤,以此汤煮核桃仁 60 克,加入糖,至汁干,桃仁酥烂即成。经常食之,用于肾癌手术后腰腿酸软者。

5. 菟丝子、桑椹各 30 克,共煎汤。以此汤煮枸杞子 50 克,加入白糖少许,至汤汁干,食枸杞子,用于肾癌手术后身体虚弱者。

6. 杞子海参瘦肉羹:枸杞子 15 克,海参(洗净浸泡之湿品)100 克,瘦猪肉 50 克,猪骨 200 克,盐适量。枸杞子洗净,海参切细粒备用,瘦猪肉剁成肉末。猪骨加清水熬 2 小时,滤出猪骨汤加入海参、枸杞子煮熟烂,加入瘦猪肉末,加入盐调味食用。本方可滋阴补血,养脾肾,适合于癌症患者,尤其是化疗期间见眩晕、心悸者。

甲状腺癌:少碘才安全

甲状腺癌在高收入国家较为常见,从全世界范围来看,甲状腺癌的发生率呈增长趋势,其高峰期出现在 25 ~ 55 岁,女性甲状腺癌发生率较男性高。

甲状腺癌有个特点,它是沿海城市高发的癌症,如上海、厦门、杭州、温州和宁波等沿海地区发病率明显高于其他地区。

传统说法需与时俱进

甲状腺癌原来在中医学中属于“瘿瘤”范畴。传统中医学认为:用海带、紫菜等才能消此瘤。其实,古代的瘿瘤(甲状腺瘤)很多是缺碘性的甲状腺肿大,和今天所说的甲状腺癌并不是一回事情!但是,过去人们没法区分,这一传统认识一直延续至今。因此,许多稍有些中医学常识的人,一听说甲状腺病变,马上联想到的是应该吃点含碘高的食物。

然而,今非昔比!今天交通发达了,全国各地海产品都非常普及。加上食盐都加碘了,所以缺碘性的甲状腺癌已经不太常见了,更多的是富碘性的甲状腺癌。鉴于此,应该强调与时俱进,用更加成熟的方法。具体而言:含碘量高的食物和药物,对甲状腺癌患者来说有可能有害,也有可能有益! 有害就是指对于沿海地区的甲状腺癌患者(本身发病与碘摄入多有关),可能会发生伤害;而对于缺碘地区的患者,则可能是有益因素。

因此,首先需要搞清这个地方总体上是缺碘还是富碘。

沿海一带多甲状腺癌

碘对生命来说,确属不可缺乏的微量营养素。然而,就中国而言,内陆和沿海,碘的缺乏与过剩截然不同。沿海地区一般不会缺碘,相反会过剩为害。我们根据观察发现,现在沿海地区甲状腺癌发病率在明显增加。现在普遍使用加碘盐,而沿海地区海产品吃得也较多,所以沿海地区人群往往是碘过量的较多,这也易于发生此病。不考虑具体对象(因人),具体生活环境(因地)而推行统一方式,必将东涝西旱,事与愿违。

我们在上海、厦门、浙江的杭州、温州和宁波等沿海地区,就有很多患者咨询关于甲状腺癌的饮食问题,特别是浙江宁波地区尤为突出。笔者发现一个现象:宁波地区的人特别喜欢吃海鲜,可以这样来形容,如果不吃海鲜,他们不知道还能吃什么? 虽然有点夸张,但反映出当地的饮食特点。但这样富碘的饮食,导致了当地甲状腺癌的高发。

我在宁波讲座结束后,有位女性前来咨询,自己是甲状腺癌,还能吃海带吗? 我们称海带为"含碘冠军",对于该地区像她这样的患者,海带就不适宜。

所以据临床观察和经验等表明,沿海地区,不少甲状腺肿瘤是"碘"依赖性的,而海带、紫菜等含碘很高,自属禁忌!

因地制宜,适当调整

我 2013 年初遇到一位老太太,近 80 岁了,甲状腺癌,在和我沟通时,我明显感到她语气中有不满和气愤的情绪,当然不是针对我的。这位老太太对我说:"孙老师,您在讲座中提到沿海地区甲状腺疾病,特别是甲状腺癌高发(这是事实,大连、宁波一带甲状腺癌发病率很高)的情况下,对于甲状腺癌人群,就要忌吃海产品,用无碘盐。您说得非常对,我们住在海滨城市,甲状腺疾病高发,我就是位甲状腺癌患者,我们也认为与当地人海鲜吃得多有关,我们要少吃,但我们现在根本买不到无碘盐,孙老师,你们作为从事健康研究的人员,能不能向有关部门呼吁一下,加大沿海地区无碘盐的投放,这个是关系到人民健康的大事!"

可以说,老太太的一席话,我是深有感触!我每年都到多地进行健康宣传讲座,确实目前我国沿海地区,如福州、厦门、宁波、杭州以及大连等地区,甲状腺疾病发病率很高,这与加碘盐摄入的同时,这些地区的人们海鲜类(富碘产品)摄入多有很大关系。

众所周知,我国于1994年在食盐中普遍加碘,绝大部分城市已经消灭了"大脖子病"——缺碘所致地方性甲状腺肿大,但近20年过去了,甲状腺结节与甲状腺癌的发病率飙升!究其原因,与碘摄入过量有很大关系,其中食盐加碘影响很大!一项研究显示,美国甲状腺癌的发病率1973年为3.6/100 000,2002年已升至8.7/100 000。

如今沿海地区甲状腺癌和甲状腺结节的发病率如此之高的状况下,相关政府机构在实施加碘盐政策时,应该考虑地区不同,因地制宜地做一些调整。

当然,我并不反对食用加碘盐的基本政策,只是呼吁整个社会以及相关部门关注碘过量问题,特别是由此而引发的健康问题,并采取积极有效的措施,通过宣传教育,加碘盐的调整以及增加无碘盐的投放等方式,减少碘过量相关疾病的发生。

甲状腺癌饮食金标准

1. 缺碘引起者,可补充碘丰富食物,如鱼类、海带、紫菜、蚶、蛏、龙虾、干贝、淡菜、海参、海蜇等。不宜大量食用可阻断碘吸收的十字花科蔬菜,如西兰花、卷心菜、花椰菜、甘蓝等。

在这里,首先要强调:上述富碘食品在缺碘地区对甲状腺患者是有效的,如果在富碘地区反而会有副作用。

2. 碘过量引起者,如沿海地区患者,应忌吃海带、紫菜等海产品,并慎用或不用海藻、昆布、黄药子、山豆根、夏枯草等含碘丰富的中药。

3. 沿海地区的患者,建议多吃可阻断碘吸收的十字花科蔬菜,如西兰花、卷心菜、花椰菜、甘蓝等。

4. 可食用一些具有抗癌防癌、增强免疫力、消肿散结作用的食物,如柑橘橙类水果、洋葱、蒜头、绿茶、香菇、蘑菇、木耳、核桃、薏苡仁、红枣、山药、菱、芋艿、油菜、芥菜、猕猴桃等。

甲状腺癌食疗方

1. 夏枯草50克,煎汤代茶饮。此系古方,只适合于内地因缺碘性的各类甲状腺癌;但沿海地区不合适,因为沿海多为富碘;而且,今天多数地方,特别是城市也不缺碘,不适合。

2. 消癌食疗方:百合、白木耳、黑木耳、莲子、莲心、薏苡仁各适量,熬粥常食。此方平和,适合于缺碘、不缺碘的各类甲状腺癌。

3. 天花粉、玉米须、芦苇根、马蹄、百合各适量(缺1~2味无妨),泡茶常食或煮沸后代茶,常常饮之。适合于各类甲状腺癌。

4. 海参发好,煨烂,用虾拌炒,做菜肴时常食用,只适用于缺碘引起的甲状腺癌及手术后。

5. 上好鲜汤放入海蜇头、黑木耳、香菇、虾仁,共煮成羹食用,只适用于缺碘引起的甲状腺癌。

6. 芋艿瘦肉羹:瘦猪肉50克,芋艿20克,蒜头1个,食用油、盐等调味料适量。猪肉洗净,剁成肉末,蒜头拍扁切碎,芋头切1厘米见方的粒。锅里放少许油,把蒜头、芋头和肉末放进去炒熟,然后加水和少许淀粉,做成羹汤即可。芋艿可软坚散结、消肿块,本品对于甲状腺癌患者,可常食。

膀胱癌:要多喝水

膀胱癌是泌尿系统最为常见的恶性肿瘤,可发生于膀胱的各层组织。按组织发生学分为上皮性癌和非上皮性癌,其中95%以上为上皮性癌。好发年龄为40~60岁。该病病因可能与职业、化学物质、吸烟、药物,以及异物长期慢性刺激等因素有关。

前面所提到的美国著名肿瘤专家戴维斯揭露说:"在制造工业染料的杜邦工厂,成批出现了膀胱癌病例。""每十个工业染料工厂工人就有一个罹患膀胱癌。"比正常人要高出数十倍!可以明确地肯定:"在较脏、灰尘较多的行业中工作的人,会罹患特定的癌症。"

她深入分析认为:"工作场所的多项致癌成因,从辐射一直到多种特定的有毒化学物,像石棉、苯胺染料、芳香胺、煤油、页岩油、原油、苯、铬酸盐,以及四碳基镍等。随着暴露程度的不同,罹患膀胱癌的概率也各自不同。生产这些产品的工人直接吸进这些化学物质或经由皮肤吸收,他们的致癌概率也最高,大约每10人中会有9个人罹患膀胱癌。"在工厂附近工作或居住的人,相关癌症的发病率也明显升高。

本病的饮食调整,最重要的是多喝水,可以每天8升以上,并且不要憋尿,有尿意及时排出。多喝水有助于多形成尿液,冲洗膀胱;并及时排除毒素。

膀胱癌饮食金标准

1. 坚持科学的饮食习惯,多吃新鲜的蔬菜、水果及其他有助于抗癌的食物,如海带、海藻、洋葱、大蒜、蘑菇、芦笋等。

2. 日常可选择有利尿或止血作用的食物为宜,如西瓜、赤豆、白茅根、生地黄、鲜藕节、芥菜、冬瓜等。

3. 禁烟,少食辛辣助湿热食物,多食具有清热作用的食品,如荸荠、黄瓜、香蕉、竹笋、西红柿、苦瓜、柿子、绿茶、绿豆、海带等。

膀胱癌食疗方

1. 上好绿茶,每日泡饮,适用于膀胱癌手术后,或未经手术者。

2. 姜黄10克煮沸,加少许蜂蜜代茶饮用。适用于膀胱癌伴尿痛、尿频者。

3. 用胡萝卜、生卷心菜、莴苣各等量,洗净切成小块,用色拉沙司拌和,加少许盐,经常食用,适用于膀胱癌尿血、尿频者。

4. 赤小豆内金粥:赤小豆50克,鸡内金研细末15克,同煮粥,每日2次食用,适用于膀胱癌患者。

5. 生地30克,竹叶10克,木通和生甘草各5克。共煎汤,以此汤代水煮粥食用,用于膀胱癌尿道灼热、尿血和尿痛者。

6. 清热止淋汤:绿豆、海带、芡实适量煮汤,食用时加少许薄荷油,本品适合于膀胱癌小便淋漓者。

脑瘤:饮食清淡有营养

生长于颅内的肿瘤通称为脑瘤,包括由脑实质发生的原发性脑瘤和由身体其他部位转移至颅内的继发性脑瘤。近年来,颅内肿瘤发病率呈上升趋势,据统计,颅内肿瘤约占全身肿瘤的5%,占儿童肿瘤的70%,而其他恶性肿瘤最终会有20%～30%转入颅内。由于其膨胀的浸润性生长,不论其性质是良性还是恶性,都势必使颅内压升高,压迫脑组织,导致中枢神经损害,危及患者生命。

本病病因至今不明,有研究者认为,本病的发生与长期的饮食结构、生活习惯、环境等因素造成体质酸化,人体的免疫功能下降有一定的关系。

脑瘤饮食金标准

1. 脑瘤：中医认为，本病多表现为"风"证，可以用祛风、熄风方法食疗，如菊花、桑叶之类。

2. 脑瘤患者忌用热性升提、燥热属性的食物，如花椒、胡椒、辣椒等，以免加重病情。

3. 由于脑瘤常有呕吐，所以宜进清淡而富于营养的食物，饮食多样化，烹调食物多采用蒸、煮、炖的方法，忌食难消化的食品，禁饮酒。

4. 进食适量糖类，补充热量。大剂量放疗患者，可使其体内的糖代谢遭到破坏，糖原急剧下降，所以宜多吃米、面、马铃薯等含糖丰富的食物以补充热量。

脑瘤食疗方

1. 日常可用菊花泡茶饮用，用于脑肿瘤头痛头晕者。

2. 菊花、桑叶各30克，共煎汤，以此汤代水煮粥常食。适用于脑瘤头痛、目糊者。

3. 海参200克发好，加入海蜇头200克，共煨熟食之，用于脑瘤治疗后复发者。

4. 核桃仁拌以酱油、糖，油炸食之，用于脑瘤术后体虚、头痛耳鸣、腰酸乏力者。

5. 枸杞子、女贞子各30克，煎汤代水共煮成饭或粥常食，用于脑瘤伴有视力减退，头晕耳鸣者。

6. 枸杞子30克、菊花10克，煎汤代茶饮，用于脑瘤伴有眼球突出，视力减退者。

7. 米仁菊花决明粥：白菊花5克，决明子10克，薏苡仁20克，粳米100克，冰糖少许。先把决明子放入锅内炒至微有香气，取出即为炒决明子，待冷后和白菊花一起加清水同煎去渣，取汁，放入薏苡仁和粳米煮粥。

粥将成时,放入冰糖,煮至溶化即可。本品可清肝降火,养神通便,适用于脑瘤见目涩、口干者。

骨肉瘤食疗方

骨肉瘤好发于青少年,男性较多,是一种严重影响身体健康的疾病。骨肉瘤最大的发病特点之一就是发病突然,开始表现为关节周围间歇性疼痛、酸痛、钝痛,随着病情加重,疼痛剧烈、难忍,且持续时间长,用止疼药无效。而且疼痛会向其他部位放射,关节活动受限,运动时关节疼痛加重。

骨肉瘤饮食金标准

1. 放疗期间或放疗后,易出现津伤反应,则当食用一些滋阴津之品,如绿茶、藕汁、荸荠、梨、枇杷、绿豆、西瓜、芦笋、茅根、杏仁、无花果、蜂蜜、海参、鲫鱼等。

2. 化疗期间或化疗后,出现白细胞下降时,宜补充动物肝脏、瘦肉、鱼类、大枣、桂圆、赤豆、鹌鹑、蘑菇、核桃等有抗癌和升白细胞作用的食品。

3. 患者出现食欲不振、消化不良、腹泻等症时,可选食能健脾胃的食物,如薏苡仁、萝卜、山楂、猕猴桃、莼菜、葵花子、核桃、鲤鱼、银鱼、泥鳅、胖头鱼、草鱼等,能健脾开胃,保护消化功能,减轻化疗副作用。

4. 手术后,患者多气血亏损,可酌情多吃一些补血的食物,如山药、大枣、桂圆、核桃、莲子、瘦肉、河鱼、鸡蛋及奶制品等,适当吃一些新鲜蔬菜和水果。

骨肉瘤食疗方

1. 威灵仙10克煎汤,以汤代水煮核桃仁,加入糖,至水干,食核桃肉。用于骨肉瘤骨痛者。

2. 补骨脂150克,桂圆肉100克。共煎汤,以汤代水煮饭食用。用于骨肉瘤手术后乏力、腿足酸软者。

3. 骨碎补 150 克,煎汤代水煮饭食用,用于骨肉瘤手术后或骨质有破坏者。

4. 猪腰 2 只洗净切成块,与核桃仁 50 克共煮汤食用,适用于骨肿瘤手术后。

5. 粟米龙眼粥:粟米 50 克,龙眼肉 10 克,粳米 100 克。将粟米去壳,洗净;粳米放入锅内,加入粟米、龙眼肉和水,熬煮成粥,加入白糖搅匀即成。本品可补心肾,益腰膝。

恶性淋巴瘤食疗方

恶性淋巴瘤是淋巴结或淋巴结外淋巴组织的恶性肿瘤,属于血液系统疾病。从发病群体来看,从幼儿到老人,各年龄段都有,青壮年发病率较高。淋巴癌的发病因素包括:化学致癌物质,如空气污染、食品污染、水源污染、室内装修污染等;生物因素,如病毒感染、细菌感染等,有些病毒、细菌对于致癌有直接作用。要预防淋巴癌的发生,平时应注意生活细节,适当锻炼身体,饮食也要注意。

恶性淋巴瘤饮食金标准

1. 患者放化疗后,常常导致厌食、恶心、呕吐、胃部不适和腹胀,还可因口腔、咽喉疼痛和饮食无味、口干舌燥等症状影响进食。首先要制定多样食谱,尽量做到色、香、味、形俱全,饭前可以服用多酶片。

2. 发热宜吃豆腐渣、无花果、大麦、绿豆、苦瓜、菱等食物。腹胀明显时,可口服一些理气的中药,如陈皮、佛手、木香等。对于口腔及咽喉部溃疡疼痛,不能进食者,可改用流食,如牛奶、麦片粥等,以及淡味食物。如唾液分泌减少造成口舌干燥,可以选柠檬汁、乌梅汁作饮料服用。

3. 淋巴结肿大者,宜吃荸荠、芋艿、核桃、荔枝、田螺、牡蛎等。

4. 忌咖啡、浓茶等兴奋性饮料,忌辛辣刺激性、肥腻、油煎、霉变、腌制食物,忌羊肉、狗肉、烟和酒。

恶性淋巴瘤食疗方

1. 煮粥将成时,加入盐少许,生姜 3~5 片,略沸即可,用于恶性淋巴瘤化疗时恶心者。出现呕吐者,可将生姜切成片,用一片生姜含入口中,慢慢含咽。

2. 新鲜佛手、生山楂共煮泡,以此汤代茶饮。用于恶性淋巴瘤化疗后胃纳不佳者。

3. 花生连衣共煮,加糖或盐或五香粉食用,用于恶性淋巴瘤化疗后血小板减少者。对于白细胞减少者,用黄芪 50 克,枸杞子 30 克共煎汤,以此汤代水煮粥或饭食用。

4. 芋艿煮熟食时去皮,以川贝末 3 克与糖拌和,用芋艿蘸食,可在恶性淋巴瘤化疗间歇期食用。

5. 鲫鱼去内脏,腹内放入切碎之香菇、已煮熟的薏苡仁,清炖食之。用于恶性淋巴瘤乏力、贫血者。

6. 苹果、香蕉、哈密瓜各 100 克,切成小块,用色拉沙司拌和常食,用于恶性淋巴瘤发热后口干不思饮食者。

7. 黄芪 100 克,升麻 10 克。共煎汤,以此汤代水煮粥或饭食用。用于恶性淋巴瘤乏力气短、身体虚弱者。

白血病食疗方

白血病是造血系统的一种恶性疾病,发病机制复杂,目前尚未被完全认识,治疗效果(尤其是远期疗效)尚不够满意,严重威胁着患者的生命。

白血病饮食金标准

1. 多吃蔬菜和水果,可适量食用兔肉、鸡蛋、瘦猪肉、猪排骨、鸭肉、苹果、梨、桃子、橙子、西瓜、莲藕、苦瓜等清淡、富有营养之品。

2. 采取少食多餐的原则：白血病患者在化疗过程中，往往会出现恶心、呕吐、腹胀、腹泻等消化系统症状，此时可采取少食多餐的进食方法，或在三餐之外，增加一些体积小、热量高、营养丰富的食品，如糕点、面包、鹌鹑蛋、鱼松、酸牛奶、鲜蔬汁等；还可调剂些半流食或软饭，如米粥、豆腐脑、小笼蒸包等。

3. 白血病患者应摄入高蛋白质饮食，特别是选用一些质量好、消化与吸收率高的动物性蛋白和豆类蛋白，如禽蛋、乳类、鱼虾、瘦肉、动物血、动物内脏、豆腐、豆浆等。

4. 多摄入含铁质丰富的食物：白血病的主要表现之一是贫血，所以在药物治疗的同时，鼓励患者经常食用一些富含铁的食物，如动物肝、动物血、豌豆、黑豆、绿色蔬菜、大枣、红糖、黑木耳、芝麻酱等。

5. 忌食辣椒、胡椒、芥末等辛辣之物，忌食羊肉、狗肉以及鹿茸、胎盘等热性补品。

白血病食疗方

1. 鸡血汤内加入豆腐或者粉皮，用于各类白血病伴有发热者。

2. 生石膏 100 克，寒水石 50 克。共煎汤，以此汤煮粥，用于白血病发热较高或发热有汗者。

3. 香菜炒肉丝，常食对于白血病有恶寒发热而体力较差者适宜。

4. 红枣、黑枣各 50 克，黑木耳 30 克。共煎汤，加入冰糖食用，用于白血病有贫血者。

5. 花生、栗子、赤豆各 20 克，银杏 10 克。煮烂加糖食用。每日 1 次。用于白血病有少量出血、贫血、体力不足者。

6. 仙鹤草汁：鲜仙鹤草 100 克，鲜藕 100 克。两者榨汁，加少许冰糖，混匀饮用，本品主要用于白血病发热，并伴有口干口苦者。

新参考

管不好嘴，后果很严重

纠正一些认识误区

管不好嘴，后果很严重

1. 康复期，管好嘴更重要！
2. 宁可扔掉，不吃菜汤、菜脚。
3. 少吃一口，多活一天。
4. 少应酬，更健康。
5. 两次馋嘴花了 11 万！

管好嘴，比什么都重要

在临床上，我们常发现这样的现象：癌症患者在治疗期间，患者及家属一般对"嘴"总管得很严，遵从医嘱，不会乱吃。那么到了康复期和恢复期，有人就忘乎所以了，失去警惕性了。或是认知上的误区或馋嘴，图一时口腹之欲，管不住"嘴"，临床上因放纵嘴而造成的悲剧不少。

何教授看过这样一个患者，是鼻咽癌，公安系统的，长得人高马大的。当时颚下双侧有淋巴转移，做了放疗。在何裕民教授那儿中药调整控制得很好。开始的时候他由于怕，因为看到同病房的人都"走"掉了，所以很注意饮食。这样太太平平地控制了 5 年以后，他觉得安全没事了，由于家里条件比较好，然后就出国旅游去。到了欧洲一圈回来以后，发现没出现什么问题；然后又到北美洲去走了一圈，心里也就松懈了，饮食就不控制了，后来海鲜、肉类就放开肚子吃了。回来不久，两个颌下淋巴又肿大了，这下把他吓坏了，一查有可能是转移，因为这时候他已经做过放疗、化疗了，何教授建议他用中药外敷加中药内服调整为主，外敷看淋巴肿大能不能消掉，但是必须要严格控制饮食，要清淡些，最后总算控制住了。现在，再建议他放开吃，怎么他也都不敢了。

所以，康复期，管好嘴更重要！

你的胃不是"垃圾桶"

我们临床注意到，很多上了一定年龄的 60 ~ 70 岁的老太太，生了像肠癌等不该生的病，常会跟何教授说"我一辈子吃得非常清淡，我不吃肉"，但是我们发现她们有一个特点，由于受老观念影响她们很节俭，每当一家人吃完饭以后的菜汤、菜脚，她们舍不得倒掉，会一股脑儿吃下去，自己的胃就像个"垃圾桶"，把自己也吃得胖胖肥肥的，正是这些菜汤菜脚里有大量油脂，大量调味品，吃出了问题。

所以教授临床中，对于肥胖的中老年女性有一个特别的告诫：宁可扔掉，不要吃菜汤、菜脚，这是很不好的一种习惯。

千万别去踩"油门"

何教授还对一个患者非常感慨。

这位患者是高干子女，在国家某部委工作，生了乳腺癌，住在某肿瘤医院的豪华套间里。两年半中乳腺癌用了各种办法，靶向治疗药物也用了，一直控制不住，后请何教授会诊。何教授第一眼看到她脸白白胖胖的，不像反复化疗的样子，她自己也说吃得下，身体很好，心里便明白了大半。又注意到她病床旁边是一溜的蛋白粉罐子，就问她："你知道你为什么总是控制不住吗？"她说"不知道啊，我用了靶向药物，用了很多钱，就是控制不住啊！但是我不难受！"何老师一句就点出要害来："你饮食有问题，第一，你肯定天天以蛋白粉为主，这些蛋白粉都是你吃的吧？"她答："对啊，都是我吃的，所以我营养很好！""第二，你是不是常吃甲鱼？"她答"对啊！"因为她父亲是个领导，地方上老是有人送大量野生的甲鱼过来，她每天一个。何老师就告诉她：脂肪、蛋白类是合成雌激素的原料，脂肪、蛋白类摄入过多，所以你的雌激素水平下不来。雌激素对乳腺癌细胞，就像癌细胞生长中的"加油"因素，就像"踩油门"的道理；所以你会一边打化疗靶向药物，癌细胞一边长。首要的事必须先把嘴管好！那个患者愣了半天，说"从来没医生跟我说过这话啊！看来自己是进入误区了"！所以千万不要看这是一个小问题。

少应酬，更健康

应酬时，高脂肪、高胆固醇，油腻的食物摄入过量，觥筹交错，美酒佳肴，胃肠道负担过重，有很大的危害，有时甚至是致命的！

我知道这样一个案例，让人惋惜。

一位胰腺癌患者，在何教授门诊用中药调理得很好。他原来是一家单位的领导，平时应酬就多，得病后拒绝一切应酬，认真配合医生治疗，牢记教授和我们的嘱咐。后来觉得康复不错，这位朋友就慢慢地恢复了工作。领导嘛，应酬总是难免的，不过他也尽量推辞。有一次，上级单位来检查，要宴请。他在席间喝了几杯白酒，抽了两根烟，吃了两个螃蟹，回家没多久就腹部难受，疼痛难忍，到医院没抢救过来，人就这样走了。本来康复得已经很不错了，就被这酒肉应酬给夺去了性命，实在是令人惋惜！

因此，应酬多，烟酒肉食多对癌症患者康复绝对无益。要少应酬或不应酬，不要为了口福，伤害了健康，甚至送了性命！

少吃一口，多活一天

何教授一直强调：对于城市里的肿瘤患者来说，"别吃得太好，别吃得太饱"意义很大。

对于胃癌、肠癌等，吃得过饱、太好，易引起消化障碍甚或梗阻；肠癌吃过多高蛋白高脂肪食物，易于复发，这在临床中已得到广泛证实。

对于乳腺癌、卵巢癌等，饮食过饱、过好，易引起营养过剩，体重超重，雌激素水平易上升，更易出现转移和复发，给治疗增加难度。至于肝癌，特别是胰腺癌，暴饮暴食往往是发病的直接诱因。

有朋友曾很惋惜地和我聊起了一位已故患者。那是一名胃癌患者，生前在长春有钱有势，身家千万。他坚持吃何教授开出的中药，积极锻炼，康复得不错，以前每餐吃半碗的，后来能吃一碗饭。感觉好了以后，他的工作也渐渐多起来了，饭局也多了，还经常参加朋友聚会。有一次朋友过生日，被邀请去聚一聚，兴奋之余，他也就忘乎所以了，酒肉也不禁了，餐后不久便出现消化道梗阻，病情突然恶化，没几天就撒手离世了。

因此，何教授有一句名言："少吃一口，多活一天。"尽管不同癌症患者吃得过饱、吃得过好的危害不尽相同，但"少吃一口"却是科学真理。

两次馋嘴花了11万

消化道癌肿，特别是胆管癌、胰腺癌、壶腹部肿瘤和肝癌患者，要特别注意吃的问题。要特别谨慎那些高蛋白质、高脂类饮食，因为吃下去很可能诱发胆汁和胰液分泌大量增加，这时候由于病理因素，壶腹部结构又往往有点紊乱、狭窄，很可能出现意外。

这里有一个很痛心的案例。

一位无锡的患者，患的是胆管癌，壶腹部狭窄，有大量腹水，因为伴有黄疸，腹水得不到控制，听别人介绍来找导师求助。何裕民教授用中医药内服外敷治疗后，几天后腹水明显消退，之后进一步中医调理，黄疸也逐渐消失了，恢复得很好，于是回家了。因为很长一段时间忌口，患者本人又特别好吃，所以回到老家后就特别想吃、嘴特别馋，而且他的胃口本身就很好，由于教授特别关照的：高脂类、高蛋白质类不能吃，家属一直都没敢给他吃。有一次下午女儿陪他上街，他硬是要女儿买2个鸡腿给他吃；两个鸡腿一吃，当天晚上就疼得厉害，然后再次出现黄疸，急诊住院。又是中医药又是西医打针，用了多种方法，前后十几天，黄疸退了，花了5万多……

半个月以后，女儿又陪他上街。这次母亲叮嘱女儿，千万不能给他买任何吃的东西！这个人嘴很馋，他认为上次是偶然的。所以女儿过马路去邮局取款的时候，他看到旁边有家麦当劳，就又去买了两个鸡翅，两个鸡翅吃完后，很快就腹痛，又送进医院去了。后来他被送到上海来治疗时，被教授狠狠地批评了一顿。他老婆也在旁边不断地指着他的鼻子说："第二次住院又花费了6万块钱，你两次馋嘴，花了11万不说，给自己造成多少痛苦？"最后，这位患者还是死于馋嘴后的急性消化道梗阻。

因此，消化道肿瘤，特别是壶腹部肿瘤、胰腺癌、胆囊癌、胆管癌、肝癌、食管癌、胃癌等患者，尤其要注意饮食问题，注意要少量多餐，不能一次性地过量进食，高脂肪、高蛋白质饮食要格外小心，对油炸的东西要敬而远之。

半斤炝虾送了命

何教授常常谈起一个非常典型的案例。

1990年前后，有位宁波的老年人，平素一直喜欢喝白酒，喝了白酒后出现了梗阻等的食管症状，明确他患的是食管癌。当时饮食已非常困难了；治疗后，食管打开了一点，能吃点东西了；过了一年半，经过调整，老人饮食已基本正常了。这个宁波人特别馋嘴，因为宁波人喜欢吃糟的东西和酒炝的东西，女儿每次转方时都会问何教授，能不能让父亲吃一点，何教授都明确地说不宜吃。两年后的夏天，他亲自来求诊，很执着地求何教授，说能不能吃一点点，就吃一点点！夏天实在是口淡。拗不过他，何教授答应说：一定要吃的话，只能少吃一点点，解解馋。回去以后，老人像得到圣旨似的，一定让他老婆给他做炝虾。开始他真的只吃一点点，没有什么不适，后来老太太炝了半斤虾，她外出后，老人一人偷偷吃完了。吃完以后 2 个小时，老人心口和肚子就疼得厉害。送到医院去一看，结果是急性食管破裂，引起了胸腔的感染，3 日以后就去世了。

其实这是非常要命的，因为炝虾含酒精，加上大量的基本未经过加工的蛋白质，再有很硬的角质类刺激物，故容易诱发食管癌患者不适，甚至出现意外。因此，消化道肿瘤的患者一定要注意吃。

菲律宾华侨功亏一篑

有一个案例，何教授也经常提起，因为他感到很遗憾。

一位菲律宾的老华侨，和当年的马科斯总统家族的关系很好。1994 年确诊为肠癌肝转移到肝，已有 4 个病灶。在中医药治疗之前，已在美国、中国香港等地花了几百万美金，控制不好；无奈之余，1996 年专程来上海找何教授。通过中医药调整后 4 个病灶已经控制得非常好。控制住后一家人对何教授非常感激，邀请何教授 1999 年到菲律宾去观光旅游。当时，他已经恢复或稳定了 3 年。在菲律宾，他向何教授提出了一个要求：因为他原来是从商的，很忙！现在太无聊了，每天早晨只能在早茶店和朋友聊天。他们都能喝酒，他也很想喝点酒，不多喝，每天只喝一两（50克）！行吗？鉴于老人情恳意切，真的令人同情，故何教授就同意了。开始，他真的一天只喝一点红酒；过几天后，可能因为没有什么不舒服，他就开始越来越多喝了；半年以后一天一瓶了。一天一瓶后再过了四五个月，也就是答应他喝酒后的 10 个月，肝内病灶又开始快速长了。这个时候他紧张了。再次急急忙忙飞来上海，加强中医药调整。结果功亏一篑，没解决问题。从开始喝酒，到他走掉，前后正好一年。孝子哭得万分伤心……

因此，酒精不管多少，对癌症患者都是有害的。

院长的遗憾

有个案例非常有典型意义。

此人是现任的领导，某学院的院长；2007 年初患胰腺癌，没法手术，也没有化放疗，在何教授处用中医药调理至今已 3 年了，仍带瘤生存，比较健康地生活着，且还在继续工作。他长得比较瘦削，因为已经控制 3 年了，平时在家里，一周去几次学校。近来他很得意，因为世博会期间在他主持下，学校帮助培养了 25 000 名志愿者。就在 2009 年年底时，他召集学校员工开茶话会聚餐时，茶话会上有浓咖啡，浓咖啡上有奶油，是他平素的最爱，但因为生了病，平时在家里被看管得很严，不让吃；在单位他是老大，没有人管。因此，他品了咖啡，然后又美滋滋地吃了块旁边的蛋糕，蛋糕上也有厚厚的奶油。结果，吃下去后不久就觉得肚子不舒服；回到家疼痛厉害，晚餐也吃不了。一个电话打过来求救，何教授嘱咐家属及时送医院，已出现轻度黄疸，调治了多日，才逃脱一劫。

其实胰腺是分泌蛋白酶、脂肪酶和淀粉酶的，蛋白质、脂肪和糖类摄入一多就刺激胰腺大量分泌，但是这些患者本身组织结构有异常，胰管可能有问题，而胰和胆管合流异常，因此很可能轻者诱发疼痛，重者诱发黄疸。所以，包括蛋糕类的甜点制品都要特别小心。

糯米青团诱发梗阻

清明节后看到一个患者，是个胃癌患者，平素喜欢吃糯米。她胃癌术后，原来很难受，饮食困难。经过较长一段时间中医药调理后，饮食好多了。清明节上海人喜欢吃青团，她就对老公提出要吃。老公对她很好，就给她买了几个。她午餐吃了两个青团，吃完后下午就不舒服，晚餐吃不下，越来越疼，送进医院，诊断为不完全性梗阻。

糯米黏性太大，青团不易消化分解，消化道肿瘤患者尽管恢复得很好，能正常饮食，但是消化道还是有瘢痕的，消化道的"通行"还是有障碍，像糯米之类就很可能诱发问题，因此消化道肿瘤患者特别要注意。

酒—开禁必误事

另外一个案例也非常有说服力。

某地有一干部，1998 年底患了胰腺癌，没法手术，也没有放化疗，一直服用中药调整，治疗得非常成功。这位官员开始也非常听话。前五六年严格按照医嘱，不应酬，没有沾一点点酒。误以为 5 年是关，关过了，无大碍了。故第六年后，开始参与应酬了。初起时，还不沾酒；不久，桌上别人就说了：这么多年了，你也应该开禁了，肯定没有关系的，你可以喝点酒了！他禁不住，开始喝点红酒。开始量很少；然后，没感觉什么。但是，一开禁以后，下次就止不住了。所以基本上，三五天他总要喝点小酒，酒量不大。半年以后一复查，吓坏了：胰腺癌肿块原来明显缩小到 2 厘米以下，现又长到 3 厘米了。他慌忙又来找何教授。被何教授训了一顿以后，重新开始认认真真服药，认认真真控制酒与应酬，现在又稳定下来了。

所以，世界癌症基金会强调"凡含酒精的饮料都是有害的"，这是至理名言，必须加以注意，严格执行，尤其对消化道肿瘤患者。

红酒美容也致癌

我经常在讲座中，提到长期过量饮用白酒会致癌，如食管癌、肝癌和胃癌等，得到大家的一致认可。但很多女性朋友问："我喜欢喝点红酒，据说有美容作用，有致癌性吗？"在此举一例，可以说明。

导师常和我说到这样一位女性，东北人，乳腺癌，2年了。在上海做红酒销售的，平时应酬也很多，因为职业的关系，她也特别能喝酒。白酒、葡萄酒、黄酒都不在话下。而且她听别人说，喝红酒美容，自己从事这一行，那更方便了。平时一个人没事的时候也常喝红酒，有时一次能喝一瓶红酒，因为人豪爽，生意也一直不错。2012年初，发觉喝酒后人不舒服，吃不消了，而且乳房有硬结，到医院一查，是乳腺癌。

由此可见，不管什么种类的酒精性饮料，都可能有致癌性，因此酒最好还是戒了！

不可顾此失彼

海带是好东西，但也必须注意，不是所有人都适宜。这里有一个很沉痛的教训。

何教授原来有个患者，是个女性高级工程师，患肺癌两肺转移，化疗无效，当时还没有靶向治疗药物，就用中医药，控制得非常好！连续4年病灶没有变化，患者全家都非常感激。有一年春节期间，家庭聚会，有个朋友告诉他：国外研究发现海带是个好东西，中医也证明海带可以抗癌。她听信了，也查了资料，就每天以海带为主食，吃了5个月后，突然发现左锁骨上出现了一个淋巴；一查，是转移癌。这个转移癌很奇怪，不像是肺来源的；再一穿刺，确定为甲状腺癌转移。再一追查，她25年前，有过甲状腺肿瘤，是介于良性与恶性之间的，手术做掉了。大量吃海带，诱发了甲状腺癌变。

因此，很多饮食我们必须三思：不能顾此失彼。含碘高的饮食可以导致甲状腺病变，这是沿海地区非常高发和常见的。因为我们今天的饮食中已经不缺碘了！

因此，人们不应该再轻信以前盲目的说法"含碘高的食物可以消瘤"。那是对内地，是对缺碘地区而言的，富碘地区不宜这样。

雌激素：女性的双刃剑

何教授门诊中，女性乳腺癌、卵巢癌、子宫内膜癌的患者特别多。这里要特别强调，这些患者要特别注意含有雌激素成分的药品、食品，对此要严格控制。

有位患者，是某省武警学校的副校长，人长得非常标致，年轻时是文工团的；还没退休前生乳腺癌了。在治疗过程中，她直接了当地说："我知道我自己为什么会生乳腺癌！"原来她40多岁的时候因怕衰老，怕容颜衰退，就听信了一个海归专家的意见，这位海归专家建议她参照国外时兴的做法——长期小剂量服用雌激素和含有雌激素的食物。她服用了2年，另一个专家提醒她说这不行，这样很可能导致乳腺生病的！她很快停下来。但停下来半年后，乳腺还是出现了癌变。

因此，含雌激素的食物，要特别谨慎。

皮肤姣好者，美容须谨慎

这里有个案例，特别有意思。

一位是南京的患者，做服装生意的，年纪很轻，二十八九岁，人长得很标致，皮肤特别好，生的是宫颈癌。何教授给她一诊脉，感觉非常奇怪；她姐姐在一边不停强调她妹妹非常规矩，非常规矩的潜台词就是说没有不良的性生活习惯！那她这么年轻为什么会生宫颈癌呢？何老师直截了当地问她："你是不是长期吃雪蛤的？"她说："对啊！我从20岁起就开始，每年250克雪蛤……"吃了八九年结果就吃出病了。

为什么？因为雪蛤是雌性林蛙的性腺体,富含雌激素,以前宫女用来美容的,原理是使人雌激素水平提高,使皮肤变好！今天,很多人也为了美容出现了问题。所以像雪蛤类、蜂胶类,但凡是动物来源的补品,务必请大家都谨慎管好嘴。

纠正一些认识误区

1. 有关癌症饮食的一些错误说法,流传甚大,害人不浅!
2. 癌症患者不重视饮食,或盲目忌嘴,都不足取。
3. 15 种民间传说孰对孰错,要仔细甄别。
4. 12 种广告说法不可盲从。
5. 只要饮食搭配调理得好,食物就是最好的抗癌药。

两个极端不足取

社会上流传着关于癌症饮食的一些错误说法,有些说法还很有市场。对此,不能不加以纠正,以免害人不浅!

不重视饮食的作用

现代人生活面临着诸多挑战,其中有一个很重要的挑战,就是健康的挑战。健康跟饮食的关系非常密切。但是当今社会,很多人在忙碌的生活和工作当中,往往把饮食给忽略了。

有些人认为吃饭就是完成任务,能够填饱肚子就行;或者就是一日三餐凑合,三餐不规律,快餐式的饮食;或者喜欢吃什么就吃什么,而不注意饮食营养搭配,没有好好思考,吃下去的食物对我们的健康到底有益还是有害。这样的现象在我们身边比比皆是。

久而久之，不合理的饮食就会对健康造成负面的影响，如我们今天看到的诸多"富贵病"（如癌症、心血管疾病、糖尿病、肥胖症、骨质疏松症和结石病等）愈来愈猖獗，与不合理的膳食关系尤为密切。所以，我们不能漠视吃进去的食物的作用，它与我们的健康息息相关。

古代医家很重视合理饮食对人体健康的积极作用。宋代陈直注重饮食之调养，认为精、气、神乃人身之三宝，而饮食又是精、气、神三者的物质基础。明代御医龚廷贤在《寿世保元》中说："人知饮食所养生，不知饮食失调亦以害生。"明代药学家李时珍认为："善食者养生，不善食者伤身。"清代名医王孟英也说："人以食为养，而饮食失宜，或以害身命。"这些论述告诉人们，合理饮食可以养生延年，但饮食如果调理不当，则也会对健康造成不良影响。

盲目忌嘴，同样不提倡

不少医药文献中都有"忌口"的记载，在民间也广为流传。比如治痢疾时忌食油腥之物；治疗胃病忌食辛辣食物；治疗感冒就应以清淡饮食为主；肝癌患者忌食油炸食品和酒，等等。

有的癌症患者可能有这样一种观念，就是营养越好，癌症就会生长得越快，所以就严格控制饮食，饮食特别小心，宁可自己吃得少一点、素一点，甚至这个也不吃那个也不吃，绝对讲忌讳。如本来喜欢吃鱼的，现在不敢吃了，特别对海鱼，恐而远之；听说肉类不能多吃，从此就吃素了；听说油多吃了不好，从此就滴油不进；喝中药时就不敢吃绿豆和萝卜，不敢喝绿茶……诸如此类的禁忌很多。

患者希望通过"饥饿"疗法把癌细胞给"饿"死。殊不知，这样做的结果是肿瘤患者自己最终因为营养不良而被"饿"死了！

我们看到很多癌症患者在去世前，往往皮包骨头，极度消瘦，这与肿瘤失控生长导致的过度消耗、机体营养摄入不足、营养物质的代谢异常和营养丢失增加密切相关。

因此,饮食抗癌的第一原则就是强调食物多样化。维持健康的身体,就要把握住不偏食,多样化的原则! 什么都吃,适可而止很重要。因此,肿瘤患者适度而合理的营养是癌症治疗和康复的有力支持。获得有效的营养支持,不仅可以提高手术的成功率,减少术后并发症,还可增强机体对放化疗的耐受性,改善癌症患者的生存质量。

癌症患者适当的忌口是必要的,但要针对具体情况,讲究科学。正确的做法是:应强调食谱宜广,适当偏素、偏粗(粮),盲目拒食动物性食物也不可取。因后者可提供给人们许多素食中所不具备的必需成分,如优质蛋白质、必需氨基酸和脂肪等,只不过要注意适度食用。

因此,癌症患者和家属都要学习一些"吃"的科学方法,摒弃错误认识,使患者在与癌症抗争的过程中保持良好的体能和充足的精力,力求做到胜券在握。

民间传说要甄别

关于癌症怎么吃的话题,民间有各种各样的说法。莫衷一是! 其中,不少是错误甚至荒谬的,有必要进行甄别。

鸡是祸,鸭是补吗

现在很多癌症患者对鸡和鸭有误解、偏见,认为生了癌症后,鸭是补的,鸡不能多吃。甚至有的患者从此就不吃鸡蛋,只吃鸭蛋。

鸭蛋、鸡蛋就成分来说,两者并无质的差别。我们在临床上也没有看到因吃鸡蛋而复发的案例。不过,新的研究(美国)表明:不主张多吃鸡蛋,每天控制在 1 个以内(就是说,不必每天一个蛋,更不要一天多个蛋)。因为蛋类本身胆固醇较高,而老年人自身代谢胆固醇的能力有所下降,鸡蛋食用过多,易引起代谢综合征(如高血压、脂肪肝等)的发生。

从现代营养学角度来看,鸡和鸭都属于家禽类,两者本身都营养价值丰富,营养上两者差异不是很大。只是强调二点:一、适当吃,鸡毕竟也是动物,其蛋白质、脂肪含量不低;二、饲养场的鸡,少吃为妙;农民散养的鸡不错;洋快餐的炸鸡等食物还是少吃为好。

很多人经常光顾各式各样的洋快餐店去吃炸鸡和汉堡等快餐食物。而现在大多数动物的饲养方式确实令人不敢恭维,现今许多食物,特别是鸡肉、牛肉和猪肉等,都使用过这样或那样的激素,特别是雌激素,食物中也被检出含有雌激素成分或类似雌激素的成分,原因之一就是这样可以缩短动物的饲养周期。也就是说,我们每天都在不知不觉地食入这些雌激素成分。而这些雌激素成分就会随着食物进入我们的消化道,通过肠道吸收,进入血液。然后,由血液循环带到全身,包括乳腺组织。大量进入乳腺组织的雌激素就会在乳腺组织中引起各种反应,其中就包括使乳腺组织增生。最终,就有可能导致乳腺癌的发生。

因此,建议人们,特别是肿瘤患者,还是远离生长周期短、各种快餐类动物性食品。

如何看待动物内脏

从营养学的角度来说,大部分的动物内脏营养素含量高于肌肉,尤其是肝脏,肝脏是动物体内营养素最集中的地方,肝脏蛋白质含量高,脂肪含量较肉类低,猪肝还含有丰富的维生素 A、B 族维生素、铁、硒等微量元素,所以猪肝过去一直受到广泛推荐。但由于肝脏是代谢器官,在代谢过程中可能会有些有害代谢物的残余和累积,如果清洗不彻底,可能会引起食物中毒,因此,还是建议少吃为好。

同时,大部分的动物内脏的脂肪和胆固醇含量高于肌肉。动物内脏中,如猪肝、猪脑等所含的胆固醇量很高。在目前"富贵病"高发的情况下,吃得太多对人体健康不利。

因此,建议尽可能少吃动物内脏。而且,在如今的生活水平下,人们完全可以通过摄取畜类、禽类和鱼类的肌肉来满足营养需要,未必非得吃动物内脏。

另外对于动物血,除非是贫血患者,否则也不建议过多食用。

河鱼没关系,海鱼能吃吗

顾名思义,河鱼和海鱼最大的区别在于它们的生长环境。其实,严格说来,不管是淡水鱼还是海鱼,其营养成分大体相同,总的营养价值很高。

首先,鱼肉中蛋白质含量丰富,其中所含必需氨基酸的量和比值很适合人体需要,因此是人类摄入蛋白质的良好来源。其次,鱼肉中脂肪含量较少,而且多由不饱和脂肪酸组成,人体吸收率可达95%,具有降低胆固醇、预防心脑血管疾病的作用。第三,鱼肉中含有丰富的矿物质,如铁、磷、钙等;鱼的肝脏中则含有大量维生素 A 和维生素 D。另外,鱼肉肌纤维很短,水分含量较高,因此肉质细嫩,比畜禽的肉更易吸收。可以说,与营养价值很高但不易吸收的食物比起来,鱼肉对人们的健康更为有利。

营养成分差不多,并不等于两者的营养价值完全一样。海鱼在营养成分的含量上比河鱼多,营养价值略胜一筹。

海里的营养极其丰富,尤其含有大量营养盐,使海鱼中矿物质和维生素含量更高。此外,海鱼的肝油和体油中含有一种陆地上的动植物所不具备的高度不饱和脂肪酸,其中含有被称为 DHA(二十二碳六烯酸)的成分,是大脑所必需的营养物质,对提高记忆力和思考能力十分重要。另外,海鱼中的 ω-3 脂肪酸、牛磺酸含量都比淡水鱼高得多,对心脏和大脑具有保护作用。

常常听到血液胆固醇高的人说,他们不能吃海鲜,因为其中胆固醇含量太高,有些人甚至对海鱼也望而却步,其实这是一个认识误区!

很多海鱼都富含不饱和脂肪酸,非常适合于胆固醇高的人食用,因为它们具有很好地降低血脂和预防血栓作用。

前面介绍的国际研究结论,强调要多食鱼,其实这个鱼,主要就是指海鱼!因为国外很少吃河鱼,河鱼是中国人的所好,故建议可以放心地吃海鱼。当然,对于海鱼,我们强调是你以前就一直吃的,已经适应了的,而不是以前从未吃过的。否则,从未吃过的有可能出现过敏!

有鳞鱼与无鳞鱼无差异

民间往往有这样的说法:无鳞鱼是发物,患者吃了,会加重疾病,只能吃有鳞鱼。其实这种说法没有科学依据。

所谓无鳞鱼和有鳞鱼,只是鱼种不同而已,两者在营养价值上并没有很大的差别。一般来说,无鳞鱼大部分生活在深海里,主要为鳗鲡目的鱼种,比如海鳗和海鳝等;淡水鱼中的泥鳅和河鳝也属于无鳞鱼。没有科学证据证明,食用无鳞鱼后有明显的"发"的表现。

当然,因无鳞鱼含有较高的胆固醇和脂肪,所以老年人、癌症患者和肥胖的人应该尽量少吃。

贝壳类海鲜需谨慎

虽然多吃海鱼有利于抗癌,但有研究显示,海鲜中的甲壳类、贝类水产品,如蛤蜊和扇贝等,其重金属含量明显高于淡水鱼及多数常见海鱼,肿瘤患者要慎食!

现在环境污染较为严重,工业"三废"排放到江河湖泊,其中含有的重金属元素,如汞、镉、铅和多环芳烃等对水体造成污染,可通过食物链的生物富集作用而在生物体内达到很高的浓度,使得贝壳类水产品中有害物质可能高达其他周围生存环境浓度的数百甚至数千倍。人体食用了含污染物较多的水产品以后,会导致人体出现肿瘤等疾病。研究发现摄入较多的镉,可能与人类前列腺癌、高血压、动脉硬化和心脏病等都有关。

另外因海鲜富含碘,因此对于目前沿海地区高发的甲状腺癌、甲状腺结节和甲状腺炎等患者,要减少海产品摄入。

所以食用贝壳类海鲜需谨慎!

甲鱼变不了白细胞

现在不管是健康人还是乳腺癌患者，很多人都时髦地吃甲鱼补身体。

我曾在宁波举办演讲，遇到一位乳腺癌患者，30 多岁，体型微胖。她告诉我："自己乳腺癌手术后，接受化疗，不到 6 个月就出现癌转移，怎么这么快就转移呢？"还没等我开口，旁边的一位女同志就抢先说："她啊，是吃出来的转移。"患者听了之后也很不好意思，点头说："她是和我一起锻炼的好朋友，彼此很熟，我接受化疗时，家里人担心化疗后白细胞下降，人受不了，几乎每做一次化疗前，姐姐和姐夫就到处托人找野甲鱼，买虾、蛋白粉、鳗鱼等给我吃，别人说什么好就吃什么，想不到转移得更快了。"在癌症患者中，有这样认识误区的还很多，要引起重视！

虽然癌症患者需要营养，但由于癌症在侵蚀人体的过程中，严重破坏了人体各个器官的功能，使患者的味觉减退，食欲下降，消化功能很差。这时候如勉强强迫患者多食甲鱼、海参等不易消化的大补食物，以补身体，不但不能消化吸收，还会加重胃肠消化吸收功能的障碍，进一步加重厌食，造成"雪上加霜"，实是欲速则不达，反而有害。

有人认为，甲鱼可以补白细胞，但是临床上化疗后很多人因消化功能差，硬着头皮吃甲鱼，却引发了严重的消化功能障碍。再说，即使甲鱼等吃进去，也不会变成一个个活泼的白细胞。而康复期营养过剩，机体代谢旺盛，不仅可"减寿期—缩短寿命"；而且，因代谢旺盛，则有利于蛰伏的残存癌细胞死灰复燃，诱导复发。特别是当今发达地区患的大多是"富癌"，富营养化是其蠢蠢欲复萌之沃土。

因此，无论从临床角度和研究角度，都表明癌症患者不能乱补甲鱼。对于消化道肿瘤、妇科肿瘤，甲鱼属于绝对禁忌，前者易引起胃肠负担加重，甚或诱发梗阻；后者则有可能因刺激雌激素水平升高而不利于康复。

总之，盲目听信民间传言多食甲鱼，常有害无益。临床上因乱补出乱子，甚至丧命的不在少数，不可不慎！

癌症与"发物"无关

提到"发物",有人就说这个不能吃,那个不能吃,吃了会"发"。我们在临床中,曾发现有些癌症患者,自从得了病以后,饮食就很谨慎,听信传言,认为鸡是"发物",不敢吃,而只吃鸭;竹笋是"发物",避而远之;海鱼是发物,碰都不敢碰……我们问他们:"为什么有这么多禁忌?"患者说:"这些都是'发物',吃了会加重病情"。这种听信坊间各种传说,鸡、鱼等一概拒之,只食少量蔬菜、粗粮,这种做法不提倡。

癌症和"发"不一样,所谓的"发",是个过敏的概念。传统意义上所谓"发",本意是指由于过敏体质或过敏性疾病,如哮喘、荨麻疹和其他皮肤病患者等,吃了某些食物,特别是异体蛋白质类的,如牛奶、虾、海鲜等之后,很容易诱发过敏。但癌症并非过敏性疾病,故不属此列。

20世纪90年代末,何教授治疗过一位台湾老太太。她是肠癌,她先生是当时某公司的总经理,她跟着先生到大陆来,情况控制不错后,她开始向何教授诉苦。她说:"何教授,我原来是生活在新西兰,特别爱吃鱼,但现在都不能再吃了,一吃就拉肚子,人们也常说鱼容易'发'。"何教授给她支了小小的一招:建议她每天用点助消化的多酶片。因为癌症患者化疗后,消化道分泌消化酶的功能下降了,增加点酶的制剂往往有助于消化吸收。她吃了没几天后,就兴奋地告诉何教授:我吃鱼再也不拉了!身上也不痒了!

其实,临床上的确有不少肿瘤患者像这位台湾老太一样,吃了这些食物会表现出不适,甚至泄泻等。这大多是由于癌症患者经历过化疗等创伤后,其消化功能受重创,胃肠道原本分泌消化酶的某些细胞遭破坏,消化酶分泌减少,故对相应食物的消化吸收能力丧失,食后易诱发肠功能紊乱,出现不耐受现象。

对此,适当调整一下就可以了。调整的办法有三点:① 中医药调整;② 少吃高蛋白质高脂肪的大鱼大肉,吃的东西尽可能煮烂些;③ 加消化酶制剂,如多酶片等。对经历过化疗的中老年人的消化不良,这是调补的一个非常好的方法。

竹笋与"发"无关

江浙一带的人们偏爱吃竹笋,竹笋自古被视为菜中珍品,味道鲜美,含有丰富的蛋白质、氨基酸、糖类、钙、磷、铁和各种 B 族维生素等营养成分,其味鲜与所含的各种氨基酸有关。竹笋具有低脂肪、多纤维的特点,能促进胃肠蠕动,利于排便,故有清肠胃、消食胀之功。中医认为竹笋具有清热化痰、和中润肠等功效。

因竹笋含膳食纤维较多,不太容易消化,故患有胃溃疡、胃出血、肠炎等胃肠道不适者少吃。同时,竹笋含有大量草酸,会影响人体对钙的吸收,所以患有尿路结石、骨质疏松、佝偻患者不宜多吃。

但关于竹笋问题,对于肿瘤患者来说,它引起肿瘤复发的证据不足。一般地说,偶尔吃点不会有影响。

咸菜一点不能碰吗

现在各种报纸、电视、网络对膳食营养很关注,宣传较多,基本一致的认识都认为,咸菜里含有亚硝酸盐,对健康不利,对癌症患者不合适。民众也深受影响,特别是癌症人群,对于咸菜,即使偶尔想吃,也往往一点都不敢碰。

其实大可不必如此。对于肿瘤患者,在治疗和康复期间,往往胃口很差,胃肠道消化功能弱,此时我们建议患者多食粥,易于消化,适合胃肠道。在吃粥的同时,偶尔配点咸菜,也能增加患者胃口,改善食欲。

不过,在吃咸菜时,要注意以下几个方面。

1. 咸菜不能吃太多。

2. 据科学测定,咸菜在开始腌制 3～8 天后,亚硝酸盐的含量达到最高峰,20 天后基本消失。所以建议在吃咸菜时,最好在腌制 1 个月以后再食用。

3. 吃咸菜前,可用水煮 2 分钟,或用热水清洗的方法处理,可在一定程度上去除咸菜中残存的亚硝酸盐。

4. 维生素 C 可在一定程度上防止胃中亚硝酸盐转化为亚硝胺,因而具有抑制亚硝胺的致癌作用,减少患癌的概率。所以在吃咸菜时,可以适当多吃点富含维生素 C 的食物。如新鲜的绿色、橙色、黄色的瓜果和蔬菜等。

腐乳不可怕

民间食用豆腐乳极为普遍,以苏州玫瑰腐乳、绍兴臭腐乳较有特色。现在很多人这样认为,豆制品是好的,含蛋白质较高,对健康比较有益,但往往认为,豆腐乳是经过发酵和腌制而成的,肿瘤患者往往不敢吃。

豆腐乳因其营养价值极高而素有"东方奶酪"之称。中医认为其具有养胃调中、润燥除湿等功效。腐乳富含蛋白质、碳水化合物、不饱和脂肪酸、矿物质(钙、磷、铁)、胡萝卜素及多种维生素等营养成分。腐乳作为一种大豆发酵制品,不仅具有大豆本身含有的多种生理活性物质,如皂苷类,大豆异黄酮类等,而且由于微生物的发酵作用,产生了一些大豆没有的生理活性物质,使得腐乳更具有营养和保健功能。经微生物发酵后的豆腐乳,大豆原有的豆腥味、胀气因子和抗营养因子等不足被减弱,消化率大大提高,同时产生了多种具有香味的有机酸、醇、酯、氨基酸等物质。经过发酵后,水溶性蛋白质增加,这使得腐乳极易消化,口味鲜美。

因此,对于病中、病后,脾胃虚弱,进食不香的人群,豆腐乳配粥食,开胃醒脾,能助胃气,使消化功能早日恢复,对于肿瘤患者而言,适当食用也是可以的。

好补害死人

中国人好补,是出了名的。好补之风在南方,在肿瘤患者中,更是普遍。我国东南许多城市经济条件稍好的肿瘤患者多少都在吃补药。

民间好补，则可能起自汉唐。宋之名医张子和就曾批判过喜好滥补这类风尚，讽刺说：患者明明因医生误补致毙，临死前他还感激医生，说："医生补我！何过之有？"这就反映出一般民众心理而言，他更愿意接受"补益"，即使补出严重失调，丢了性命，也常无悔。

可以说，传统留给现代的，不一定都是合理和有价值的。或者说，时过境迁，过去合理而有价值的，随着社会的变迁，有可能失去其意义。过去几千年的中国，以农耕为主，生活条件并不富余，在温饱也没解决的情况下，补法确实起了很大的作用。因此，那个时候，"补益"饮食营养，以"补益"为核心，有其存在的科学意义和实用价值。

但随着时代的变化，温饱对绝大多数人来说已经不是问题，中国的许多地方营养过剩已成为矛盾的焦点。超重、肥胖、高血脂、高血糖、高血黏度，以及高血压倾向等普遍存在，其实当今癌症发病率高，也大多是营养过剩所致，例如发病率上升最快的，如乳腺癌、肠癌、胰腺癌等，都可归因于饮食营养过剩。而这些人又有着较强的消费能力和保健意识，对营养学的需求意识也较老少边穷地区的温饱尚未解决者来得更为强烈，讲求饮食营养的往往是这些人。对于他们，再肆谈"补益"，恐大多是火上浇油。

因此，除要讲究正确的饮食营养外，必须鲜明地反对滥用"补益"之习弊。尽管手术、化放疗损害了机体，一定程度导致了虚弱，但疾病的性质并没有发生根本性改变。此时，一般都不太适宜滥用补虚之法：其一是动物类蛋白质和高脂肪类食物本身就可促进现今常见癌症的发生、发展或复发；其二是化疗后，患者的消化吸收能力明显减弱，强行"填鸭"，徒增消化道负担，并无正面抗癌作用。

而对现代人群，更为契合的是针对性的"调整"。因此，"调整"成为现代人饮食营养之核心，乃社会发展态势所决定。调整是双向的，讲究动态平衡，有可能是补，也有可能是泻，更确切一点说是改善人体的内环境，让人体整个功能状态处在一个平衡位置。从西医角度，要调整血压、血脂、血黏度等问题；从中医角度来看，大的方面：要调整阴阳、脏腑功能和经络气血；从小的方面而言：睡眠、免疫功能、体能各方面都要趋于优化，这也要借助于调整。

所以，早一天改变，早一天受益！何乐而不为呢？

牛蹄筋不能抗癌

曾经，在某些地方掀起了喝牛蹄筋汤的热潮，很多癌症患者中也流行一种说法：喝牛蹄筋汤能够治疗癌症。支持这一观点的声称："牛蹄筋是一种硬蛋白，含有大量的胶原蛋白纤维。荷瘤动物吃了牛蹄筋，胶原纤维就包裹了癌组织，抑制了癌细胞的生长转移。"

其实，说喝牛蹄筋汤能够治疗癌症，是没有科学依据的。在学术界、医疗界已引起广泛的批评！古今医学文献中也没有用它治疗癌症的报道。所谓胶原蛋白包裹癌细胞的说法，是源于巫术思维的无稽之谈！仅仅是某些伪科学人士的杜撰，毫无科学的临床研究支持。

牛蹄筋中含有丰富的胶原蛋白纤维，脂肪含量较低，能增强细胞生理代谢，可使皮肤更富有弹性和韧性，延缓皮肤的衰老，是美容佳品。但从营养角度来说，胶原蛋白纤维是一种不完全蛋白质，营养价值较差，若以此蛋白质作为人体蛋白质的主要来源，则既不能维持成人的正常生理活动，也不能促进儿童的生长发育。

因此，牛蹄筋并不神秘！偶尔吃吃无妨，但绝对不是抗癌的灵丹妙药！

"以毒攻毒"不可取

现在临床中医运用"以毒攻毒"治疗癌症的不在少数。

现代中医的"以毒攻毒"观念一方面受传统影响，另一方面受现代西方医学影响。比如肿瘤治疗常用的手术、放疗、化疗三种常规手段，体现了一种"征服"的策略。看到西医学在这一领域取得的进步，受此"启发"，加之中医传统素有"以毒攻毒"一说，人的思维往往易受自然联想的影响，想当然的做出一些判断，以至进入误区，许多中医也投身到"以毒攻毒"的研究中来，甚至乱用"以毒攻毒"治疗癌症，有些患者本身也深受"以毒攻毒"的影响，在缺乏医生的指导之下，乱食蝎子之类的有毒中药，就是典型的例证。

2009年7月，我在广州和佛山地区举办讲座，就有不少患者前来咨询此问题。佛山有一乳腺癌患者，60多岁，经过治疗，现在已康复3年有余。后听信别人传言，认为蝎子之类的虫类中药可治疗癌症，就找民间郎中，药方中用了大量的蝎子和蜈蚣，甚至自己用蝎子煲汤食用，而且是长期服用。后来出现明显的肝损害，病情严重恶化。如此因无知造成病情加重，甚至危及生命的病例不在少数。

其实"以毒攻毒"并非中医药治疗癌症的优势，甚至无优势可言。

何裕民教授在其主编的国家级大学教材《现代中医肿瘤学》中，就已经明确地阐述了这一原则。多项研究表明，"以毒攻毒"治疗肿瘤的生存期和生存质量并不优于西医，更是逊色于益气养阴之类的调整补益之法。另一方面，中药有很多毒药的毒性是明确的，但是否有抗癌作用，常常需要打问号。而且毒性较大的中药对消化系统的伤害可以说是致命的。同时患者自己在没有医学指导的情况下服用有毒中药，更是不足取！不可不谨慎！总的说来，以毒攻毒的中医方法应该接受更严格的检验才能进入临床，而不能依赖某一位医生的经验。

何裕民教授在临床上主张"调整为先、零毒为佳、护胃为要"的治癌方针，即以零毒抑瘤制剂加上中医辨证论治，或内服或外敷，取得了非常好的效果。

茶是解毒良药

茶叶性凉味苦、甘，中医认为其具有生津止渴，清心提神，滋润肌肤，祛湿利尿的功效。《本草拾遗》云："诸药为各病之药,茶为万病之药。"《随息居饮食谱》曰："清心神,醒酒除烦,凉肝胆,涤热消痰,肃肺胃,明目解渴。"这些论述告诉人们,茶不仅是一种饮料,也有很好的药用价值。

茶叶的成分中主要包括有生物碱、茶多酚、糖类、有机酸、色素、芳香物质、维生素、矿物质等 500 多种化学成分。茶叶中最重要的有效成分就是茶多酚,含量较高,占茶叶干重的 20%~35%。茶多酚是以儿茶素为主体的多酚类化合物,有降血脂、降血糖、抗癌、抗突变、抗氧化、防衰老、抗辐射、杀菌消炎的功效。

试验证明,茶叶对治疗放射性损伤,保护造血功能,提高白细胞数量有一定的功效。茶叶的抗癌作用机制主要包括阻断亚硝胺类致癌物的合成、干扰致癌物在体内活化、清除自由基、抗突变、对肿瘤细胞直接抑制、增强机体的免疫功能等。茶叶中茶叶皂苷含量约为 0.07%,具有抗癌、杀菌等多种功效。研究发现茶中所含的聚酯型儿茶素成分能诱导癌细胞分化和凋亡,这种成分对动物肿瘤生长有明显的抑制作用,对体外培养的人急性早幼粒白血病细胞株、肝癌细胞株、肺癌细胞株的生长也有明显抑制作用。绿茶含有的多酚主要为黄烷醇和酚醛酸等,红茶多酚也称茶色素,日本科学家曾报道饮用绿茶、红茶提取物的小鼠对肺癌和肝癌均有化学预防作用。

临床上很多患者有这样的疑惑："喝中药时能喝茶吗?"也有的患者认为"茶'解中药'",其实这都是一知半解。《淮南子》记载："神农尝百草之滋味,水泉之甘苦,令民知所避就。一日遇七十二毒,得茶而解之。"由此可见,茶是很好的解毒良药,茶本身也是治病良药,又何妨呢?

白萝卜"解中药"吗

时下很多癌症患者认为,白萝卜是"解中药"的,不能吃,此乃一知半解也。中医说萝卜破气,对胀气、对人参类补气药有消解作用,但现在我们明确不主张吃人参,不主张乱补,吃萝卜又有何影响呢?相反,它还是一味很好的抗癌药,临床常用的莱菔子,就是萝卜子,调理肠胃,消食化痰,通腑气,消胀满,食用是有好处的。萝卜叶也有很好的药用价值,能消食理气,适用于食滞不消、泻痢等。因此,多吃萝卜,是明智的选择!

广告不可盲从

今天的各种科研成果铺天盖地,但学术界明白得很:所谓的科研论文、结论等,大致可以分成两类:一类独立于利益集团的科研成果,往往可信! 另一类由某些利益资助的,往往带有商业推广动机的,利用广告大肆宣传的。而在营养饮食领域,后者并不少见! 因此,针对广告大肆宣传的所谓科研成果,不可盲从!

抛开商业正视听

那么,怎么吃才是科学合理的呢? 大家可能都注意到了今天的科学研究结论,常常是互相抵牾,甚至大相矛盾的。今天这个说牛奶好,好到可以救一个民族! 明天那个说它有害,类似于毒品! 这个讲座说喝茶好,那个讲座说喝多了脸黑。某个研究说维生素怎么怎么,非天天大剂量吃不可! 另一份报告却说维生素不可以……看这些科学报告简直每每让人无所适从,不知道该怎么办,到底应该听谁的呢?

其实,在这方面,我们首先需要破解一个误区,不是现代时髦的实验室老鼠身上出来的结论是唯一准确的。毕竟,46 万年的漫长进化,人类赖食物以生存,无数人一次次长期亲自实践的结论才是最可信的。而且,在这一过程中,我们的机体、肠胃也在不断地调整中逐步适应了一方土地的生态特征及食物链特点。因此,我们应该古今并重,经验与科学同行,且注意东西方之间可能有的细微差异。

一个不点自明的道理是,许多关于食物的"广告式"推荐、吹捧,还很大程度夹带着商业利益。指出真相往往是有风险的,因为伤及了一些商家的利益(就像《皇帝的新装》里那个孩子,让成年人难堪)。例如,坎贝尔,这位全球著名的癌症与饮食专家就曾经提到:他在美国宣传牛奶不利于癌症,便受到牛奶利益集团的拼命打压;许多人宣传维生素如何、如何好,细细一查,结果发现他是某个维生素厂的"托"……

因此,在这一领域,抛开广告,以正视听,乃当务之急,非常关键!

"名酒保肝"乃商业意图所在

你是否经常看到这样的宣传:一些知名酒厂在一些刊物上大肆宣传他们知名的酒类品牌有保肝效果! 如何如何的效果好! 并对胃病、耳聋、感冒等病有类似药品的治疗功能,明显是宣传过了头,广告推广才是其本意。

随着我国酒类的消耗量增加,临床所见酒精性肝病有逐年增多的趋势。酒精性肝病包括脂肪肝、酒精性肝炎、肝纤维化、肝硬化和肝细胞癌等。酒精对肝脏有伤害,这在国际上早有定论。80%~90%的肝硬化是由饮酒所引起。嗜酒者中,约2/3可发展为酒精性肝病。

诸如"名酒保肝"之类的宣传还很多,试想一想,现在这么多的信息充斥在我们周围,然而我们真的得到我们需要的知识了吗? 我们要明辨。

白蛋白、蛋白粉能补吗

近几年,肿瘤患者食用蛋白粉,似乎成了风尚,其实,这是一大误区! 高蛋白质食物对癌症具有诱发性。类似案例很多。

2009年12月,我在某地举办讲座,有位女士听完讲座,握住我的手说,早点听到您的讲座就好了,我母亲可能就不像现在这样受罪了。该女士告诉我,自己是一家医院的护士长,母亲今年65岁,2年前查出是乳腺癌。经过治疗,本来康复的还不错。后来她想让母亲好好补补,增强抵抗力,就经常给母亲打白蛋白针,谁知40天后乳腺癌就转移到腹股沟部位了。现在母亲还在接受化疗,胃口一直不好。

2009 年我在沈阳与肿瘤患者进行交流，一位大伯对在座的患者说："孙老师让大家不要乱补白蛋白，我非常赞同。"该老伯的一位朋友是肝癌晚期，医院也没很好的办法了，就静脉点滴白蛋白，这是很多医院对于晚期癌症患者常用的方法。谁知过了没多久，朋友告诉大伯，身体其他的一些部位也发现了小癌肿。

诸如此类的由于乱补出问题，甚至危及生命的临床案例很多，可以说乱补只能是适得其反，值得患者及家属的深思。

其实，滥补有害的道理很容易理解，今天城市里多见的恶性肿瘤，大多属"富贵病"，本即营养过剩所致。而白蛋白、蛋白粉之类，虽是机体代谢所必需的，但多了在可增强代谢、改善营养的同时，也为癌细胞的快速繁殖，源源不断地输送了营养。两者相取，孰轻孰重，孰危害为大，自是一目了然。

其实，如果确实体质比较虚弱，可以吃点鱼、瘦肉、豆类等食物，天然的食物而且又便宜美味，何乐而不为呢？

蜂产品：女性肿瘤的催化剂

因为蜂产品有养颜美容、提高免疫力等作用，深受老百姓，特别是女性的喜爱，很多女性平时有食用蜂产品的习惯。但很多女性又恐于蜂产品对健康隐患的报道，对能否食用蜂产品很纠结，经常有患者问我们：蜂王浆能喝吗？蜂胶可以吃吗？

殊不知，蜂产品食用太多，往往为女性肿瘤的发生埋下了隐患。笔者遇到很多乳腺癌、卵巢癌、宫颈癌等女性肿瘤患者，在这些患者中，我发现很多城市肿瘤人群患病前有一个共同点：吃得比较好，喜欢吃包括蜂产品在内的众多营养品，往往常年坚持食用，结果出问题的不在少数。

我曾遇到一位乳腺癌患者，挺年轻，30 岁出头，在上海某公司任销售经理。患者告诉我，自己从小体质就很弱，经常生病，家人挺担心的，就让她一直服用蜂王浆和阿胶，吃了有十多年了，现在看起来是皮肤不错，但

2 年前查出患有乳腺癌。

蜂产品种类很多,女性常用的蜂产品有蜂蜜、蜂花粉、蜂胶和蜂王浆等。蜂王浆是一种天然的营养滋补品剂,有一定的改善睡眠、增进食欲、增强新陈代谢等作用,因其含雌激素较多,因而具有美容、延缓衰老之功效。蜂花粉是由蜜蜂从植物花中采集的花粉经蜜蜂加工成的花粉团,往往用于蜜蜂本身繁殖所需,因此蜂花粉也是激素含量较丰富的营养品。女性在育龄期,体内雌激素水平往往较高,再过量、长期服用含激素较多的花粉、蜂王浆之类的补品,一方面会促进人体内激素水平进一步上升,另一方面也会导致人体的内分泌紊乱,雌激素与孕激素的平衡失调,如果再加之吃的太好营养过剩、肥胖等众多因素的影响,久而久之就有可能促使乳腺癌、卵巢癌等女性肿瘤的发生。

所以,对于女性朋友,适当食用蜂产品,有一定的增进食欲、美容养颜作用,但应注意防止过量食用。而且在平时的生活调养当中,富含雌激素的食物和药物,即使使用,也建议在医生的指导下合理使用,并定期做相关检查,防患于未然。

其实女性要真正做到面色红润、容光焕发,不是靠哪一种食物或者几种美容营养品,而是靠合理的饮食调理,保证人体所需要的各大营养素的供给,调整睡眠,积极运动,并保证良好的情绪,在这些有利因素的作用下,人体才能真正做到健康美丽。

滥用人参进补也是祸

疾病谱的变化,实际上让中医的补法失去了过去显赫的位置。我们反对滥用补药,尤其是人参等名贵药物的运用要当心。进补不当出问题的事情时有发生。

我跟随何裕民教授门诊时,遇到一位乳腺癌患者,28 岁。我们采集病史时了解到,患者家里经济条件不错,但身体一向比较虚弱。为此母亲常常给她炖人参鸡汤,患者连续喝了一年多。不久后,突然发现在乳房左边有一个肿块,按上去肿块不动也不痛,到医院检查发现,她患上了乳腺癌。

有许多肿瘤患者不论寒热虚实喜欢服用人参,很可能最初会感觉身体状态好一些,但复查发现肿瘤并没得到抑制,增长反倒快了。有临床观察表明:乳腺癌患者服用人参后,长期疗效与不用人参者相比较,常常更差。我们的临床研究也发现了类似现象。为什么呢?!

人参多数情况下,可加强机体的新陈代谢,表现出饮食增加、体力增加、免疫提高等。但是,人参常有促进或刺激代谢之功,可增加细胞活性,包括促使某些状态下的癌症患者体内癌细胞的增生活跃。换句话说,在参类(生晒参、高丽参、白参、西洋参、红参等)的刺激下,正常细胞和异常细胞的活力都被调动起来,好的坏的一起补!其后果,许多情况下是可怕的!因为这时癌细胞的繁殖能力本就大大强于正常组织,它的叠加效应绝对是弊大于利的恶果。所以,服用人参亦须谨慎,不可滥用。

因此,除高年老人或体质很弱的肿瘤患者,我们主张偶尔小剂量人参补益一下以外,一般情况下,视人参等为"火上加油"之剂,建议癌症患者避而远之,要改善自身体质,自有多种方法。比如说,可改用其他比较温和的中药,如黄芪、灵芝等。

虫草不是灵丹妙药

在接触肿瘤患者时,经常有患者问:"冬虫夏草是补的,能吃吗?""燕窝很好吧?养颜的,多吃点应该不错吧?"像这样的以珍奇的动植物资源作为上品"补益"之物,如争食"虫草""燕窝""哈士蟆油",以及享用鱼翅等,似乎也成了一种风靡的时尚。

这些珍奇名贵之物,如虫草,真的很有营养价值吗?还是只是种攀比或猎奇心理?适合当今人们的需要吗?更重要的是,这种做法是不是破坏了生态和环境,或者说是有违于人与自然界和谐的重要原则?这些都应好好作一番反思和检讨。

首先从营养角度来看,这些东西其实并不比普通食物营养价值高多少,从抗癌效果来看,也没有什么特别之处。如今人们"富贵病"和"文明病"高发,营养过剩成为社会的通病,所以在此情况下再盲目追求所谓的补益之物,无疑是"火上浇油"。

其次,有的人是出于攀比心理,认为别人都在吃这些名贵补品,自己也不能落伍,要赶上潮流;或者就是抱着猎奇的心理,试一试。

还有,这些稀有名贵之物,之所以价格很贵,很大一部分原因是其稀有,难以取得。而且由于为了满足人们对这些补品的追求,导致对这些野生珍奇之物盲目采挖,一方面使得原本稀有资源越来越匮乏,破坏了人与自然界和谐;另一方面由于越来越稀有,这些物品的价格进一步被推高,甚至是天价,百姓根本无法承受,往往是花了大价钱,却让不法商贩从中牟取了暴利。

导师曾对虫草花(也叫北虫草)进行过研究,结果发现,虫草花就有效成分而言,一点不输给真虫草。例如,其中一个关键指标——虫草酸(反映虫草保健功效的),样品虫草的含量是 0.0082‰,虫草花却高达 0.0085‰,居然比野生的还要高,这至少证明虫草花的保健作用是可以肯定的! 价格约 2 元/每克,也许只是虫草的 1% 左右。省钱,同样有效!更重要的是环保,不破坏环境!

所以说,不要盲目追求所谓的名贵珍奇之品,食物的价值和它本身的价格是不成比例的,不是说价格越贵,营养价值就越高。从各国推荐的膳食宝塔中的食物,我们就发现,宝塔所推荐的食物都是人们身边很普通的,很常见的食物。只要某种食物是适合我们的,我们认为它就是有益的,而不在于其价格高低。

阿胶等不宜乱用

据调查,城市现代人不少处于"亚健康"状态,其中又以白领人群的健康"欠账"最多。

何裕民教授指出,白领大多从事长期的超负荷脑力劳动。这种脑力透支妨碍了大脑细胞对氧和营养的及时补充,使内分泌功能紊乱,身体功能失调,导致脑疲劳。

中医认为,思虑太过,用脑过度,劳神太甚,最易耗伤精血。白领办公族要远离亚健康状态,应该积极调整,多加些补养精血之品,如灵芝、当归、白术等。但不宜乱用阿胶、雪蛤和蜂王浆之类,否则不仅有助湿生痰之虞,而且每每使功能失调更严重。

阿胶具有补血作用,但服用过多也会出现不良反应。我们都知道,阿胶在山东是特色补品,我在山东济南讲座,有观众问,他化疗后贫血,阿胶可以吃吗? 还没等我开口,旁边一位女同志就替回答了:"阿胶可以吃的,但不能乱吃。我也是贫血,听别人说阿胶补血,就天天吃,吃得太多了,后来出现上火,鼻子出血的情况。"

"爱美之心,人皆有之",女性更是如此。但临床中因乱服雌激素,特别是雪蛤和蜂王浆而引起癌变的也不在少数。蜂王浆中含有微量激素,吃下去后使人气色更好,胃口也会好。但过度进补,常人为造成雌性激素摄入过量,会加剧内分泌紊乱,导致体内异常增生,增加癌变的概率。

一位 34 岁的未婚女性,生性开朗、工作悠闲,平时注意生活调理,身边的人很难把她和"癌症"这个字眼联系在一起。但她经常把雪蛤当成主要的补品,每年定量进补。在单位组织的一次体检时查出了乳腺癌。

前面提到的美国著名肿瘤专家戴维斯(D. Davis)在其所著的《真相:一场错误的抗癌战争》中也指出:"罹患乳腺癌的妇女当中,不少是带着很健全的基因出生。"戴维斯还是小女孩的时候,"每 20 个女性中,会有一个在一生当中罹患乳腺癌";等到进入中年时,"每 7 个妇女就有一个罹患乳腺癌。""我们像是生活在一个充满合成雌激素和其他激素的大海中,并且不断暴露在以前不曾存在的很多物质中。"须知:"每三只暴露于这些充满各种普通化学混合物的田里的蝌蚪,就会有一只死亡。"

可见,人类天天暴露在环境激素(毒素)中而不自知。

晚期癌症患者，别乱用维生素

1953 年，仅 25 岁时就因发现 DNA"双螺旋"结构而荣获诺贝尔奖的詹姆斯·沃森教授，可以说是最著名的生物学专家。DNA"双螺旋"结构改写了人类对生物机制研究的历史，故他的言行一直影响着整个生物学领域。沃森研究认为："癌症晚期患者服用含有抗氧化剂的多种维生素片，会阻碍自身的治疗。"并在权威的英国皇家科学学会《开放生物学》杂志发出警告：晚期癌症患者，别乱用维生素！

长期以来，含有抗氧化剂，如维生素 A、维生素 C 和维生素 E 的人工合成营养补充品，一直是癌症领域辩论的话题。一些研究认为，它们可以产生适度的防癌效果。而沃森教授明确说：这种药片可能弊大于利。他在研究论文中称，这些营养补充品会产生高水平的抗氧化剂，使化疗和放疗等治疗方法"罢工"，从而成为晚期癌症无法治愈的原因之一。

其实，何裕民教授早在《癌症只是慢性病》一书中，就枚举了大量的大样本研究结果，强调癌症患者盲目摄入合成的维生素片剂，有害于肿瘤治疗及康复。但由于厂商的宣传力度大大盖过了专家的言语，因此，人们总是相信那些巧舌如簧的厂商或传销者之言，拼命摄入合成的维生素，以至于把这些片剂放在了正规治疗之上。悲哉！哀哉！

揭秘真相不仅要有勇气及洞察力，而且，常常是吃力不讨好的。尤其是对人云亦云的"定论"！其实，维生素之于抗癌且能够治百病，与张某某说的"茄子治百病"一样，其谬误程度并无本质的差异。只不过它披着权威的"新装"，更有鼓动性而已！

关于硒的灰色幽默故事

现在在肿瘤患者中，风靡吃补硒的保健品，很多人认为硒是抗癌的，因此很多患者都在盲目补硒。其实这也带有商业炒作之嫌。

先讲一个真实的故事，一个典型的灰色幽默故事！

某君，学医出身，20世纪80年代初去美国打拼，搞的是基础医学，没有太大建树，后听说20世纪90年代转而从商。1996年回国，到处推崇硒的产品可以防癌，而且现身说法，自己长期服用，所以没有生癌！也曾经找过我的导师，要求合作（导师当时门诊的肿瘤患者很多），没有成功。几年后，他在国内置房买车。1999年，查出胃癌，赶紧回美国治疗（因为入了美国籍，可享受免费医疗）。没过几年，听说因癌症去世。

由于每个人各自的生理特点、周围环境等因素不尽相同，硒的摄入量也应因地因人而异。而且硒又分为有机硒和无机硒两种，无机硒有较大的毒性，且不易被吸收，不适合人和动物使用。有机硒是人类和动物允许使用的硒源。

之前的许多研究表明，普通人缺硒，如果适当补充，可以改善免疫功能，提高抵抗力；提高机体抗氧化能力；直接杀伤肿瘤细胞；阻断肿瘤血管形成，防止肿瘤复发、转移等。

但《新版指南》指出：

含硒的食物可能能够预防前列腺癌。有限的证据表明含硒食物能够预防胃癌和结直肠癌。早在20世纪90年代，硒的效果就有待评估，而本指南结果更加明确了这一点。

一方面硒是否抗癌，还有待于进一步研究证实；另一方面，即使缺硒的人群，补硒也应遵循"食补为主、药补为辅"的原则。一些人为了养生抗癌购买含硒的保健品服用，却并不改掉可导致人体缺硒不良生活习惯，如经常熬夜、大量饮酒、缺乏锻炼等，这样补硒的效果也会大打折扣。

其实日常生活中含硒的食物很多，如根茎类植物、菌类、菇类、动物内脏、海产品、肉类、大蒜、红薯和银杏等，天然硒的含量并不低，多吃这些食物可以安全有效地补硒。常吃这类食品者，再补硒似乎是"喝蜂蜜加糖，多此一举"！

盲目补钙，不可忽视的危害

研究认为，钙对防治某些癌症有积极的作用。美国学者研究发现，摄入高钙者比低钙者大肠癌发生率显著降低，间歇性摄入高钙饮食，可减弱离子化脱氧胆酸、脂肪酸、亚油酸盐和油酸盐的促细胞分裂作用，每日摄入 1.5 ~ 2 克钙，可使大肠癌高危人群结肠黏膜细胞 DNA 合成显著减少。有研究者将 930 名既往有结肠腺瘤史的患者随机分为两组，一组每天服用 3 克碳酸钙，另一组空白对照，每年随访。1 ~ 4 年后发现前者腺瘤发展显著延缓，且在高钙饮食开始一年后即表现出防护作用，说明钙在结肠癌变的过程中可及时起作用。

但我们在临床中又发现多例大剂量口服钙片后，出现多发性肠壁上的钙化灶，并诱发了腹痛、肠粘连等的案例。

多年前，导师旁伺诊时亲历一案例：温州青年女性，十分靓丽，患了卵巢癌，控制得不错，已经康复六七年了。温州人的商业天性，康复后投身某著名直销品牌，做维生素及钙片直销，由于下家太少，囤货太多，她就瞒着何教授，大量吃维生素及钙片，心想反正是好东西，多吃无妨。结果，一次体检发现腹腔内满是钙化灶，且老是肚子隐隐作痛，尿液中维生素 C、维生素 B_1 的含量超标严重，导师就一直追问她吃了什么？她支支吾吾，最后说，天天把脱不了手的维生素及钙片大把、大把地当补药吃。因为她知道，导师不主张盲目乱补这些东西！结果被批评一顿后，表示不吃了，但已经晚了。不久，突然出现肠梗阻，腹部剧痛，各种治疗措施周效，最后不明不白地死于非癌，而她原本并没有肠粘连等征兆。

而且，通常的钙片，并没有确凿证据真的增加了体内钙的充分利用。因此，盲目补钙片，并不是好办法。

也许，我们的经验，鼓励多晒太阳，加强活动，适当服用在体内可促进钙合成的维生素 D，是个不错的主意。

"五行蔬菜汤"可以喝

现在"五行蔬菜汤"在癌症患者中很风靡,笔者在各地讲座,有很多朋友咨询,"五行蔬菜汤"能喝吗? 能抗癌吗?

"五行蔬菜汤"主要由萝卜叶、胡萝卜、鲜牛蒡根、白萝卜、干香菇组成。萝卜叶是常用的消食化积的中药;胡萝卜富含丰富的β胡萝卜素,能抗动脉粥样硬化;鲜牛蒡根有清热、生津、止渴的功效,临床上常用来治疗咽喉干燥之症;白萝卜含有多种维生素和矿物质,可促进新陈代谢、增进食欲和帮助消化;干香菇含有丰富的蛋白质,有调节人体新陈代谢、降低血压、降低胆固醇、预防肝硬化等功效。

"五行蔬菜汤"主要是从脾胃功能着手,理气消胀,提高患者食欲,配以鲜牛蒡根生津止渴,可以缓解癌症放化疗后导致的咽喉干燥等症状,但不能说它本身可足以治疗癌症。

"五行蔬菜汤"可以食之,但并不神奇。对于保健,它有一定的功效。但须注意两点:一是不必死抠"五行",凡新鲜蔬菜水果均有意义,且是越新鲜越好,品种越多越好,都对康复有帮助,且如果能排除农药污染,以生吃为佳,唯独不主张吃韭菜,这是临床经验告知。二是不宜夸大它的作用。拘泥于五种蔬菜,所谓的"五行汤",那就是商家的炒作了。

因此,建议大家:不要盲目听信过头的宣传而忽视正规治疗,癌症患者一定要以正确的心态来面对和战胜病魔,对癌症的康复非常重要。

神奇之物不神奇

肿瘤患者患癌后,往往也是手足无措,家里有一个人患癌,全家人都像热锅上的蚂蚁,急于求医,急于求食,甚至出现病急乱投医、病急乱投食的现象。太多的患者求生心切,往往抓住稻草,愿意一试。今天看到某某报纸说,某某药物抗癌有奇效;明天听民间某"高人"指点,他有个偏方,或者吃某种食物抗癌效果很好,很神奇,很多人都吃好了。如此之类神奇之物围绕在肿瘤患者周围，不知如何是好。

首先，不可盲目偏信偏方或者秘方。一些患者得知患了肿瘤以后，四处打听可以根治的偏方、秘方。一些江湖医生迎合患者和家属"急于求成"的心理，给出"包治"的承诺。而实际上，那些所谓的秘方偏方未经过科学论证，有时不但无效，还可能对病情不利。

其次，要相信科学，相信权威、严谨的和经典的科研和临床报道，不要轻信坊间的许多所谓的突破。自然界，任何单一的食物，其价值（营养和药用）都是有限的，不能够仅仅依赖某一种食物；造物主本身并没有创造一种神奇的东西。有的话，一定是商家"创造"的，忽悠的成分大于科学的、经验的成分，不足信！

因此，防治癌症，并不需要什么灵丹妙药，也不需要什么名贵药材，没有所谓的神奇之物，关键在于平衡饮食，不挑食，荤素搭配，忌燥热及过分寒凉食物。只要饮食搭配调理得好，食物就是最好的"抗癌药"。